张其成全解黄帝内经·素问

下册

张其成 著

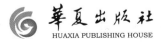

华夏出版社
HUAXIA PUBLISHING HOUSE

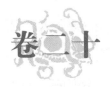

卷二十

气交变大论篇第六十九

本篇名为《气交变大论》，"气"指的是寒、暑、湿、燥、风、火六气，"交"指相交，亦即交互作用，气交的实质是天、地、人本源于一气，天人合一最重要的体现也是合于"气"。所以，气交变指的是天地之间的气相互交合所发生的变化，也就是说，天地阴阳之气的交合变化深深影响着人的身体、人的生活和人的健康。

本篇通过讨论自然六气的交互作用，探讨其对人和万物的影响。开篇讲述了五运的运行情况和六气的产生，通过对六气的太过与不及的论述，分类别探讨了其在天气、星辰、五脏等方面所对应的消长状况。此外，对五运的德、化、政、令、变和灾进行了描述，并结合星辰变化作了详细的说明。

黄帝问曰：五运更治，上应天期，阴阳往复，寒暑迎随，真邪相薄，内外分离，六经波荡。五气倾移，太过不及，专胜兼并，愿言其始，而有常名，可得闻乎？岐伯稽首再拜对曰：昭乎哉问也！是明道也。此上帝所贵，先师传之，臣虽不敏，往闻其旨。帝曰：余闻得其人不教，是谓失道，传非其人，慢泄天宝。余诚菲德，未足以受至道；然而众子哀其不终，愿夫子保于无穷，流于无极，余司其事，则而行之奈何？岐伯曰：请遂言之也。《上经》曰：夫道者，上知天文，下知地理，中知人事，可以长久。此之谓也。帝曰：何谓也？岐伯曰：本气位也。

位天者，天文也。位地者，地理也。通于人气之变化者，人事也。故太过者先天，不及者后天，所谓治化而人应之也。

帝曰：五运之化，太过何如？岐伯曰：岁木太过，风气流行，脾土受邪。民病飧泄食减，体重烦冤，肠鸣腹支满，上应岁星。甚则忽忽善怒，眩冒巅疾。化气不政，生气独治，云物飞动，草木不宁，甚而摇落，反胁痛而吐甚，冲阳绝者死不治，上应太白星。

【语译】

黄帝问岐伯：五运相互更替，与天道运行的周期三百六十五度相应，阴阳循环往复，寒暑接续不断，正气与邪气相互斗争，内外表里相互分离，六条经脉动荡不定，五脏之气失衡而病变，出现了太过与不及。太过导致克制力太强，不及就会被制约自己的力量加倍克制，希望你说说这种变化起始的原理以及五运变化的规律，可以吗？岐伯叩首行礼后回答：你问得真透彻，这是应该说明白的道理，是古代先人和哲人所珍贵的，也是我的先师教给我的，我虽然不聪明，但是听过这方面的道理。黄帝接着说：如果没有传授给应该传授的人，这就叫丧失天道；如果传给不应该传授的人，是随便泄露天道知识。我虽然没有太多的功劳，不够资质接受这些知识，但是我为人们遭受病痛之苦而悲哀，希望你能够将这些知识流传下去，我愿意承担这件事情，作为法则进行实践。你看怎么样？岐伯说：让我详细说说吧。《上经》中说过，所谓的道，就是上知天文、下知地理、中知人事，这样才可以延续长久。说的就是这个意思。黄帝说：这说的是什么呢？岐伯说：要推求天、地、人三者的定位，并且发现其规律。推求天的位置，叫作天文学；推求地的位置，叫作地理学；通于人气变化的是人事。所以五运太过，气就先天而至，也就是早于时令而到来；五运不及，气就后天而至，也就是晚于时令而到来。一年的运气有常有变，人的生理病理也会随着它的变化而变化，是和它感应的。

黄帝说：五运的气化，如果太过会发生什么情况？岐伯说：如果木运年的木气太过，就会流行风气，脾胃中土就会受到邪气侵扰。人们就会发生腹泻、食欲减退的病症，四肢沉重、烦闷、肠鸣、腹胀满，与天上的岁星——木星相应，木星特别明亮。病情严重的会突然发怒，出现头晕、目眩等头部病变。这是土气不能发挥正常作用的结果。木气独旺，自然界的气候变化也会受到影响，天上的云雾飞腾不休，地上的草木摇动不宁，严重的会枝叶掉落，人体会发生胁痛和呕吐。如果胃经的冲阳脉断绝了，人就会不治而亡，这时，天上与它相应的太白星——金星就会很明亮。

【解读】

《庄子·达生》曰："天地者，万物之父母也。"这句话体现了天地生成的重要性。本节主要围绕天道与地气的运行规律及其对人类和自然的影响而展开论述。五运六气是中医学认识天人合一的重要方法之一，它将天、地、人三才之间的关系做了最好的说明。

气是构成万物的本原，王充的《论衡》指出："天地气合，万物自生。"张载的《正蒙·太和篇》说："太虚不能无气，气不能不聚而为万物，万物不能不散而为太虚。"当然，气也是构成人体最重要的元素之一，《难经·八难》说："气者，人之根本也。"《类经》又说："人之有生，全赖此气。"五运的气化，如果气有规律地运行，就是和气；如果气的运行不符合其规律，就容易出现亢盛和不足的现象，即通常所说的太过和不及。由于金木水火土五行生克的关系，人体脏腑容易发生相对应的病变。天运变动，人亦相应，对应的脏腑出现相应的变动。一年之中天之运气怎样变化，人是能够感应到的。

五运的气化太过，会发生什么情况？岐伯按照五运木火土金水的次序一一做了回答，先是木：如果木运年的木气太过，则风气流行（木与风相应），脾胃中土就会受到邪气的侵扰（为什么？因为木克土）。哪几年是岁木——木运年呢？丁壬木运。丁壬之年木运主之，其中丁为阴、壬为阳，所以壬年是木运太过，丁年是木运不及。在六十甲子中，有六年是壬年。壬年木的属性太强了，人们就会发生腹泻、食欲减退的病症，四肢困重、烦闷、肠鸣、腹胀满。木运之年和天上的岁星——木星相应，木运太过的年份木星显得很亮。肝木之气旺盛，克伐脾土太过，脾土之气就会大大受损，则出现肝风内动的疾病、肝经循行部位的疾病、脾胃虚损类的疾病，严重的会突然生气、发怒，出现头晕、目眩等头部病变——因为木对应肝脏，肝气太盛了。腹泻、食欲减退、肠鸣、腹胀满，是木克土，土气不能发挥正常作用所导致的结果。这六年木气独旺，自然界的气候变化也会受到影响，天上的云雾飞腾不休，地上的草木摇动不宁，严重的会枝叶掉落，人体会发生胁痛（肝气逆乱）和呕吐（脾胃虚弱）。如果胃经的冲阳脉断绝了，就会不治而亡（冲阳脉，属于阳明胃经的经脉，也叫跗阳脉）。因为木气太过，这时就会有金气来克制它以保持平衡，所以天上与它相应的太白金星就很亮。《金匮要略》中有"见肝之病，知肝传脾，当先实脾"的论述，也就是说，在肝木之气太盛之时，要时时刻刻兼顾脾土是否出现损伤，并加以充实。在中医学治疗中，处理好肝木和脾土的关系至关重要。

岁火太过，炎暑流行，肺金受邪。民病疟，少气咳喘，血溢血泄注下，嗌燥耳聋，中热肩背热，上应荧惑星。甚则胸中痛，胁支满胁痛，膺背肩胛间痛，两臂内痛，身热骨痛而为浸淫。收气不行，长气独明，雨水霜寒，上应辰星。上临少阴少阳，火燔焫，冰泉涸，物焦槁，病反谵妄狂越，咳喘息鸣，下甚血溢泄不已，太渊绝者死不治，上应荧惑星。

【语译】

如果火运年的火气太过，那么炎热的暑气就流行，肺金就会受到邪气的侵扰。人容易患疟疾，短气咳喘、口鼻流血、便血、尿血、泄泻、咽干耳聋、胸中和肩背部发热，与天上的荧惑星——火星相应，火星特别明亮。病情严重的会出现胸中疼痛，胁肋部胀满疼痛，肩胛间疼痛，两条胳膊内侧疼痛，身体发热，骨节疼痛，甚至发作为浸淫疮。这是金气不行、火气独旺的现象。火气不能正常运行，则水气来乘，所以出现雨水和霜雪的天气，天上与它相应的辰星——水星就特别明亮。如果遇到少阴君火或者少阳相火司天，那么火热之气就会更加旺盛，水泉枯竭，万物焦黄枯槁，人就容易出现神昏谵语、狂躁不安、咳喘、喉中痰鸣的症状，火热之气往下导致大小便下血不止。如果肺经的太渊脉绝断，则会不治而亡。这时天上与它相应的火星就特别明亮。

【解读】

这一节主要讲述了火气太过对天气、星辰的影响以及与人体疾病的关系。火运年的火气太过，炎热之气流行，火克金，肺金受克。火运年包含戊癸之年，火运主之，其中戊年是火运太过，癸年是火运不及。六个戊年，火气太过，这是金气不及、火气独旺的表现，也就是心火亢盛和肺气不足。人容易患疟疾，出现短气咳喘、口鼻流血、便血、尿血、咽干耳聋、胸中和肩背部发热、胸中疼痛、胁肋部胀满疼痛、肩胛间疼痛、两条胳膊内侧疼痛、身体发热、骨节疼痛的症状，甚至发作为浸淫疮（遍发全身的瘙痒渗出性皮肤病）。火气不能正常运行，则水气来乘，所以出现雨水和霜雪的天气。总体而言，这段文字主要强调了火气太过，克伐肺金，从而引起自然界各种灾害和人体的疾病。

岁土太过，雨湿流行，肾水受邪，民病腹痛，清厥意不乐，体重烦冤，上应镇星。甚则肌肉萎，足痿不收，行善瘈，脚下痛，饮发中满食减，四肢不举。变生得位，脏气伏，化气独治之，泉涌河衍，涸泽生鱼，风雨大至，土崩溃，鳞见于陆，病腹满溏泄肠鸣，反下甚，而太溪绝者死不治，上应岁星。

【语译】

土运年的土气太过，则雷雨湿气流行，肾水容易受到邪气侵袭，百姓容易患腹痛、手足不温、情绪抑郁、身体困重、烦闷等病症，与天上的镇星——土星相应，土星特别明亮。病情严重的则肌肉萎缩、双足痿弱不能收持、行走容易抽搐痉挛、足底疼痛、饮水容易发生脾胃满闷、食欲减退、四肢不能抬举，这是水气得位而潜伏、土气独旺而行的表现，因而泉水涌出，河水流淌，干枯的溪流出现鱼类，甚至出现狂风暴雨，土堤被摧毁，鱼类出现在陆地。百姓患腹胀满、泄泻、肠鸣等病症，甚至腹泻严重。太溪脉断绝的，则不治而亡。这时，天上与它相应的木星就特别明亮。

【解读】

这部分主要讲述土气太过对天气、星辰的影响以及与人体疾病的关系。土运年的土气太过，那么雷雨湿气就流行，肾水就容易受到邪气的侵袭，土克水。土运年是甲己之年，土运主之，其中甲年是土运太过，己年是土运不足。在六个甲年中，人就容易患腹痛、手足不温、情绪抑郁、身体困重、烦闷等病症，严重的就会肌肉萎缩、双足痿弱不能行走、行走容易抽搐痉挛、足底疼痛，或者痰饮、胀满、食欲减退、四肢不能举动。总之，容易出现脾胃中土湿气亢盛的疾病、肾水匮乏的疾病，以及脾经和肾经循行部位的相关疾病。

岁金太过，燥气流行，肝木受邪。民病两胁下少腹痛，目赤痛眦疡，耳无所闻。肃杀而甚，则体重烦冤，胸痛引背，两胁满且痛引少腹，上应太白星。甚则喘咳逆气，肩背痛，尻阴股膝髀腨胻足皆病，上应荧惑星。收气峻，生气下，草木敛，苍干凋陨，病反暴痛，胠胁不可反侧，咳逆，甚而血溢，太冲绝者死不治，上应太白星。

【语译】

金运年的金气太过，则燥气流行，肝木受到邪气的侵袭。人容易患两胁肋及少腹疼痛、眼睛发红疼痛、眼角溃疡、耳朵听不见声音的病症。燥金之气太过，则肢体困重、烦闷、胸痛放射至背部、两胁肋胀满、疼痛牵引少腹，与天上的太白星——金星相应，金星特别明亮。病情严重的则咳喘上气，肩背疼痛，臀部、大腿、膝部、胫部、足跟皆病，与天上的荧惑星——火星相应，火星特别明亮。如果金气过度旺盛，木气柔弱，草木呈现收敛之势，树干和叶子枯萎凋落。疾病表现为突发的疼痛、胁肋疼痛不能转侧、咳嗽喘逆，甚至发生咳血，太冲脉断绝的，则不治而亡。这时天上与它相应的金星就特别明亮。

【解读】

这部分主要讲述金气太过对天气、星辰以及人体与疾病的关系。如果金运年的金气太过，则燥气流行，肝木受到邪气的侵袭。金运年是乙庚之年，金运主之，其中庚年是金运太过，乙年是金运不足。在五行所属中，我们知道金克木，所以肺金克伐肝木之气。在六个庚年中，肺气太过，肝木受损，百姓容易出现肝肺同病以及肝经循行部位的相应疾病，比如胸痛放射至背部、两胁肋胀满、疼痛牵引少腹、眼睛发红疼痛、目眦溃疡等等。总之，这一年容易出现肺金亢盛、肝木不足的疾病，以及出现肺、肝二经循行部位的疾病。

岁水太过，寒气流行，邪害心火。民病身热烦心躁悸，阴厥上下中寒，谵妄心痛，寒气早至，上应辰星。甚则腹大胫肿，喘咳，寝汗出憎风，大雨至，埃雾蒙郁，上应镇星。上临太阳，则雨冰雪霜不时降，湿气变物，病反腹满肠鸣，溏泄食不化，渴而妄冒，神门绝者死不治，上应荧惑、辰星。

【语译】

水运年水气太过，则寒气流行，心火容易受到邪气的侵袭。人们容易出现发热、心烦、心悸、四肢厥冷、身体发冷、神昏谵语、心胸疼痛等症状。寒气过早到来，与天上的辰星——水星相应，水星显得特别明亮。病情严重的会发生腹胀、下肢水肿、咳嗽哮喘、夜间出汗、怕风等病症。天降大雨，雾气朦胧，与天上的镇星——土星相应，土星显得特别明亮。如若太阳寒水主上半年气运，则会出现雨夹雪天气，容易结冰，冻霜不时降临。由于湿气重，物质变形变质，百姓多会出现腹部胀满、肠道鸣响、大便溏泻、饮食不化、口渴眩晕等病症，心脉断绝的，不治而亡。与天上的火星、水星相应，火星失明，水星特别明亮。

【解读】

这部分主要讲述水气太过对天气、星辰的影响以及与人体疾病的关系。这一年水气太过，则太阳寒水之气流行，五行当中水克火，肾水太过克伐心火，则心火的职能受到侵扰，出现心系病症。寒气的过早到来和天上的水星相对应。如果太阳寒水之气司天，则天气容易出现冰冻及雨雪冰霜的天气，百姓得病也容易出现与寒湿太甚相关的疾病。水运年是丙辛之年，水运主之，其中丙年是水运太过，辛年是水运不足。在六个丙年中，容易发生心烦、心悸、心胸疼痛、神昏谵语、四肢厥冷、身体发冷等因寒水克制心火而导致心气受伤的疾病，还容易发生腹胀、下肢水肿、夜间出汗、恶风等肾水、寒水过度亢盛相关的疾病。总之，这一年容易出现肾水亢盛、心火不足相关的疾病，以及肾、心二经循行部位的疾病。

帝曰：善。其不及何如？岐伯曰：悉乎哉问也！岁木不及，燥乃大行，生气失应，草木晚荣，肃杀而甚，则刚木辟著，悉萎苍干，上应太白星，民病中清，胠胁痛，少腹痛，肠鸣溏泄，凉雨时至，上应太白星、岁星，其谷苍。上临阳明，生气失政，草木再荣，化气乃急，上应太白、镇星，其主苍早。复则炎暑流火，湿性燥，柔脆草木焦槁，下体再生，华实齐化，病寒热疮疡，痱胗痈痤，上应荧惑、太白，其谷白坚。白露早降，收杀气行，寒雨害物，虫食甘黄，脾土受邪，赤气后化，心气晚治，上胜肺金，白气乃屈，其谷不成，咳而鼽，上应荧惑、太白星。

【语译】

黄帝说：说得好。那么五运不及的情况是怎样的呢？岐伯说：你问得很详细啊！木运不及，燥金之气过盛，春天的生发之气不能和它相应，草木繁荣的时间就会推迟。燥金之气太盛，坚硬的树木断裂折损，小草枯萎，柔嫩的树叶干卷，与它相应的天上的金星就特别明亮。人容易患中焦虚寒、胁肋疼痛、少腹部疼痛、肠道鸣响、大便稀溏泻泄的疾病。冷雨不时下降，天上的金星显得特别明亮。谷物不能成熟。如果又遇到阳明燥金司天，那么燥金就更加旺盛，木气就不能发挥作用，草木在夏秋会再次枝繁叶茂，成熟结果的过程就短了、加速了。天上与它相应的金星、土星很明亮，果实色青不易成熟。如果火气出来报复，暑气烦热，湿气变为燥气，草木柔脆枯萎，根部再次长出枝叶，直至枝繁叶茂开花结果一起发生。人们容易出现恶寒发热、疮疡痤疱、痈疮痱疹。天上与它相应的火星、金星显得特别明亮，谷物则不易成熟。白露节气提前降临，收敛之气盛行，寒冷的雨水容易损害万物，谷物容易被虫咬食而出现萎黄。脾土容易受到邪气侵袭，火气再次出现，心气晚至但很旺盛，上乘肺金，收敛之气受到抑制。谷物不能成熟，百姓容易出现咳嗽和鼻衄。天上与它相应的火星、金星特别明亮。

【解读】

前面着重讲述了五运太过所出现的天文、地理现象以及百姓疾病的情况，从这一部分开始，讲述了五运不及所出现的相应变化。这部分主要讲述木气不及对天气、星辰的影响以及与人体疾病的关系。丁壬之年木运主之，六个丁年就是木运不及，就会出现克制它的燥金之气过盛（金克木）的情况，春天的生发之气不能和它相应，草木繁荣的时间就会推迟。如果又遇到阳明燥金司天，也就是丁卯年、丁酉年这两年，那么燥金就更加旺盛，木气就不能发挥作用。总之，木气不及的年份，至少有三个脏器会受到影响，一个是肝，肝为木，本身受到影响，肝气不足，就会患胁肋疼痛、少腹部疼痛等肝经的疾病。第二个是肺，肺为金，木气不足，金气就旺盛，因为金克木，木太弱，金克制的力量就加强了。第三个是心，心为火，火本来是木生的，好比是木的孩子，现在父母受到金的过分欺负，孩子力量虽然小，但还是会奋力反击。火本来就是克金的，所以火就会报复金。岐伯说"心气晚治，上胜肺金"，也就是说，心火旺盛的时间就推迟，但仍然能克制肺金，就会出现咳嗽、流鼻涕等肺脏的疾病。

岁火不及，寒乃大行，长政不用，物荣而下，凝惨而甚，则阳气不化，乃折荣美，上应辰星，民病胸中痛，胁支满，两胁痛，膺背肩胛间及两臂内痛，郁冒朦昧，心痛暴瘖，胸腹大，胁下与腰背相引而痛，甚则屈不能伸，髋髀如别，上应荧惑、辰星，其谷丹。复则埃郁，大雨且至，黑气乃辱，病骛溏腹满，食饮不下，寒中肠鸣，泄注腹痛，暴挛痿痹，足不任身，上应镇星、辰星，玄谷不成。

【语译】

岁火之气不及，寒气盛行。生长之气不能发挥作用，植物就由繁盛转为枯萎。寒凉之气盛行导致阳气不能生化，草木不再繁盛，天上与它相应的水星就很明亮。人就容易胸中疼痛，胁肋满闷疼痛，肩背部、肩胛间和两手臂内侧疼痛，头目眩晕，视物昏花，心区疼痛，容易突发声音嘶哑，胸腹部胀大，胁肋下与腰背部牵扯疼痛，严重的只能前屈不能后伸，髋关节和股骨像裂开一样，天上与它相应的火星就昏暗，但水星却很明亮。谷物不成熟，色红。水太过，就会招来土气的报复，则湿气上蒸为云，化为大雨降落，水气受到抑制。人患病多见大便溏泄、腹部胀满、食欲不振、肠道雷鸣、泄泻不止、腹部疼痛、痉挛萎缩、痹阻疼痛、足部不能支撑身体。天上与它相应的土、水星显得明亮，黑色谷物不易成熟。

【解读】

这部分主要讲述火气不及对天气、星辰的影响以及与人体疾病的关系。这一年火气不足，水克火，火不足则水气旺盛。太阳寒水旺盛，寒冷之气盛行。寒冷为阴，代表收敛和封藏，所以阳气不能宣发，草木不能繁盛，患者容易出现心火不足和寒水泛溢的相关疾病。戊癸之年，火运主之。戊年是火运太过，癸年是火运不及。六个癸年，火气不足，生长之气不能发挥作用。在地之理，则因为寒性的收敛和封藏作用，谷物不能成熟，和天上的水星和火星相对应。土气出来报复，则太阴湿土之气运行，土克水，则水气不能运行，百姓容易出现脾土不运、湿气阻滞的相应病症。所以火运不足的年份，至少涉及三个脏：一个是心，本身的心火不足；一个是肾，克制火的肾水太过旺盛；一个是脾，脾土就会报复肾水。这三个脏都会不正常，得病。

岁土不及，风乃大行，化气不令，草木茂荣，飘扬而甚，秀而不实，上应岁星，民病飧泄霍乱，体重腹痛，筋骨繇复，肌肉瞤酸，善怒，脏气举事，蛰虫早附，咸病寒中，上应岁星、镇星，其谷黅。复则收政严峻，名木苍凋，胸胁暴痛，下引少腹，善大息，虫食甘黄，气客于脾，黅谷乃减，民食少失味，苍谷乃损，上应太白、岁星。上临厥阴，流水不冰，蛰虫来见，脏气不用，白乃不复，上应岁星，民乃康。

【语译】

岁土之气不及，风气盛行。土的生化之气不能发挥正常作用，木气就盛行，草木茂盛，枝蔓飘扬飞舞，华秀于外，但果实不饱满。天上和它相应的木星很明亮。人患病多为泄泻和霍乱，肢体烦重、腹中疼痛、筋骨僵硬、肌肉酸痛，容易生气。寒水之气发动，虫类过早冬眠，百姓容易患脾土虚寒之症，天上与它相应的木星显得明亮，土星昏暗，谷类色黄而不能成熟。金气出来报复，则秋天收敛之气当令而峻烈，树木开始凋落，百姓患病多为胸胁疼痛，牵引少腹疼痛，容易叹气。黄色的五谷被虫子咬食，邪气附着在脾土上，人们食量减少，并且没有食欲，食不知味。青色的谷物受到损害，天上与它相应的金星显得明亮，木星昏暗。若厥阴风木主上半年气运，则流水不结冰，蛰伏的虫类又出现了。水气不能行令，金气则不能来复，天上与它相应的木星显得明亮，人就能健康。

【解读】

这部分主要讲述土气不及对天气、星辰的影响以及与人体疾病的关系。这一年土气不足，五行之中木克土，土气不及则木气旺盛，厥阴风木之气旺盛，生发之气有余，草木繁荣茂盛。土气不足，生化之气不足，所以谷类不能结实。因为风为木，木克土，土太弱，克制它的木就加倍欺负它。哪几年是土运不足呢？甲己之年土运主之，己年就是土运不足，比如 2019 年是己亥年，就是土运不足。土的生化之气不能发挥正常作用，木气就盛行，百姓患病则容易出现脾胃不足的相关病症，谷类能荣却不能成熟。金气出来报复则收敛之气盛，树木容易凋落，百姓容易出现肺气亢盛和因肺金克伐肝木而引起的与肝经相应的病症。它和天上的金星和木星相对应。如果厥阴风木司天，则生发之气荣盛，所以水气不能封藏，金气不能来复，和天上的木星相对应，百姓就能健康不病。总之，土运不及的年份，涉及肺、脾、肝三个脏腑：肝木旺盛、脾土虚弱、肺金旺盛。

岁金不及，炎火乃行，生气乃用，长气专胜，庶物以茂，燥烁以行，上应荧惑星。民病肩背瞀重，鼽嚏，血便注下，收气乃后，上应太白星，其谷坚芒。复则寒雨暴至，乃零冰雹霜雪杀物，阴厥且格，阳反上行，头脑户痛，延及囟顶发热，上应辰星，丹谷不成，民病口疮，甚则心痛。

【语译】

岁金之气不及，火气盛行，万物生发之气就强，庄稼生长茂盛，天气炎热。天上和它相应的火星明亮。人患病多为肩背酸重疼痛、鼻衄、便血、泄泻等病。金气不及，所以秋收之气后至，天上与它相应的火星就很明亮，金星昏暗，谷类为白色，不能成熟。水气出来报复，则寒雨突然到来，甚至冰雹霜雪突至，万物被害，人体四肢厥冷，阴盛格阳，阳气上行，引起头痛，甚至出现囟门发热。与天上的水星相应，红色的谷物不容易成熟，百姓容易得口疮，严重的会出现心胸痛。

【解读】

这部分主要讲述金气不及对天气、星辰的影响以及与人体疾病的关系。这一年金气不足，五行之中火克金，金气不足，则火气亢盛，生发之气随火气升腾，所以庄稼生长茂盛。阳明燥金之气盛行，则出现肺部以及肺经循行部位的疾病。秋之收敛之气后至。水气出来报复，则会带来太阳寒水的变化，如寒雨冰霜等气象，百姓也容易得阴寒内盛的疾病。火气旺盛不退，百姓容易得心火旺盛的疾病。总之，百姓在这一年中容易患涉及心、肺、肾三个脏腑的疾病，以及心、肺、肾三条经络循行部位的疾病。

岁水不及，湿乃大行，长气反用，其化乃速，暑雨数至，上应镇星，民病腹满身重，濡泄，寒疡流水，腰股痛发，腘腨股膝不便，烦冤足痿清厥，脚下痛，甚则跗肿，藏气不政，肾气不衡，上应辰星，其谷秬。上临太阴，则大寒数举，蛰虫早藏，地积坚冰，阳光不治，民病寒疾于下，甚则腹满浮肿，上应镇星，其主黅谷。复则大风暴发，草偃木零，生长不鲜；面色时变，筋骨并辟，肉𥆧瘛，目视𥊂𥊂，物疏璺，肌肉胗发，气并鬲中，痛于心腹，黄气乃损，其谷不登，上应岁星。

【语译】

岁水之气不及，湿土之气就大规模盛行。水气不足，不仅湿土之气盛行，而且火气也旺盛。暑雨数次下降，天上与它相应的土星显得明亮。人患病多为腹部胀满、身体沉重、泄泻、阴疽流注、腰腿疼痛，下肢关节活动不利、烦闷不适、两足萎缩、四肢逆冷、脚底疼痛，严重的则下肢水肿。这是因为主封藏的肾水不能行使正常职能。天上和它相应的水星就昏暗，土星就明亮。黑色的谷物不易成熟。如遇太阴湿土司天，寒气盛行，虫类早早伏藏，地上结成厚冰，阳光不能发挥温暖的作用。百姓多患下焦寒冷性的疾病，严重的腹满浮肿。天上与它相应的土星明亮，黄色谷物成熟。木气出来报复，风邪暴发，草木凋落，失去生长的鲜泽。人的面色偶尔出现变化，筋骨疼痛、肌肉痉挛，视物模糊，有的东西看上去像有裂纹，肌肉发出风疹，邪气侵袭膈中，心腹部出现疼痛，脾土损伤，谷物不能成熟，与天上的木星相应。

【解读】

这部分主要讲述水气不及对天气、星辰的影响以及与人体疾病的关系。这一年水气不及，五行之中土克水，水气不及则太阴湿土之气盛行。土克水，水不足，土就加倍欺负水。水克火，水气不及则火气旺盛无节制。丙辛之年水运主之，丙年是水运太过，辛年是水运不及，六个辛年就是水运不足。湿土之气盛行，百姓容易患脾胃实邪和湿气阻滞类的疾病。这就是冬天主封藏的肾水不能行使正常职能的缘故。和天上的水星相对应，谷物不能成熟。如果恰逢太阴湿土司天，寒气盛行，寒湿相搏，封藏之职能提早到来，百姓容易出现下焦寒冷性的疾病，以及寒湿困脾的疾病。总之，这一年百姓容易患和肾、脾、肝脏及其经络循行部位相关的疾病。

帝曰：善。愿闻其时也。岐伯曰：悉哉问也！木不及，春有鸣条律畅之化，则秋有雾露清凉之政，春有惨凄残贼之胜，则夏有炎暑燔烁之复，其眚东，其脏肝，其病内舍胠胁，外在关节。火不及，夏有炳明光显之化，则冬有严肃霜寒之政，夏有惨凄凝冽之胜，则不时有埃昏大雨之复，其眚南，其脏心，其病内舍膺胁，外在经络。土不及，四维有埃云润泽之化，则春有鸣条鼓拆之政；四维发振拉飘腾之变，则秋有肃杀霖霆之复，其眚四维，其脏脾，其病内舍心腹，外在肌肉四支。金不及，夏有光显郁蒸之令，则冬有严凝整肃之应，夏有炎烁燔燎之变，则秋有冰雹霜雪之复。其眚西，其脏肺，其病内舍膺胁肩背，外在皮毛。水不及，四维有湍润埃云之化，则不时有和风生发之应，四维发埃昏骤注之变，则不时有飘荡振拉之复，其眚北，其脏肾，其病内舍腰脊骨髓，外在谿谷踹膝。

夫五运之政，犹权衡也，高者抑之，下者举之，化者应之，变者复之，此生长化成收藏之理，气之常也，失常则天地四塞矣。故曰：天地之动静，神明为之纪，阴阳之往复，寒暑彰其兆。此之谓也。

【语译】

黄帝说：说得好，请你再讲讲四时的归类。岐伯说：你问得真详细啊！如果木运不及，金气不来克制，那么春天就风和日丽，鸟语花香，秋天会有清凉、秋霜雾露的正常天气。但是，如果木运不及而金气又来克制，那么春天就会出现清凉甚至寒冷的天气；金气太过，就会有火气来报复，所以夏天会有炎热如焚的天气，东方容易发生灾害，与肝相应，疾病就会在内表现在胁肋，在外表现在关节。如果火运不及水气不来克制，那么夏天会有阳光显露的正常天气，冬天有肃杀寒冷的冰霜天气。如果火运不及而水气又来克制，那么夏天会有寒冷的天气，水气太过则土气出来报复，则出现尘埃满布、大雨滂沱的天气，南方容易发生灾害，与心相应，病变内在胸胁，外居经络。如果土运不及而木气不来克制，则有四个月出现云雨润泽的天气，春天会有风和鸟鸣、草木欣荣的正常现象。如果土运不及而风木之气出来克制，就会有震撼翻腾的暴风，秋天就会出现阴雨绵绵的天气，灾害容易发生在西北、西南、东南、东北，人容易得脾病，其发病部位内在心腹，外在肌肉。如果金运不及而火气不来克制，则夏天有阳光显露、热气升腾的正常现象，冬天出现苦寒肃杀的气候。如果金运不及而火气出来克制，则火热之气繁盛，夏天炎热酷暑。如果水气出来报复，秋天容易出现霜雪冰雹，灾害容易出现在西方。人容易得肺病，病在胸胁肩背，外合皮毛。如果水运不及而土气不来克制，那么有四个月出现湿润、云雾弥漫的天气，时常会有和风生发的正常现象。如果水运不及而土气出来克制，则出现尘埃迷暗、暴雨如注等变化。如果木气出来报复，则出现飓风飞扬的天气，灾害容易发生在北方，与肾脏相应，病变则内在腰脊骨髓，外在谿谷踹膝。

五运的运行，就像权衡一样通过调节达到平衡，太过的加以抑制，不及的则扶助之。如果五运生化正常，则后来之气正常感应即可；如果五运之气存在胜气，则后来之气会出来报复。这是天地万物生长化收藏的道理，是气变化的常态，反常就会使天地四时之气闭塞不通。所以说，天地的动静变化以各种物象变化为标记，阴阳的往来变化是寒冷暑热的征兆。说的就是这个意思。

【解读】

本部分讲述了四时的归类，包括五脏对应、天气、灾害、疾病发生的类属情况。五运的运行是按照五行生克的规律相互制衡，从而达到平衡状态，生化正常则相互之间和畅而变化，生化异常则会出现暴气来复的现象。过则抑制，不及则补足，这就是生长化收藏的道理。所以说，天地之间有序地按照四时规律运行，就是神明，外在表现为阴阳寒热的变化。

首先对四时之气的变化如何归类分别加以说明，分别就木运不及、火运不及、土运不及、金运不及、水运不及做了分析。每一次不及分为没有克制之气和有克制之气两种情况。例如，如果木运不及，五行金克木，金气来欺负它；金气盛则凉，夏天炎热之气出来报复。木气应东方，容易发生灾害。木气应肝，肝脏容易生病。如果火运不及，五行水克火，水气来欺负它。火气应南方，南方容易发生灾害。火气应心，心脏容易出现疾病。其余依此类推。四维之月，主要指三、六、九、十二月份。

五运的运行，是按照五行生克的规律相互制衡的，从而达到平衡状态。"高者抑之，下者举之"，这是引用老子《道德经》的话，意思是说，握弓射箭，如果举得太高了就要压低一点，如果举得太低了就要抬高一点。这里是指，如果太过就要加以抑制，如果不及就要扶助。如果生化正常就和平地反应，如果异常就会有报复，这就是生长化收藏的道理，是气变化的常态，失常就会使天地四时之气闭塞不通。所以说，天地的动静，是以神明为纲纪；阴阳的往复变化，是以寒热为征兆。

帝曰：夫子之言五气之变，四时之应，可谓悉矣。夫气之动乱，触遇而作，发无常会，卒然灾合，何以期之？岐伯曰：夫气之动变，固不常在，而德化政令灾变，不同其候也。帝曰：何谓也？岐伯曰：东方生风，风生木，其德敷和，其化生荣，其政舒启，其令风，其变振发，其灾散落。南方生热，热生火，其德彰显，其化蕃茂，其政明曜，其令热，其变销烁，其灾燔焫。中央生湿，湿生土，其德溽蒸，其化丰备，其政安静，其令湿，其变骤注，其灾霖溃。西方生燥，燥生金，其德清洁，其化紧敛，其政劲切，其令燥，其变肃杀，其灾苍陨。北方生寒，寒生水，其德凄沧，其化清谧，其政凝肃，其令寒，其变凛冽，其灾冰雪霜雹，是以察其动也，有德有化，有政有令，有变有灾，而物由之，而人应之也。

【语译】

黄帝说：你讲的五运之气的变化与四时的相应，已经很详细了。气的混乱，有所触犯才会发生，其发生没有规律。如果突发自然灾害，如何预测呢？岐伯说：气的变化，固然没有什么常规，但是，它们的德、化、政、令和灾、变，是可以预测的。黄帝说：为什么这么说？岐伯说：东方生风，风生木气，它的特性是散布和气，它的生化表现是使万物滋生繁荣，它的职能就是舒展开放，它的时令表现是风，它的异常变化是大风怒号，它的灾害是使得万物凋零散落。南方生热，热生火气，热火的特性是光明显耀，它的生化表现是使得万物繁多茂盛，它的职能是光明照耀万物，它的时令表现是炎热，它的异常变化是酷热难当，它的灾害是销烁万物。中央生湿，湿生土气，湿土的特性是湿热，它的生化表现是使万物丰满完备，它的职能是使万物安静，它的时令表现是湿，它的异常变化是骤降暴雨，它的灾害是淫雨不止，堤坝溃败。西方生燥，燥生金气，燥金的特性是清洁，它的生化表现是使万物收敛紧缩，它的职能是坚韧强劲，它的时令表现是燥，它的异常变化是肃杀萧条，它的灾害是使万物陨落枯萎。北方生寒，寒生水，它的特性是凄凛寒冷，它的生化表现是使万物清净静谧，它的职能是凝结清肃，它的时令表现是寒，它的异常变化是严寒，它的灾害是冰雹雪霜。所以，观察五气的运动变化，有特性、有生化、有职能、有时令、有变动、有灾害，而万物与之相伴随，人也与之相感应。

【解读】

本部分讲述了运气变化与灾害发生之间的关系。预测突发状况和自然灾害，还是要按照气的变化来进行，气存天地之间，自然界所有的运动和变化都离不开气的推动和变化。简言之，如何推测岁运的变化，有两种办法，第一是观察物候变化，第二是观察五星之应。

岐伯就气的变化和气的德、化、政、令和灾、变做了分析，从而预测灾害的发生。五气的变化没有什么常规，但是它们的德、化、政、令和灾、变是可以预测的。这里讲了"德化政令灾变"六个方面，其中"德化政令"是正常情况，"灾变"是不正常情况。"德"就是德行、特性，"化"就是生化、作用，"政"就是职能、职权，"令"就是时令表现，"变"就是异常变化，"灾"就是灾害。比如，东方和风木之气相对应，木气主司万物的生发舒展功能，风是其主令，如果发生灾害，则风发生异常变化而万物生发之性受到抑制而凋落。其余依此类推。按照东、西、南、北、中，木、金、火、水、土——对应的关系，岐伯对五气的变动和制化做了说明，以预测灾害的发生。

如此看来，随着气的变动，每个季节有其特征，灾害的发生也有其规律。按照五运的变化和四季的更迭规律，根据相应气的特征，大致可以预见将会发生哪一类灾害，这对古代人们预防自然灾害有着十分重要的意义。

帝曰：夫子之言岁候，其不及太过，而上应五星。今夫德化政令，灾眚变易，非常而有也，卒然而动，其亦为之变乎？岐伯曰：承天而行之，故无妄动，无不应也。卒然而动者，气之交变也，其不应焉。故曰：应常不应卒，此之谓也。帝曰：其应奈何？岐伯曰：各从其气化也。帝曰：其行之徐疾逆顺何如？岐伯曰：以道留久，逆守而小，是谓省下。以道而去，去而速来，曲而过之，是谓省遗过也。久留而环，或离或附，是谓议灾与其德也。应近则小，应远则大。芒而大倍常之一，其化甚；大常之二，其眚即发也。小常之一，其化减；小常之二，是谓临视，省下之过与其德也。德者福之，过者伐之。是以象之见也，高而远则小，下而近则大。故大则喜怒迩，小则祸福远。岁运太过，则运星北越，运气相得，则各行以道。故岁运太过，畏星失色而兼其母；不及，则色兼其所不胜。肖者瞿瞿，莫知其妙，闵闵之当，孰者为良，妄行无征，示畏侯王。

【语译】

黄帝说：你讲了每年的气候变动、五运的太过和不及，这些均与天上的五星相应。而五运的德、化、政、令、和灾、变的变化，无常规而突然发生，五星也会随之发生变化吗？岐伯说：五星随着五运的变化而变化，没有随意的变动，也没有不对应的情况出现。但是，如果五运突然变动，那是由于天地之气相交的偶然变化，因而和天上五星的变化是不相应的。所以，五星对应常规变化而不对应突发变化，说的就是这个意思。黄帝问：五星和五运相对应的常规变化是怎样的呢？岐伯说：它们各自按照气的生化规律变化。黄帝说：五星运行有的快、有的慢，有的顺行、有的逆行，这是怎么回事呢？岐伯说：五星在各自的轨道上运行，有时出现留久的现象。如果逆行出现留守，它的光芒就小，这就像是在观察所属分野。如果五星在各自的轨道上运行过去又快速折返，迂回运行，则像是在察看运行后的遗漏和过失。如果在某一个地方停留太久，环绕旋转，时而离开原位，时而靠近原位，这就像是在审察所属分野的灾害和德行。五星距离地面近，其相应的变化就大；距离地面远，其相应的变化就小。如果天上对应的五星光芒大于正常的一倍，说明气化作用旺盛；如果大于正常的两倍，就说明灾害随即发生；如果不及正常的一半，说明气化作用减弱；如果不及正常的四分之一，就像是在察看所属分野的过失与德行，有德者就给予福气，有过者就给予惩罚。所以五星之象的呈现，高而远的就小，低而近的就大。如果光芒大，就说明喜怒变化的感应期近；如果光芒小，福祸变化的感应期就远。如果一年的大运太过，那么和这一年相对应的星就越出轨道向北而去；如果运气平和，那么和这一年相对应的星就各自按照自己的轨道运行。所以，岁运太过，被它克制的星就颜色发暗而且兼见其母星之色；岁运不及，就会兼见克制它的星的颜色。能够效法天地的人，虽然谨慎勤恳却难以明白其中的道理。道理精微而深远，但谁能明白它的好处呢？那些无知的人，不按照规律办事，毫无征验，只是对王侯恐吓而已。

【解读】

这一段文字主要讲述了通过天上的五星之应来预测岁运的发生。从天象上看，对应星辰的远近和运行规律主导着地球灾害的变化，这和相互之间的引力场发生变化也有着相应的关系，这是古人观察天象和自然界之间的危害所发现的相互联系的现象。从气一元论来看，宇宙万物离不开气的变化与运行，而且在气的运行与变化中产生相互联系。体察天道就是要体察气的变化，天象的异常可能导致气候的变化异常，五运生克的异常同样可以导致气候的变化异常，所以真正明白道的人是遵循天地万物的变化规律，避免灾害的发生。这就是古人所讲的天文地理之学的最高境界，而不是以此为福祸善恶的征兆，让君王迷信、畏惧。

首先，五星对应常规变化而不对应突发变化。五星和五运的对应也有相应的规律可循，也按照气的生化规律来运行。例如，通过五星的光芒来判定气化的旺盛和痿弱，如果天上对应的五星的光芒大于正常的一倍，说明气化作用旺盛；如果大于正常的两倍，就说明灾害随即发生；如果不及正常的一半，说明气化作用减弱；如果不及正常的四分之一，那么有德者就给予福气，有过者就给予惩罚。

其次，岁运太过，被它克制的星就颜色发暗而且兼见其母星之色——例如木运太过之年，那么，被木克制的星也就是土星就发暗，其光芒减弱，同时还可以看见木的母星也就是生木的水星的颜色；如果岁运不及，那么就会兼见克制它的星的颜色——例如木运不及之年，克制木的星就是金星。

总之，地球与五星之间存在着引力场的变动，地球和星球离得近，则引力最大，光芒也最强。古人通过观测五星光芒的强弱来判定气化的强弱，这是通过长期的积累而得出的方法。五星同处太阳系，相互之间的引力场也会产生相应的影响，即所谓五星之间的相互制约，这种引力场在不同运行轨迹上所产生的差异最终影响了气化和岁运的变化。

帝曰：其灾应何如？岐伯曰：亦各从其化也，故时至有盛衰，凌犯有逆顺，留守有多少，形见有善恶，宿属有胜负，征应有吉凶矣。帝曰：其善恶何谓也？岐伯曰：有喜有怒，有忧有丧，有泽有燥，此象之常也，必谨察之。帝曰：六者高下异乎？岐伯曰：象见高下，其应一也，故人亦应之。帝曰：善。其德化政令之动静损益皆何如？岐伯曰：夫德化政令灾变不能相加也。胜复盛衰不能相多也。往来小大不能相过也。用之升降不能相无也。各从其动而复之耳。帝曰：其病生何如？岐伯曰：德化者气之祥，政令者气之章，变易者复之纪，灾眚者伤之始。气相胜者和，不相胜者病，重感于邪则甚也。帝曰：善。所谓精光之论，大圣之业，宣明大道，通于无穷，穷于无极也。余闻之，善言天者，必应于人，善言古者，必验于今，善言气者，必彰于物，善言应者，同天地之化，善言化言变者，通神明之理，非夫子孰能言至道欤！乃择良兆而藏之灵室，每旦读之，命曰《气交变》，非齐戒不敢发，慎传也。

【语译】

黄帝说：五星怎样对应灾害呢？岐伯说：随着岁运的气化，五星也发生相应的变化。所以五运之气有太过和不及，五星随之有顺行和逆行，留守的时间有长也有短。出现的星象有好坏之分，二十八星宿的分属区间和十二时辰位置有气化的相胜和报复，征验的效应为吉和凶。黄帝说：星象的好坏是怎样的呢？岐伯说：喜、怒、忧、丧、泽、燥是常见的外在表现，必须谨慎观察。黄帝说：这六种星象与五星的高低有什么关系吗？岐伯说：五星虽然有高低不同，但和万物与人的对应关系是一致的。黄帝说：说得好。它们的特性、生化、职能、时令的表现的动静损益都是怎样的呢？岐伯说：特性、生化、职能、时令的表现、灾变，是不能叠加的，相胜往复造成的胜或衰也是不能叠加的。胜复往来的时间多少，也不能彼此超越。功能的升降，不能相互抵消，都是按照自身规律发生的。黄帝说：疾病是怎样产生的？岐伯说：特性和生化是气祥和的表现，职能和时令表现是气彰显在外的表现，变易是五运胜气和复气的标志，灾害是万物损伤的开端。五运之气相互制衡就平衡协调，不能相互制约，就容易产生疾病。再加上邪气的侵袭，病就会更重。黄帝说：说得好。真是精妙的论述，圣人的伟大事业，宣讲了天地大道，通变于无穷，接近于无穷之境界。我听说，善于谈论天地大道的人，一定是把天道应验于人的；善于谈论古代历史的，一定是把古代历史应验于现在的；善于谈论气化的，一定能透彻认知事物的；善于谈论天人相应的，一定是遵循天地变化的规律的；善于谈论生化变动的，一定是能通达自然神妙大道的。没有你，谁能说清楚天地大道呢！因此，要选一个良辰吉日，把它藏在灵兰密室，每天清晨取出读一读，把它叫作《气交变》，不进行斋戒就不敢轻易打开，对传播和传于后世也要谨慎。

【解读】

本部分讲述了五星灾害、星象的好坏及其德化政令变化的情况。星象所预示的灾害总体可按照喜、怒、忧、丧、泽、燥总共六个方面进行解释，虽然存在高低远近的区别，但是其产生的效应是一致的，而且不可叠加。五气的发生、来复时间也不能彼此超越，功能的升降不能相互抵消。

首先，五星的变化对人身体的变化具有一定的影响，这是古人天人合一思想的集中体现。天上星辰的变化，引起人体情绪的波动。人"与天地相应，与四时相副，人参天地"，人身即是一个小宇宙。岐伯总结了六条，天上的星象有喜（喜悦）有怒（愤怒），有忧（忧愁）有丧（死亡），有泽（润泽）有燥（干燥），一共六种表现方式，这是星象的正常状态，必须谨慎观察。人一般见到星象明亮就喜悦，见到星象暗淡就忧伤，见到星象怒行而愤怒，见到星象无光就心死，见到星象有润泽心里也滋润，见到星象干枯就急躁。这一点我们一定要谨慎对待。

其次，五运气候的变化对人的影响也是有规律的。五运的特性和生化是五气祥和的表现，五运的职能和时令是五气彰显在外的表现，变动是复气产生的前提，灾害是损伤的开始。如果人体的正气能够抵抗邪气，身体就平和健康；如果不能抵抗邪气，就产生疾病；如果重复感受邪气，病情就会加重。

五常政大论篇第七十

"五常"就是五运的常规,"政"就是职责、职权,这里特指影响力,"五常政"就是五运的常规变化及其对万物的影响。五运的常规变化包括五运的平气、太过、不及三种情况。

黄帝问曰:太虚寥廓,五运迴薄,衰盛不同,损益相从,愿闻平气何如而名?何如而纪也?岐伯曰:昭乎哉问也!木曰敷和,火曰升明,土曰备化,金曰审平,水曰静顺。帝曰:其不及奈何?岐伯曰:木曰委和,火曰伏明,土曰卑监,金曰从革,水曰涸流。帝曰:太过何谓?岐伯曰:木曰发生,火曰赫曦,土曰敦阜,金曰坚成,水曰流衍。

【语译】

黄帝说:太空如此广袤无边,五运回环往复运行不息,相互制约,太过和不及是五运之气的特征,所以有增益和衰减的不同。我想知道五运平气是如何命名的,并且如何标识。岐伯说:你问得高明啊!木的平气敷布温和,称作"敷和";火的平气上升光明,称作"升明";土的平气完备生化,称作"备化";金的平气宁静平和,称作"审平";水的平气静谧柔顺,称作"静顺"。黄帝问:五运不及又是怎样的呢?岐伯说:木气不及则委曲失和,称作"委和";火气不及则潜伏光明，称作"伏明"；土气不及则卑下失察，称作"卑监"；金气不及则顺从变革，称作"从革"；水气不及则干涸无流，称作"涸流"。黄帝问：五运太过又是怎样的呢？岐伯说：木气太过使万物过早生长发育，称作"发生"；火气太过炎热旺盛，称作"赫曦"；土气太过敦厚肥坚，称作"敦阜"；金气太过坚实成熟，称作"坚成"；水气太过流出漫延，称作"流衍"。

【解读】

本段文字说明了五运之气的盛衰变化和特征。太空浩渺，宇宙无垠，五运盛衰往复，此起彼伏。五运如何命名？这一段主要围绕这个问题而展开。木火土金水五运的变化在常态下相对柔和，互相生克制约，发挥正常的职能。不及则职能不足，不能发挥其相应的职能；太过则亢盛危害，超出自身的职能范围。

这里出现了"太虚"这个词。在运气第一篇《天元纪大论》中提到，"太虚寥廓，肇基化元，万物资始，五运终天"，广袤无垠的太空是万物生化的本元和基础，万物滋生由此开始，五运也由此更迭，周而复始。这里又提到"太虚"，太虚是一种虚空、虚无的最原始状态，是万物的本源。太虚就是《道德经》中的"道"，是"无"，也是《易经》中的"太易"，"易有太极"，太易生出"太极"。在"运气七篇"中，"太虚"演化成五运。五运平气就是平和之气，既不是太过，也不是不及。

平气、太过、不及都是从对万物的作用和影响的角度来说的。正如《六微旨大论》中所说，"亢则害，承乃制"，五运和气则生化和畅，若出现太过和不及，则容易出现生克制化的异常现象。

帝曰：三气之纪，愿闻其候？岐伯曰：悉乎哉问也！敷和之纪，木德周行，阳舒阴布，五化宣平，其气端，其性随，其用曲直，其化生荣，其类草木，其政发散，其候温和，其令风，其脏肝，肝其畏清，其主目，其谷麻，其果李，其实核，其应春，其虫毛，其畜犬，其色苍，其养筋，其病里急支满，其味酸。其音角，其物中坚，其数八。

【语译】

黄帝说，关于平气、太过、不及三气的标志，希望你讲讲其征象。岐伯说：你问得很全面啊！在敷布温和之年也就是木的平气年份，木的德化普遍流行，阳气舒展，阴气散布，五行的气化也畅通平和。木气端直，它的性质柔顺，它的作用是能曲能直（能把弯曲变正直），它的生化能使万物繁荣，它的属类是草木，它的职能是散发，它的气候特点是温和，它的时令表现是风，它对应的脏腑是肝，肝怕清凉的金气（金克木），它主管眼睛（肝开窍于目），它在五谷是麻，在五果是李，在果实是核仁，与春天相应，在虫类为毛虫，在畜类是犬，在颜色是苍青，它的精气营养筋脉，发病为腹部拘急、胸胁胀满，在五味为酸味，在五音为角，在物体是中坚，在五行成数为八（三八为木，这就是河图数）。

【解读】

本部分讲述了木的平气的特征，包括和五脏、窍道、谷物、果类、果实、虫类、畜类、颜色、味道、五音、疾病、河图成数的相互对应关系。平气、太过、不及是五运运行的三种特征，其生化特征是怎样的？开篇以木运的平气为例进行了论述，用了24个"其"字，也就是从24个方面论述了木的平气之年自然界出现的各种相应的现象和人出现的各种相应的情况，并且围绕天、地、人三才的多种方面进行阐释，说明三才在多方面和木运相对应，归结起来就是草木、散发、温和、风、肝、目、麻、李、核仁、春天、毛虫、犬、苍青、筋脉、拘急、酸、角、中坚、八等，这些都是木运在不同方面所表现出来的特征以及对应的事物，说明五运对万物和人的影响。木气发挥正常的生发、舒展功能，人也就相应地发挥正常的生理机能。在前面的《六微旨大论》中提到过，一年的年运和年地支的五行相同的岁会之年就是平气的年份。这一篇的后面又提出了其他的判断方法。

升明之纪，正阳而治，德施周普，五化均衡，其气高，其性速，其用燔灼，其化蕃茂，其类火，其政明曜，其候炎暑，其令热，其脏心，心其畏寒，其主舌，其谷麦，其果杏，其实络，其应夏，其虫羽，其畜马，其色赤，其养血，其病瞤瘛，其味苦，其音徵，其物脉，其数七。

【语译】

火运平气的年份，南方阳气旺盛，火的德化普照四方，五行气化平衡发展，其气上升，其性质迅速，其作用是燃烧，其生化能使万物繁荣茂盛，其属类为火，其职能是明亮照耀，其气候特点为炎暑，其时令表现为热，其脏腑为心，心脏畏惧寒水，在窍为舌，在谷物为麦，在果类为杏，在果实为络，与夏天相应，在虫类为羽虫，在畜类为马，在颜色为红色，它的精气营养血液，发病为肌肉痉挛抽搐，在五味为苦味，在五音为徵，在物体为脉络，河图成数为七。

【解读】

本部分讲述了火的平气的特征，包括和五脏、窍道、谷物、果类、果实、虫类、畜类、颜色、味道、五音、疾病、河图成数的相互对应关系。火运平气的特征，主要从其在正常生化状态下的功能来说明，结合天、地、人三才多方面进行对应，总共涉及气的上升、迅速、燃烧、繁荣、明亮、热、心、舌、麦、杏、络、夏天、羽虫、马、红色、血、肌肉痉挛、苦、徵、脉络、七等，这些都是火运在不同方面所表现出来的特征以及对应的事物。

备化之纪，气协天休，德流四政，五化齐修，其气平，其性顺，其用高下，其化丰满，其类土，其政安静，其候溽蒸，其令湿，其脏脾，脾其畏风，其主口，其谷稷，其果枣，其实肉，共应长夏，其虫倮，其畜牛，其色黄，其养肉，其病否，其味甘，其音宫，其物肤，其数五。

【语译】

土运平气的年份，土的气厚，与自然之气协调平和，土的德化流布四方，五行的气化均衡完善，其气和平，其性质柔顺，其作用是能高能下，其生化能使万物丰满，其属类为土，其职能是安宁静谧，其气候特点是湿热熏蒸，其脏腑为脾，脾畏风木，开窍于口，其谷物为稷，其果类为大枣，其果实为果肉，与长夏相应，在虫为倮虫，在畜类为牛，在颜色为黄色，它的精气营养肌肉，发病为痞塞之患，在五味为甘味，在五音为宫，在物体为皮肤，河图成数为五。

【解读】

本部分讲述了土的平气的特征，包括和五脏、窍道、谷物、果类、果实、虫类、畜类、颜色、味道、五音、疾病、河图成数的相互对应关系。土运平气的特征，主要从其在正常生化状态下所表现出来的功能来说明，如协调自然、流布四方。结合天、地、人三才多方面进行对应，总共涉及丰满、安宁、湿热、脾、口、稷、大枣、果肉、长夏、倮虫、牛、黄色、肌肉、痞塞、甘、宫、皮肤、五等，这些都是土运在不同方面所表现出来的特征以及对应的事物。

审平之纪，收而不争，杀而无犯，五化宣明，其气洁，其性刚，其用散落，其化坚敛，其类金，其政劲肃，其候清切，其令燥，其脏肺，肺其畏热，其主鼻，其谷稻，其果桃，其实壳，其应秋，其虫介，其畜鸡，其色白，其养皮毛，其病咳，其味辛，其音商，其物外坚，其数九。

【语译】

金运平气的年份，金的气化收敛而不争斗，肃杀而无侵害，五行的气化宣畅明晰，其气清洁，其性质刚烈，其作用是使万物成熟而散落，其生化能使万物结实收敛，其属类为金，其职能强劲而肃杀，其气候特点为清凉急切，其时令表现为燥气，在脏腑为肺，肺畏惧热火，开窍于鼻，在谷物为稻谷，在果类为桃，在果实为壳，与秋天相应，在虫为介虫类，在畜类为鸡，在颜色是白色，它的精气营养皮毛，发病则为咳嗽，在五味为辛味，在五音为商，在物体主外表坚实，河图成数为九。

【解读】

本部分讲述了金的平气的特征，包括和五脏、窍道、谷物、果类、果实、虫类、畜类、颜色、味道、五音、疾病、河图成数的相互对应关系。金运平气的特征，主要是从其在正常生化状态下所表现出来的功能来说明，如收敛肃杀、使万物成熟而散落。结合天、地、人三才多方面进行对应，总共涉及收敛、强劲、清凉、燥气、肺、鼻、稻谷、桃、壳、秋天、介虫类、鸡、白色、皮毛、咳嗽、辛、商、外表坚实、九，这些都是金运在不同方面所表现出来的特征以及对应的事物。

静顺之纪，藏而勿害，治而善下，五化咸整，其气明，其性下，其用沃衍，其化凝坚，其类水，其政流演，其候凝肃，其令寒，其脏肾，肾其畏湿，其主二阴，其谷豆；其果栗，其实濡，其应冬，其虫鳞，其畜彘，其色黑，其养骨髓，其病厥，其味咸，其音羽，其物濡，其数六。故生而勿杀，长而勿罚，化而勿制，收而勿害，藏而勿抑，是谓平气。

【语译】

水运平气的年份，水封藏万物而无损害，其运行善于下行，五行的气化都能完整，其气明澈，其性质趋下，其作用是流溢灌溉，其生化为凝结坚实，其属类为水，其职能为流动不竭，其气候特点为凝结清肃，其时令表现为寒，在脏腑为肾，肾畏惧湿土，在窍主前后二阴，在谷类为豆，在果类为栗，其果实为汁液，与冬天相应，在虫为鳞虫，在畜类为猪，在颜色为黑色，它的精气营养骨髓，发病为四肢厥冷，在五味为咸味，在五音为羽，在物体为液体之类，河图成数为六。所以使万物生发而不杀伤，长育而不惩罚，生化而不制止，收敛而不残害，封藏而不压抑，这就是平气。

【解读】

本部分讲述了水的平气的特征，包括和五脏、窍道、谷物、果类、果实、虫类、畜类、颜色、味道、五音、疾病、河图成数的相互对应关系。水运平气的特征，主要从其在正常生化状态下所表现出来的功能来说明，如封藏、趋下、灌溉。结合天、地、人三才多方面进行对应，总共涉及流动不竭、凝结清肃、寒、肾、二阴、豆、栗、汁液、冬天、鳞虫、猪、黑色、骨髓、四肢厥冷、咸、羽、液体、六等，这些都是水运在不同方面所表现出来的特征以及对应的事物。简单地讲，所谓平气，就是正常生化状态下的五运变化，也就是生长时没有损害，长育时没有惩处，生化时没有制约，收敛时没有残害，封藏时没有抑制。

最后，岐伯对平气做了总结，其中最重要的是"和"，《礼记·中庸》说："致中和，天地位焉，万物育焉。"中和之性是天地万物正常运行规律的主要体现。所以五运平气之年，就会使万物生发而不杀伤（木运平和），长育而不惩罚（火运平和），生化而不制止（土运平和），收敛而不残害（金运平和），封藏而不压抑（水运平和）。

委和之纪，是谓胜生，生气不政，化气乃扬，长气自平，收令乃早，凉雨时降，风云并兴，草木晚荣，苍干凋落，物秀而实，肤肉内充，其气敛，其用聚，其动缅戾拘缓，其发惊骇，其脏肝，其果枣李，其实核壳，其谷稷稻，其味酸辛，其色白苍，其畜犬鸡，其虫毛介，其主雾露凄沧，其声角商，其病摇动注恐，从金化也。少角与判商同。上角与正角同，上商与正商同。其病支废，痈肿疮疡，其甘虫，邪伤肝也。上宫与正宫同。萧飋肃杀，则炎赫沸腾，眚于三，所谓复也，其主飞蠹蛆雉，乃为雷霆。

【语译】

木运不及的年份，称为胜生，木之生气受金气制约而不能发挥作用，土气不受制约而化气得以扬播，火气自身平静，收敛之气提前到来，凉雨偶尔下降，风云一同兴起，草木生发较晚，因而容易枯萎凋落。当谷物成熟结果实后，表皮和肉质充实。其气收敛，其作用为聚集，在人体的变动为痉挛拘急，发作时易于惊恐，在脏腑为肝，在果类为枣、李，在果实为核和壳，在谷物为稷和稻，在五味为酸和辛，在颜色为白和青，在畜类为狗和鸡，在虫类为毛虫和介虫类，其主宰的气候为雾露寒冷，在五音为角、商，发病为抽搐和暴怒，这是木运不及而从金气所化所导致。这时少角和判商相同，上角与正角相同，上商与正商相同。病变表现为四肢痿废、疮疡肿痛的症状。其甘味容易生虫，邪气侵袭肝脏。这时上宫与正宫相同。秋气肃杀，但火气炎盛，灾害发生在东方，这就是所说的报复之气。火气出来报复，多有羽虫、蠹虫、蛆虫、雏鸡，木气之郁则出现雷霆。

【解读】

前面主要讲述了五运平气的特征，从这一段开始主要讲述五运不及的特征。本段讲述了木运不及之气的特征，一开始描述了木运不及的气候情况，然后用了18个"其"字，从18个方面论述了木运不及之年自然界出现的各种现象以及人的相应变化。

木运不及的年份，木的生气被克制了——被谁克制？当然是金，金克木。木的生气不能发挥正常作用，土的化气开始飞扬（因为木克土，木的力量不够，不能克制土气），火的长气自然平静（木不能生火），金的收敛之气过早到来（金克木，木太弱了），凉雨偶尔下降，风云一同兴起，草木生长推迟了，因而容易使树木枯萎凋落。万物繁盛而结实，果肉充满。其气收敛，其功用为聚集，在人体的变动为痉挛拘急，发作时为惊恐，在脏腑为肝，在果类为枣、李，在果实为核和壳，在谷物为稷和稻，在五味为酸和辛，在颜色为白和青，在畜类为狗和鸡，在虫类为毛虫和介虫（带有甲壳的虫类），在气候的表现是雾露寒冷，在声音为角（木运）、商（金运），发病为抽搐和暴怒——从金气所化。这是因为，木运不及，金气就旺盛。木气随着金气而变化，其实就是金伤害了肝脏而导致的……病变表现为四肢痿弱、疮疡、肿痛、虫积等病症——由于金气伤害肝木。它的甘味容易生虫，邪气侵袭肝脏。秋气肃杀，但火气炎盛，灾害发生在东方（"三"在东方，也就是肝脏。注意，这里用的是洛书的九宫数字，和前面说的数字是不同的。前面论述五运平和之年时的数字是河图的五行的成数，而这里用了洛书的九宫数字）。金气太过，就会招来报复之气，这样才能保持自然生态的平衡。什么气来报复、克制金呢？当然是火，火克金。所以就会出现羽虫、蠡虫、蛆虫、野鸡，还会出现打雷、闪电这样的现象，这就是火气在报复。

伏明之纪，是谓胜长，长气不宣，脏气反布，收气自政，化令乃衡，寒清数举，暑令乃薄，承化物生，生而不长，成实而稚，遇化已老，阳气屈伏，蛰虫早藏，其气郁，其用暴，其动彰伏变易，其发痛，其脏心，其果栗桃，其实络濡，其谷豆稻，其味苦咸，其色玄丹，其畜马彘，其虫羽鳞，其主冰雪霜寒，其声徵羽，其病昏惑悲忘，从水化也。少徵与少羽同。上商与正商同。邪伤心也。凝惨凛冽则暴雨霖霪，眚于九。其主骤注雷霆震惊，沉黔淫雨。

【语译】

火运不及的年份，称为胜长，火的生长之气被水气所胜，不能发扬，水气反能布施，金之收敛之气自身发挥作用，土之化气趋于平衡，金气行令，寒冷之气张扬，火热之气受到抑制，而暑热之气显得薄弱。万物承化土而生，火热不足则万物能生不能长，虽然能够结出果实，但不能成熟，到了土的化气主令时则早已衰老。阳气伏藏，寒冷之气过早降临，蛰虫过早蛰伏。其气郁滞，其作用是暴、急，在人体的变动或明或隐，其发病为疼痛，在五脏为心脏，在果类为栗、桃，在果实为丝络和汁类，在谷物为豆、稻，在五味为咸，在颜色为玄、丹，在畜类为马、猪，在虫类为羽、鳞虫，其所主宰的气候是冰雪与寒霜天气，在声音为徵、羽，发病则出现昏迷惑悲伤健忘的症状，这是火从水化的原因。这时少徵与少羽相同，上商与正商相同。邪气侵袭心脏。火运衰弱，凝滞凄凉，寒风凛冽，大雨连绵，灾害应于南方。土气出来报复，主暴雨倾盆，雷霆震惊，乌云密布，阴雨不断。

【解读】

本部分讲述了火运不及之气的特征，包括和五脏、窍道、谷物、果类、果实、虫类、畜类、颜色、味道、五音、疾病、灾害发生位置的相互对应关系。火运不及的时令，长养之气受到抑制，五行水克火，火克金，火运弱则水气旺盛，金气亦旺盛，土气趋于平衡，植物因长养之气不足而出现能结果不能成熟的现象，如果长夏则容易老化，阳气因而郁结不能舒展，封藏过早。在脏腑与心脏对应，容易发生疼痛类疾病，出现水化疾病。水气旺盛，故出现大雨等气象。

卑监之纪，是谓减化，化气不令，生政独彰，长气整，雨乃愆，收气平，风寒并兴，草木荣美，秀而不实，成而秕也，其气散，其用静定，其动疡涌分溃痈肿，其发濡滞，其脏脾，其果李栗，其实濡核，其谷豆麻，其味酸甘，其色苍黄，其畜牛犬，其虫倮毛，其主飘怒振发，其声宫角，其病留满否塞，从木化也。少宫与少角同，上宫与正宫同。上角与正角同。其病飧泄，邪伤脾也。振拉飘扬则苍干散落，其眚四维。其主败折虎狼，清气乃用，生政乃辱。

【语译】

土运不及的年份，称为减化，木气抑制土气，土的化气减弱不能起主导作用，木气独旺，火之长气完整而不受影响，湿气不能施化，雨期滞后，金之收敛之气平和，木水之气均盛，风寒一起肆虐，草木繁荣茂盛，繁华而不能结果实，成为秕类。其气散发，其作用为平静安定，其在人体的变动为溃疡痈疽肿胀等，其发作为湿气阻滞，在五脏为脾脏，在果类为栗子，在果实为果肉和果核，在谷物为豆、麻，在五味为酸、甘，在颜色为青、黄，在畜类为牛、狗，在虫类为倮、毛虫，其所主宰的气候为大风，在声音为宫、角。发病则出现痞满滞塞的症状，这是土从木化的缘故。少宫与少角相同，上宫与正宫相同，上角与正角相同。这时容易患泄泻的疾病，这是邪气侵袭脾脏的缘故。木气散发，大风骤起，草木摇折凋零，灾害发生在四方，其主败退折损，金气出来报复，有如虎狼之势，清冷之气产生作用，生气受到抑制。

【解读】

本部分讲述了土运不及之气的特征，包括和五脏、窍道、谷物、果类、果实、虫类、畜类、颜色、味道、五音、疾病、灾害发生位置的相互对应关系。土运不及，则表现为生化之气不足，五行之中木克土，土气衰弱则木气旺盛，木生火，火气完整，故草木能够生长茂盛但不能结果实。土运不及，运化水湿功能较弱，所以出现湿气阻滞以及相关的疾病，和脾脏相对应，出现肝脾两脏相关的疾病。草木因风震动、凋零，容易发生灾害，有败折、清冷之变。

从革之纪，是谓折收，收气乃后，生气乃扬，长化合德，火政乃宣，庶类以蕃，其气扬，其用躁切，其动铿禁瞀厥，其发咳喘，其脏肺，其果李杏，其实壳络，其谷麻麦，其味苦辛，其色白丹，其畜鸡羊，其虫介羽，其主明曜炎烁，其声商徵，其病嚏咳鼽衄，从火化也。少商与少徵同。上商与正商同。上角与正角同。邪伤肺也。炎无赫烈则冰雪霜雹，告于九。其主鳞伏彘鼠，岁气早至，乃生大寒。

【语译】

金运不及的年份，称为折收，收敛之气后至，木之生气就比较昌盛，火气和土气合并起来，火的作用开始彰显，植物茂盛，其气飞扬，其作用温燥急切，其在人体的变动为咳喘、喑哑、胸闷、厥逆，发病为咳喘，在五脏为肺脏，在果类为李、杏，在果实为壳、丝络，在谷物为麻、麦，在五味为苦、辛，在颜色为白、丹，在畜类为鸡、羊，在虫类为介虫、羽虫，其所主宰的气候为晴朗炎热，在声音为商、徵，发病会出现喷嚏、咳嗽、鼻衄的症状，是金从火化的原因。这时少商与少徵相同，上商与正商相同，上角与正角相同。邪气侵袭肺脏。炎热之气过于旺盛，水气出来报复，出现冰雪霜雹的现象。灾害发生在西方，其主鳞、伏、猪、鼠，冬藏之气早至，出现大寒天气。

【解读】

本部分讲述了金运不及之气的特征，包括和五脏、窍道、谷物、果类、果实、虫类、畜类、颜色、味道、五音、疾病、灾害发生位置的相互对应关系。金运不及的年份，则表现为折损内收，收敛之气因金运不及而后至，五行火克金，火生土，故火土二气长养生化功能旺盛，所以草木茂盛。金运不及，则容易出现肺脏虚损类的疾病，发病会出现肺金之气从火化的病症。炎热旺盛，则水气出来报复，会出现一系列的冰冻天气，西方容易发生灾害，冬之封藏之气提前到来，容易出现大寒的天气。

涸流之纪，是谓反阳，藏令不举，化气乃昌，长气宣布，蛰虫不藏，土润水泉减，草木条茂，荣秀满盛。其气滞，其用渗泄，其动坚止，其发燥槁，其脏肾，其果枣杏，其实濡肉，其谷黍稷，其味甘咸，其色黔玄，其畜彘牛，其虫鳞倮，其主埃郁昏翳，其声羽宫，其病痿厥坚下，从土化也。少羽与少宫同。上宫与正宫同。其病癃闷，邪伤肾也。埃昏骤雨，则振拉摧拔，告于一。其主毛显狐狢，变化不藏。故乘危而行，不速而至，暴虐无德，灾反及之，微者复微，甚者复甚，气之常也。

水运不及的年份，称为反阳，水的封藏功能不能发挥作用，土之化气开始盛行。火气不被抑制，则长养之气开始敷布，蛰虫不再蛰伏藏养，土质润泽，泉水减少，草木茂盛，万物繁荣盛达。其气壅滞，其作用为渗出泄下，在人体的变动为坚固不动，其发病为津液枯竭，在五脏为肾，在果类为枣、杏，在果实为汁液、果肉，在谷物为黍、稷，在五味为甘、咸，在颜色为黄、黑，在畜类为猪、牛，在虫类为鳞虫、倮虫，其所主宰的气候为尘土飞扬、空中昏暗，在声音为羽、宫，发病表现为萎缩、厥逆、坚满下趋，这是水从土化的缘故。这时少羽和少宫相同，上宫与正宫相同。发病则出现癃闭，是邪气侵袭肾脏所致。尘土昏蒙，暴雨急降，大树折断，灾害出现在北方。风气出来报复，狐貂之类毛虫出没，变化而不藏。所以，五运有不及时，所胜之气与所不胜之气乘其孤危而得以运行，胜气不时降临。胜气太过，残害万物，子气出来报复，胜气受损。胜气微弱则复气微弱，胜气强大则复气亦强大。这是运气的常见现象。

【解读】

本部分讲述了水运不及之气的特征，包括和五脏、窍道、谷物、果类、果实、虫类、畜类、颜色、味道、五音、疾病、灾害发生位置的相互对应关系。水运不及的年份，封藏职能不能完善，五行土克水，水运不足则土气旺盛，长养之气繁盛。如果土气盛、水气不司其职，则北方容易出现灾害。总体来说，五行所胜之气容易乘机盛行，肆意暴虐而产生灾害。如果抑制弱，则子来报复弱；如果抑制强，则报复也强。这就是运气中的常见现象。

发生之纪，是谓启敕，土疏泄，苍气达，阳和布化，阴气乃随，生气淳化，万物以荣。其化生，其气美，其政散，其令条舒，其动掉眩巅疾，其德鸣靡启坼，其变振拉摧拔。其谷麻稻，其畜鸡犬，其果李桃，其色青黄白，其味酸甘辛，其象春，其经足厥阳、少阳，其脏肝、脾，其虫毛介，其物中坚外坚，其病怒。太角与上商同。上徵则其气逆，其病吐利。不务其德则收气复，秋气劲切，甚则肃杀，清气大至，草木凋零，邪乃伤肝。

【语译】

木运太过的年份，称为启敕，土气受到木气过度的克制而疏松稀薄，草木之

张其成全解黄帝内经·素问

气畅达伸展，阳气温和布散四方，阴气跟随阳气之后发生作用，生气淳厚，化生万物，万物因此而繁荣茂盛。它的生化作用是生发，它的气美好，它的职能是发散，它的时令表现是调达舒展，它在人体的变动是摇动、颤动、眩晕等头部疾病，它的特性是鸟鸣花开，推陈出新，若变化就会大风四起，树木折断。在谷物为麻、稻，在畜类为鸡、狗，在果类为李、桃，在颜色为青、黄、白，在五味为酸、甘、辛，与春天相应，在人体的经脉为足厥阴肝经、足少阳胆经，在脏腑为肝、脾，在虫类为毛虫、介虫，在物体中属表里坚实，发病容易愠怒。这时太角与上商相同。如果遇到少阴君火司天，火逆上犯，就会出现呕吐泄泻的疾病。木气不能正常发挥作用，收敛之气就会来报复，秋天之气苍劲急切，甚至出现肃杀之气，清凉之气降临，草木枯萎凋零，邪气侵袭肝脏。

【解读】

前面主要讲述了五运平气之年和五运不及之年的气候情况、万物变化情况和人发病的情况，从这一段开始讲述五运太过之年的情况。其内容各有侧重，互为补充，也有交叉，所以要配合起来看。

本段文字讲述了木运太过之气的特征，包括和谷物、果类、果实、虫类、颜色、味道、经脉、疾病的相互对应关系。木运太过的年份，五行木克土，木气过盛则土气疏泄太过，草木过分生长。木气旺盛，容易引动肝风而发生疾病。气象上容易出现大风灾害天气。万物体现为表里坚实，疾病容易出现肝气旺盛的病症。如果少阴君火司天，火气上逆克土，就出现脾土失调的病症。木气过于亢盛，秋金之气出来报复，收敛之力强劲，气象肃杀，金克木，肝木之气受到侵袭，肝脏发生病变。

丁壬之年木运主之，六个壬年就是木运太过之年。从岐伯的论述中可以看出，无论是木运平气，还是木运不及、木运太过，只要是木运的年份，对应的谷物、果类、虫类、颜色、味道，还有脏腑、经络，基本上都是相同的，只是气候变化、人体发病的情况有所不同。总的来说，在木运不及的年份，气候变化的特点是生气不足，草木生长推迟，木的温暖之气不足，天气偏凉；而在木运太过的年份，气候变化的特点是生气太过，草木生长快，木的温暖之气旺盛，风大。就发病而言，都是影响到肝脏以及肝经和胆经，不同的是，木运不及会导致肝气不足，肝的正常功能减弱，导致克制肝脏的肺金过于旺盛，加倍克制肝木；而木运太过，则会导致肝气太旺，肝风内动，肝阳上亢，肝木太旺又影响到脾土，出现脾土失调的病症。

赫曦之纪，是谓蕃茂，阴气内化，阳气外荣，炎暑施化，物得以昌，其化长，其气高，其政动，其令鸣显，其动炎灼妄扰，其德暄暑郁蒸，其变炎烈沸腾，其谷麦豆，其畜羊彘，其果杏栗，其色赤白玄，其味苦辛咸，其象夏，其经手少阴、太阳，手厥阴、少阳，其脏心、肺，其虫羽鳞，其物脉濡，其病笑疟，疮疡血流，狂妄目赤。上羽与正徵同。其收齐，其病痉。上徵而收气后也。暴烈其政，藏气乃复，时见凝惨，甚则雨水霜雹切寒，邪伤心也。

【语译】

火运太过的年份，称为蕃茂，因为炎热过盛，所以阴气内藏，阳气外现，炎热的暑气蒸腾变化，万物因此而昌盛。其生化作用为生长，其气上升，其职能是运动不息，其时令表现是外在显露，其在人体的变动为高热、烦扰不宁，其特性是暑热蒸腾，其变化为炎热如沸腾。其在谷物为麦、豆，在畜类为羊、猪，在果类为杏、栗，在颜色为红、白、黑，在五味为苦、辛、咸，与夏天相应，在人体的经脉与手少阴心经、手太阳小肠经、手厥阴心包经、手少阳三焦经相应，在脏腑为心、肺，在虫类为羽虫、鳞虫，在物体中属脉络、汁液，发病多嬉笑不休、疟疾、疮疡肿痛、血流不止、谵妄发狂、眼睛红赤。这时上羽和正徵相同。若金之收敛之气完备，则其疾病为痉挛。火气太过，且火气司天，则金之收敛之气推迟。火气过于暴烈，水气出来报复，就会经常看到凝涩惨淡的景象，严重的会出现雨雪冰霜天气。邪气容易侵犯心脏。

【解读】

本部分讲述了火运太过之气的特征，包括和谷物、果类、果实、虫类、颜色、味道、经脉、疾病的相互对应关系。戊癸之年火运主之，六个戊年就是火运太过。"赫曦之纪"就是火运太过的年份，"赫曦"就是炎热过盛，其表现为繁荣茂盛。火运太过的年份，五行火克金，万物生长茂盛，在经脉与手少阴心经、手厥阴心包经、手少阳三焦经相应，发病主要是心肺两脏及其相应的经络循行部位的病症。秋金收敛之气旺则发为痉挛。火运主令且火气司天，秋金收敛之气会推迟出现。火气暴烈，水气出来报复，常见雨雪冰冻之气象，水克火，火脏受邪，心脏发病。

敦阜之纪，是谓广化，厚德清静，顺长以盈，至阴内实，物化充成，烟埃朦郁，见于厚土，大雨时行，湿气乃用，燥政乃辟，其化圆，其气丰，其政静，其令周备，其动濡积并稸，其德柔润重淖，其变震惊飘骤崩溃，其谷稷麻，其畜牛犬，其果枣李，其色黅玄苍，其味甘咸酸，其象长夏，其经足太阴、阳明，其脏脾、肾，其虫倮毛，其物肌核，其病腹满，四肢不举。大风迅至，邪伤脾也。

【语译】

土运太过的年份，称为广化，土性敦厚清静，使万物顺应四时长养充足，土精之气充实内部，万物生化而成形。土气烟雾弥漫，呈现在丘陵之上，大雨不时降临，湿气发挥作用，所胜燥气的职能退却。其生化作用是圆满，其气丰满，其职能主静，其时令表现为周密完备，其在人体的变动为濡湿积蓄，其特性为柔润光泽，其变化为惊雷、大风、骤雨、土崩坝溃，在谷物为稷、麻，在畜类为牛、狗，在果类为枣、李，在颜色为黄、黑、青，在五味为甘、咸、酸，与长夏相应，在人体的经脉与足太阴脾经、足阳明胃经相应，在脏腑与脾、肾相应，在虫类为倮虫、毛虫，在物体中属于肉、核一类，发病容易出现腹满、四肢不能升举的症状。木气出来报复，大风迅速来临，邪气容易侵袭脾脏。

【解读】

本部分讲述了土运太过之气的特征，包括和谷物、果类、果实、虫类、颜色、味道、经脉、疾病的相互对应关系。甲己之年土运主之，六个甲年就是土运太过。"敦阜之纪"就是土运太过的年份，"敦阜"就是敦厚肥坚，其表现为广化——化气过于旺盛、广泛散布。土运太过的年份，五行土克水，生化之气旺盛，运化四维，气丰满而易发生风雨之灾害。在经脉与足太阴脾经、足阳明胃经相应，在脏腑与脾、肾相应，脾土太过就会过度克制肾水，发病容易出现腹部胀满、四肢不能升举的症状。大风迅速来临，邪气容易伤害脾脏。

坚成之纪，是谓收引，天气洁，地气明，阳气随，阴治化，燥行其政，物以司成，收气繁布，化洽不终，其化成，其气削，其政肃，其令锐切，其动暴折疡疰，其德雾露萧飂，其变肃杀凋零，其谷稻黍，其畜鸡马，其果桃杏，其色白青丹，其味辛酸苦，其象秋，其经手太阴、阳明，其脏肺、肝，其虫介羽，其物壳络，其病喘喝胸凭仰息。上徵与正商同。其生齐，其病咳。政暴变则名木不荣，柔脆焦首，长气斯救，大火流，炎烁且至，蔓将槁，邪伤肺也。

【语译】

金运太过的年份，称为收引，天气洁静，地气清明，阳气随着阴气施行治节之法，阴气条达，燥气发挥职能，万物长成。金之收敛之气繁密敷布，土之化气不能充分行使其职能。其生化作用为生成，其气切伐，其职能肃杀，其时令表现为急切尖锐，其在人体的变动为折伤疮疡，其特性为雾露萧瑟，其变化为肃杀凋零，在谷物为稻、黍，在畜类为鸡、马，在果类为桃、杏，在颜色为白、青、丹，在五味为辛、酸、苦，与秋天相应，在人体的经脉与手太阴肺经、手阳明大肠经相应，在脏腑为肺、肝，在虫类为介虫、羽虫，在物体中属于皮壳、络属，发病表现为喘息、呼吸困难。这时上徵与正商相同，其生气和长气平衡，发生的病变为咳逆。金气暴烈，大树不能繁荣，草木柔脆干枯。火气出来报复，火气流行，炎热重新降临，可见藤蔓枯槁，邪气侵袭肺脏。

【解读】

本部分讲述了金运太过之气的特征，包括和谷物、果类、果实、虫类、颜色、味道、经脉、疾病的相互对应关系。金运太过的年份，五行金克木，收敛之气旺盛，秋燥之气旺，木气不能充分发挥作用，容易出现肃杀凋落之象。在经脉与手太阴肺经、手阳明大肠经相应，发病容易出现和肺肝两脏相关的病症，出现急促收敛之象。金克木，木气受到克伐，故草木枯萎。火气出来报复，则出现炎热之象，树枝热斫而枯，火克金，肺金受邪，肺脏出现病症。

流衍之纪，是谓封藏，寒司物化，天地严凝，藏政以布，长令不扬，其化凛，其气坚，其政谧，其令流注，其动漂泄沃涌，其德凝惨寒雾，其变冰雪霜雹，其谷豆稷，其畜彘牛，其果栗枣，其色黑丹黅，其味咸苦甘，其象冬，其经足少阴、太阳，其脏肾、心，其虫鳞倮，其物濡满，其病胀。上羽而长气不化也。政过则化气大举，而埃昏气交，大雨时降，邪伤肾也。故曰：不恒其德，则所胜来复，政恒其理，则所胜同化。此之谓也。

【语译】

水气太过的年份，称为封藏，寒气掌控万物生化，天地严寒凝结，水之封藏的职能得以敷布，火之长气不能施行。其生化作用为寒冷，其气坚凝，其职能为静谧，其时令表现为水的流溢，其在人体的变动为泄泻、吐涎，其特性为凝结凄冷的寒气，其变化为冰雪霜雹，在谷物为豆、稷，在畜类为猪、牛，在果实为栗、枣，在颜色为黑、丹、黄，在五味为咸、苦、甘，与冬季相应，在人体的经脉与足少阴肾经、足太阳膀胱经相应，在脏腑为肾、心，在虫类为鳞、倮虫，在物体中属于汁液充满，其病变表现为胀满，这是因为太阳寒水司天，水气更甚，火之长气不能布散。若水之寒气太过，则土气出来报复，水土交争，大雨降临，邪气就会侵犯肾脏。所以说，不能保持正常的德化，则所胜者出来报复；若职能正常运转，则所胜之气也可以同化。说的就是这个意思。

【解读】

本部分讲述了水运太过之气的特征，包括和谷物、果类、果实、虫类、颜色、味道、经脉、疾病的相互对应关系。水运太过的年份，五行水克火，封藏之气旺盛，万物藏而凝冷，火气不能正常发挥作用，气静谧而寒冷，水邪流溢，容易出现泄泻、吐涎的病状，在经脉与足少阴肾经、足太阳膀胱经相应，发病则容易出现胀满之病。如果水气过盛，五行土克水，土气出来报复，则水土相互争斗，雨水盛，肾水之脏受到邪气侵袭。所以说，本气不能中正平和，则所胜之气出来报复，以达到五行生克运行的平衡。如果保持正常的性能，所胜之气也能同化。

帝曰：天不足西北，左寒而右凉，地不满东南，右热而左温，其故何也？岐伯曰：阴阳之气，高下之理，太少之异也。东南方，阳也，阳者其精降于下，故右热而左温。西北方，阴也，阴者其精奉于上，故左寒而右凉。是以地有高下，气有温凉，高者气寒，下者气热，故适寒凉者胀，之温热者疮，下之则胀已，汗之则疮已，此腠理开闭之常，太少之异耳。帝曰：其于寿夭何如？岐伯曰：阴精所奉其人寿，阳精所降其人夭。帝曰：善。其病也，治之奈何？岐伯曰：西北之气散而寒之，东南之气收而温之，所谓同病异治也。故曰：气寒气凉，治以寒凉，行水渍之。气温气热，治以温热，强其内守。必同其气，可使平也，假者反之。帝曰：善。一州之气，生化寿夭不同，其故何也？岐伯曰：高下之理，地势使然也。崇高则阴气治之，污下则阳气治之，阳胜者先天，阴胜者后天，此地理之常，生化之道也。帝曰：其有寿夭乎？岐伯曰：高者其气寿，下者其气夭，地之小大异也，小者小异，大者大异。故治病者，必明天道地理，阴阳更胜，气之先后，人之寿夭，生化之期，乃可以知人之形气矣。

【语译】

黄帝说：阳气在西北方向不足，则北方寒冷，西方清凉；阴气在东南方向不满，则南方炎热，东方温煦，这是为什么呢？岐伯说：阴阳的多少、地势的高低，都随着四方疆域的大小而有差别。东南方属阳，阳的精气潜降而下，所以南方炎热，东方温煦。西北方属阴，阴之精气持奉于上，所以北方寒冷，西方清凉。地势有高低，气候有温凉，地势高则气寒冷，地势低则气炎热，所以到寒凉地方会出现胀满之病，到炎热的地方会出现疮疡。通下则胀满病除，发汗则疮疡病愈，这是肌肤腠理开合的常理，治疗上要根据病情的轻重做出不同的选择。黄帝说：人的寿命长短又是怎样的呢？岐伯说：阴精所奉养的地方的人，不会随意伐泄，其寿命长；阳精潜降而下的地方之人，容易耗散，其寿命短。黄帝说：说得好。人生了病怎么治疗呢？岐伯说：西北气候寒冷，容易出现外寒里热，所以在外宜散，在内寒凉以清热；东南气候温热，毛孔疏松，阳气容易耗散，在外则宜收敛，在内要温煦其内寒。这就是所说的同一种病应用不同的方法治疗。所以说，气候寒冷的地方内有郁热，可用寒凉的办法治疗，并且用热水浸泡治疗；气候炎热的地方，内藏寒凉，用温热的办法治疗，并且要增强其内守的力量，不使真阳外泄。治疗方法必须和当地的气候相适应，使气达到平和。如果出现假寒假热，则治法正好相反。黄帝说：说得好。同是一个地方的气候，人们的寿命长短以及生克制化却有差异，这是为什么呢？岐伯说：这是地势高低不同所导致的。地势高则阴气为主导，地势低则阳气为主导。阳气太过，四时气候容易过早到来；阴气太过，四时气候容易延迟到来，这是地势的差异和万物生化相对应的原则。黄帝说：对寿命的长短有影响吗？岐伯说：地势高的地方元气充足寿命长，地势低的地方元气不足寿命短，这是地势不同所造成的差别，地域小则差别小，地域大则差别大。所以治病必须明确气候的规律、阴阳的胜负、气到来的先后、寿命的长短、生化的原则，才能明白人体的形气变化。

【解读】

本部分讲述了不同方位的气候变化和阴阳之气的情况，以及人体的阴阳变化和健康、寿命情况。

首先，本部分讲述了地域差异和阴阳属性的差异所产生的寒热的不同。天气有高下的差异，地气有南北的不同。"天不足西北，地不满东南"，这句话源于中国的一个神话传说。从前，共工与颛顼争夺帝位，共工在大战中惨败，于是他愤怒地用头撞击不周山，结果支撑着天的柱子折断了，拴系着大地的绳索也断了。天向西北方向倾斜，所以日月、星辰都向西北方向移动了；大地向东南角塌陷了，所以江河、积水、泥沙都朝东南方流去了。不管怎么说，中华大地的地势是西北高、东南低。这里黄帝说"天不足西北，左寒而右凉"，这句话中的左和右是针对西北而言的，右为西，左为北——北方寒冷，西方清凉；"地不满东南，右热而左温"，这句中的左和右是针对东南而言的，右为南，左为东——南方炎热，东方温暖。西北方属阴，阴之精气是从下往上升的，所以北方寒冷，西方清凉。地势有高低，气候有温凉，地势高则气候寒冷，地势低则气候炎热，所以到寒凉地方会出现腹部胀满之病。

其次，由于阴精和阳气的分布与运化的差异，东南和西北方位的人的寿命有所不同。阴精所奉养的地方的人寿命长，也就是说，在西北方的人寿命长，为什么？因为西北方阴精上升，阳气固密不容易外泄，所以寿命长。阳精下降的地方的人寿命短，也就是说，东南方的人寿命短，为什么？因为东南方阳气下降，阳气容易外泄而不能固密，所以寿命短。当然，这不能一概而论，不能绝对地说西北方位的人就一定比东南方位的人长寿，关键还要看能否固守住阳气，只要能守住阳气就能长寿，否则就短寿。人的皮肤肌肉有疏松和细密的区别，就是由于地域不同，阳气和阴精各有太过和不及所造成的。

由于阴阳属性的差异，两种地域的人出现疾病时，其治疗方法有所不同。西北之地寒冷，寒性收引，内有郁热，所以治疗要以外散、清内热为主；东南之地炎热，热性外泄，阳气泄则内有虚寒，所以治疗要以收敛为主，兼温脏寒。

再次，本部分对不同地势的气候特点和人们的寿命特征进行了描述。地势高的地方，阴气主令，时节后至，元气充足，人们的寿命较长；地势低的地方，阳气主令，时节先至，元气不足，人们的寿命短。所以，明白地势的高低、四维的方向、生化的特征、元气的盛衰、时令的先后、阴阳的变化，才能很好地把握人体形气的变化。"同病异治，异病同治"是中医治病的一大特色。为什么可以同病异治——同样的病可以采用不同的治疗方法？又为什么可以异病同治——不同的病可以采用相同的治疗方法？其实道理很简单，关键在于得病的机理，不要被表面的疾病症状所迷惑。有的人从表面上看，疾病症状是相同的，但其实他们的病机——发病的机理是不同的，所以应该采用不同的治疗方法，这就是"同病异治"。当然反过来，有的人从表面上看，疾病症状是不同的，其实他们发病的机理是一样的，所以要采用相同的治疗方法，这就叫"异病同治"。相传，有两个人都患了头痛身热的病，请神医华佗诊治，华佗给他们开方时，一个用了泻下药，一个用了发汗药。这两个人大惑不解，问华佗："为什么我们得了同样的病，你却开出不同的药方？"华佗笑而不答，说："你们就按我开的药吃就可以了。"到了第二天，两个人的头痛发热的病全都好了。这两个人问华佗什么原因，华佗说："你们两个人一个得的是内实证，一个得的是外实证，所以要用不同的治法。"再看"异病同治"，比如有的人得了胃下垂，有的人得了子宫下垂，有的人得了脱肛，这些是不同的疾病，但只要他们都是由于中气下陷引起的，说明病机是一样的，那么就都可以用提升中气的方法，可以用一个著名的方子，就是补中益气汤。

最后，"高者其气寿，下者其气夭"，这是一个非常重要的地理养生命题。注意，"高"，是指"崇高"，也就是不仅仅是地势高，而且还指空气清新、水源洁净、环境安宁、景色优美，在这样的高山地区，"高者气寒"，气候相对寒冷，植物生长速度缓慢，生长周期长，人的寿命也就长。此外，寒冷能使人的体温降低，细胞分裂慢，新陈代谢也慢，人的寿命就长。"下"，是指"污下"，不仅仅指地势低，而且还指空气污浊、水源不干净、环境嘈杂、景色不美，在这样的平原地区，"下者气热"，气候相对炎热，植物生长速度较快，生长周期短，人的寿命也相应短。炎热能使人体温升高，细胞分裂快，新陈代谢也快，人的寿命就短。

现代研究表明，世界上寿命最长的大多生活在亚寒带和寒带，比如日本和北欧。研究表明，生活在寒带的人的寿命比生活在热带的人平均要长 10—30 岁，这就是受益于低温的生活环境。当然有一点要注意，地势高是有限度的，究竟海拔多高的地方适合养生呢？有研究说，海拔 800—1200 米的地方最适合养生，也有研究说，1500—2000 米的地方有利于长寿。说法不一，至今还没有定论，还需要进一步研究。

帝曰：善。其岁有不病，而脏气不应不用者何也？岐伯曰：天气制之，气有所从也。帝曰：愿卒闻之。岐伯曰：少阳司天，火气下临，肺气上从，白起金用，草木眚。火见燔炳，革金且耗，大暑以行，咳嚏鼽衄鼻窒，曰疡，寒热胕肿。风行于地，尘沙飞扬，心痛胃脘痛厥逆鬲不通，其主暴速。阳明司天，燥气下临，肝气上从，苍起木用而立，土乃眚。凄沧数至，木伐草萎，胁痛目赤，掉振鼓慄，筋痿不能久立。暴热至，土乃暑，阳气郁发，小便变，寒热如疟，甚则心痛，火行于槁，流水不冰，蛰虫乃见。太阳司天，寒气下临，心气上从，而火且明丹起，金乃眚。寒清时举，胜则水冰。火气高明，心热烦，嗌干善渴，鼽嚏，喜悲数欠。热气妄行，寒乃复，霜不时降，善忘，甚则心痛。土乃润，水丰衍，寒客至，沉阴化，湿气变物，水饮内稸，中满不食，皮疒肉苛，筋脉不利，甚则胕肿，身后痛。厥阴司天，风气下临，脾气上从。而土且隆，黄起，水乃眚。土用革，体重肌肉萎，食减口爽。风行太虚，云物摇动，目转耳鸣，火纵其暴，地乃暑，大热消烁，赤沃下，蛰虫数见，流水不冰，其发机速。少阴司天，热气下临，肺气上从，白起金用，草木眚。喘呕寒热，嚏鼽衄鼻窒。大暑流行，甚则疮疡燔灼，金烁石流。地乃燥清，凄沧数至，胁痛善太息，肃杀行，草木变。太阴司天，湿气下临，肾气上从，黑起水变，火乃眚。埃冒云雨，胸中不利，阴痿气大衰而不起不用，当其时，反腰脽痛，动转不便也，厥逆。地乃藏阴，大寒且至，蛰虫早附，心下否痛，地裂冰坚，少腹痛，时害于食。乘金则止水增，味乃咸，行水减也。

【语译】

黄帝说：说得好。在一年的运气格局中，应该出现的疾病而未出现，五脏之气应该相互感应而实际没有发生感应，这是为什么？岐伯说：这是因为司天之气的制约，人体五脏之气也随之顺从。黄帝说：请详细说说。岐伯说：少阳相火司天的年份，火气下降大地，肺金要顺从司天之气，燥金之气发挥作用，草木就发生灾害。火气炎热，金气变革并产生消耗，暑热流行，容易出现咳嗽、喷嚏、鼻衄、鼻塞、疮疡、寒热、肿胀等病症。少阳相火司天，厥阴风木在泉，则大风飞扬，砂石尘土漫卷，容易出现心胸痛、胃脘痛、厥逆、胸膈不通等病症，并且迅猛爆发，发病急、变化快。阳明燥金司天，燥金之气降临大地，肝气上从天气，木从金而化为金用，脾土就会遭受灾害。金气太旺，清冷之气不停降临，草木出现枯萎，人体容易发生胁痛、目赤、震颤、战栗、筋痿不能久站等病症。阳明燥金司天，而少阴君火在泉，所以暴热天气降临，大地炎热，阳气聚集蒸发，小便黄赤，寒热往来好像患了疟疾，严重的会出现心胸疼痛。火气流行，草木枯槁之时，流水不能结冰，蛰虫外出不藏。太阳寒水司天，寒气降临。心气受到制约；火气显明，火热之气起而用事，肺金受害。寒凉之气会常常出现，寒气太过则出现水结冰的现象。火气炎盛，出现心烦、咽干、口渴、鼻衄、喷嚏等病症，容易悲伤。热气肆虐，寒凉之气出来报复，霜雪就会常常降临。寒水伤害心火，导致心气虚，健忘，严重时甚至心痛。太阳寒水司天，则太阴湿土在泉，所以土气滋润，水气盛行，客寒之气加临，水与湿相合，二阴相合，万物因湿气而发生变化。在人体，就会发生水饮内停、腹中胀满、食欲低、皮肤麻痹、筋脉不利等病症，甚至出现肿胀、浮肿、后背生痈疡等病症。厥阴风木司天的年份，风气降临大地，脾气受到制约。土气昌盛，水气就受害，土的功用亦随之改变。脾土发生病变，容易发生体重增加、肌肉萎缩、饮食减少，口味淡等病症。风气在天空流行，浮云悬吊，万物摇动，容易发生目眩、耳鸣之症。厥阴风木司天，则少阳相火在泉，风气容易资助火气威势，火气横行暴虐，地气炎热，在人体表现为大热烁行、津液减少、赤痢下行，本该蛰居的虫类出现在外，流水不能结冰，所发之病急速。少阴君火司天的年份，热气降临大地，肺气受到制约，相应而上从天气，金化为火用，草木受害。人容易发生喘息、寒热往来、喷嚏、鼻衄、鼻塞等病症。火气当权，大暑流行，病情严重的甚至出现疮疡、高热。火炎过甚，可使金石熔化。少阴君火司天，则阳明燥金在泉，所以地面干燥，清凉肃杀之气出现，人体容易出现胁肋痛、长叹气等病症。太阴湿土司天，湿气来临，肾气受到制约，肾水顺从司天之气，容易被土气所利用，火气受损。湿土之气上升，云雾起，雨水降，人容易发生胸中滞闷、阳痿、气亏等病症；遇到湿土之气旺盛的季节，就会发生腰椎酸痛、不能转动、厥逆等病症。太阴湿土司天，则太阳寒水在泉，所以阴气凝结封藏，大寒之气出现，蛰虫提前藏伏，人体容易发生心下痞塞、胸闷疼痛、少腹疼痛等病症，常常影响食欲。水气上乘金气，水得金生，寒凝更加显著，所以井中水增，水味变咸，因为河中流动的水减少了。

【解读】

本部分探讨了岁运之气和五脏之气不能相互对应从而发病的特殊情况，包括运气变化和疾病发生的特点。

首先，疾病的发生受到五运的影响，也受到司天之气的影响。一年会不会发病，不能仅看这一年的岁运——五运的情况，还要看这一年的六气，尤其是六气中的司天之气。也就是说，五运之气还受到司天之气的制约。我们已经知道，一年的五运是从这一年的天干上推算出来的，而一年的六气是从这一年的地支上推算出来的，两者一定要结合起来看。所以接下来，岐伯就对一年的六气司天一一作了分析，从中发现人体发病的特殊情况。先看少阳司天。寅申之年，少阳相火司天，也就是说，如果一年的地支是寅或者申，那么这一年就是少阳相火司天，即这一年尤其是上半年的气候情况就是以少阳相火为主。司天和在泉是相对的，司天主管上半年的气候情况，在泉主管下半年的气候情况。寅申之年，上半年是以少阳相火为主，下半年就是以厥阴风木为主。

其次，有常就有变，应出现疾病而未患病，这也是出现的变化情况。比如少阳相火司天主气，五脏之气和司天之气一样，相互之间是受到制约的。少阳相火司天，火气弥漫，五行火克金，火盛则金被克制，出现和肺脏相关的疾病，出现风沙尘土之类的气象变化，容易有心胸胃脘之病症。依此类推，阳明燥金司天、太阳寒水司天、少阴君火司天、厥阴风木司天、太阴湿土司天等同样存在相似的生克制化关系。从岐伯的回答中可以看出，司天之气对一年的自然变化和人体发病的影响是很大的，但这种影响又不是不可把握的，它是按照五行生克的规律进行的。

帝曰：岁有胎孕不育，治之不全，何气使然？岐伯曰：六气五类，有相胜制也，同者盛之，异者衰之，此天地之道，生化之常也。故厥阴司天，毛虫静，羽虫育，介虫不成；在泉，毛虫育，倮虫耗，羽虫不育。少阴司天，羽虫静，介虫育，毛虫不成；在泉，羽虫育，介虫耗不育。太阴司天，倮虫静，鳞虫育，羽虫不成；在泉，倮虫育，鳞虫不成。少阳司天，羽虫静，毛虫育，倮虫不成；在泉，羽虫育，介虫耗，毛虫不育。阳明司天，介虫静，羽虫育，介虫不成；在泉，介虫育，毛虫耗，羽虫不成。太阳司天，鳞虫静，倮虫育；在泉，鳞虫耗，倮虫不育。诸乘所不成之运则甚也。故气主有所制，岁立有所生，地气制己胜，天气制胜己，天制色，地制形，五类衰盛，各随其气之所宜也。故有胎孕不育，治之不全，此气之常也，所谓中根也。根于外者亦五。故生化之别，有五气五味五色五类五宜也。帝曰：何谓也？岐伯曰：根于中者，命曰神机，神去则机息。根于外者，命曰气立，气止则化绝。故各有制，各有胜，各有生，各有成。故曰：不知年之所加，气之同异，不足以言生化。此之谓也。

【语译】

黄帝说：一年中有可以繁育的，有不能繁育的，这是什么气化引起的呢？岐伯说：六气和五行所化的虫类，存在相胜制约的关系。虫类和六气的五行属性相同，则虫类会繁盛；虫类与六气的属性不同，则虫类就会衰减。这是天地生化的规律。所以厥阴风木司天，毛虫静谧，羽虫繁育，介虫不能生成；厥阴风木在泉，则毛虫繁育，倮虫损耗，羽虫不能繁育。少阴君火司天，羽虫静谧，介虫繁育，毛虫不能生成；少阴君火在泉，羽虫繁育，介虫损耗不育。太阴湿土司天，倮虫静谧，鳞虫繁育，羽虫不能生成；太阴湿土在泉，倮虫繁育，鳞虫损耗不能生成。少阳相火司天，羽虫静谧，毛虫繁育，倮虫不能生成；少阳相火在泉，羽虫繁育，介虫损耗，毛虫不能繁育。阳明燥金司天，介虫静谧，羽虫繁育，介虫不能生成；阳明燥金在泉，则介虫繁育，毛虫损耗，羽虫不能生成。太阳寒水司天，鳞虫静谧，倮虫繁育；太阳寒水在泉，鳞虫损耗，倮虫不能繁育。六气和五运相互乘侮，虫类不能生育的状况会加剧。所以六气之间相互制约，各有生化。在泉之气制约自己所胜之岁气，司天之气制约胜它的岁气，司天之气制约五色，在泉之气制约有形之物，五种虫类的衰减繁盛，随其气的变化而相应变化。所以有繁育和不育的区别，这是这一年的五运和六气不能完善的缘故，是运气的规律，也就是所说的中根。中根以外的六气，也是根据五行而施化，所以生化之气不齐而有五气、五味、五色、五类虫的区别，万物各得所宜。黄帝说：这是什么道理呢？岐伯说：万物的生命，其根源在内部的叫作神机，神离去则气机停止。根源在外部的叫作气立，在外的六气停歇则生化断绝。所以万物各有制约，各有相胜，各有所生，各有所成。所以说，不知道岁运和六气的叠加、六气的差别，就不能明白生化的意义。说的就是这个意思。

【解读】

前一部分讨论了六气对人的五脏的生克制化影响，这一部分讨论了六气和虫类的生克制化关系。在六气司天的影响下，虫类的消长变化和生存状态也遵循五行生克制化的规律。运气与六气相同，则虫类繁衍；运气与六气不同，则虫类不能繁衍。这是天地大道生克制化的原则。厥阴风木司天合厥阴风木在泉，两气相同，则毛虫可得到繁育，其他虫类则不能繁育。其他各气依此类推。所以会出现克制而无法生长的情况。六气各有所胜而生化，虫类的繁盛衰减也是随着气的变化而实现的。在泉之气制其所胜，司天之气制其胜己；司天之气制色，在泉之气制形，总归源自中根。中根是根于外的主司六气气化的气立和根于内的主司神志气机的神机的并称。所以说六气生克制化，各有所生，各有所成，知道岁运的叠加、六气的异同，才能明白生化的意义。《庄子·达生》曰："天地者，万物之父母也。"天人相应是指天地自然和人的对应关系，天地自然和虫类也有对应的关系，并且虫类和动物与人和天地的关系符合五行生克制化，有自身的特征。比如中药巴豆是有毒的，人服用巴豆的话，要制作巴豆霜去毒使用，但是老鼠吃巴豆三年，"其大如豚"，能够长得跟小猪那么大，这是人和动物对自然万物反应的差异。

帝曰：气始而生化，气散而有形，气布而蕃育，气终而象变，其致一也。然而五味所资，生化有薄厚，成熟有少多，终始不同，其故何也？岐伯曰：地气制之也，非天不生，地不长也。帝曰：愿闻其道。岐伯曰：寒热燥湿，不同，其化也。故少阳在泉，寒毒不生，其味辛，其治苦酸，其谷苍丹。阳明在泉，湿毒不生，其味酸，其气湿，其治辛苦甘，其谷丹素。太阳在泉，热毒不生，其味苦，其治淡咸，其谷黔秬。厥阴在泉，清毒不生，其味甘，其治酸苦，其谷苍赤，其气专，其味正。少阴在泉，寒毒不生，其味辛，其治辛苦甘，其谷白丹。太阴在泉，燥毒不生，其味咸，其气热，其治甘咸，其谷黔秬。化淳则咸守，气专则辛化而俱治。故曰：补上下者从之，治上下者逆之，以所在寒热盛衰而调之。故曰：上取下取，内取外取，以求其过。能毒者以厚药，不胜毒者以薄药。此之谓也。气反者，病在上取之下；病在下取之上；病在中傍取之。治热以寒，温而行之；治寒以热，凉而行之；治温以清，冷而行之；治清以温，热而行之。故消之削之，吐之下之，补之泻之，久新同法。

【语译】

黄帝说：气形成就能生化，气流动布散就造就物体的形状，气敷布就可生化长育，气终止万物之象就发生变化，一切事物都如此。然而五味所禀受之气，其生化有厚薄的差异，在成熟上有多少的不同，其结果和开始也有先后的不同，这是为什么呢？岐伯说：这是由于在泉之气的制约，而不是司天之气的生化乏力，也非在泉之气不能滋生。黄帝说：请你说一下这个道理。岐伯说：寒、热、燥、湿的气化各不相同。所以少阳相火在泉时，寒毒之物不能长养，其味辛，其主治之味为苦、酸味，谷物颜色为青、丹之色。阳明燥金之气在泉，湿毒之物不能长养，其味酸，其气湿，其主治之味为辛、苦、甘味，谷物颜色为丹、素色。太阳寒水在泉，热毒之物不能长养，其味苦，其主治之味为淡、咸之味，谷物颜色为黄、黑色。厥阴风木之气在泉，清毒之物不能长养，其味甘，其主治之味为酸、苦之味，谷物颜色为青、红色，其气专一，其味醇正。少阴君火之气在泉，寒毒之物不能长养，其味辛，其主治之味为辛、苦、甘味，谷物颜色为白、红色。太阴湿土之气在泉，燥毒之物不能长养，其味咸，其气热，其主治之味为甘、咸之味，谷物颜色为黄、黑色。气化淳厚，咸味就能自守；气化专一，辛味也能生化。所以说，司天和在泉之气不及所导致的疾病，要顺应不足之气而用补益之法；司天和在泉之气太过所导致的疾病，要逆其气有余的特点而选择泻法治疗，根据司天和在泉之气的寒热盛衰来调治。所以说，无论治上、治下、治内、治外，要先找到不能调和之处。耐药力强的则给予性味淳厚的药物，耐药力弱的则给予性味淡薄的药物。说的就是这个意思。病气若反常，病在上则从下治疗，病在下则从上治疗，病在中则从两旁治疗。治疗热病用寒药，温服；治疗寒凉病用热药，凉服；治疗温病用清冷药，冷服；治疗清冷的病用温药，热服。所以，不管是用消法、削法、吐法、下法、补法、泻法，也不管是新病、旧病，都要遵循这一治疗原则。

【解读】

本部分主要讲述了五运之气司天、在泉制约下的五味生成、生化厚薄、谷物成熟的差异。同时指出，针对疾病病因不同、病位不同、病性不同，要采取不同的治法。

首先讲述了知常达变的问题。五味之气在厚薄、成熟上存在差异，如何解释这些现象？在泉之气的制约，并不是万物不能长养的缘故，主要是因为寒热燥湿的气化存在差异。少阳相火在泉，因其属于热性，与寒性相反，则会出现寒毒之物不能长养的现象。火气制金，则辛味之物应之。少阳之上为厥阴所主，少阳上奉厥阴则酸味相应，谷物的颜色为青、丹之色。阳明燥金在泉，其气性燥，与湿性相反，故湿毒之气不能长养。金克木，故酸味之气应之。阳明之上，少阴主之，故有辛、苦、甘之味，甘味能调辛、苦，谷物有丹、素之色。太阳寒水、厥阴风木、少阴君火、太阴湿土司天和在泉均存在相应的生克关系，并有相应的表现。

其次介绍了治疗之法——"损有余""补不足"，这也是天之道。不足则顺而补益，有余则逆而损之。上下内外之治均是探求阴阳中和之道。根据病情、病性的寒热真假的差异，采取不同的治疗方法、服药方法。《道德经》第七十七章说："天之道，其犹张弓与！高者抑之，下者举之，有余者损之，不足者与之，天之道损有余而补不足。"从中我们可以看到，中医学所采用的治疗方法是恢复天道的治疗方法，恢复天道运行的规律是治疗疾病的重要方法。人处于天地间，要符合天地运行的规律，这样才能健康、长寿，这也是古人天人合一思想的集中体现。

帝曰：病在中而不实不坚，且聚且散，奈何？岐伯曰：悉乎哉问也！无积者求其脏，虚则补之，药以祛之，食以随之，行水渍之，和其中外，可使毕已。

【语译】

黄帝说：如果病在内，不实并且不坚硬，有时有形，有时无形，这种病怎么治疗？岐伯说：你问得真详细。这种病如果没有积滞，则应从内脏方面探求病因，虚损出现就用补法，用药祛除邪气，在饮食上加以调养，流水洗浴，使得内外调和，则病可痊愈。

【解读】

本部分讲述的是，疾病在里的情况下，通过药物、饮食、洗浴等使疾病痊愈。积聚之病要从多方面治疗，这样才能使得内外调和。不能偏执一端，遗留祸患。

帝曰：有毒无毒服有约乎？岐伯曰：病有久新，方有大小，有毒无毒，固宜常制矣。大毒治病，十去其六，常毒治病，十去其七，小毒治病，十去其八，无毒治病，十去其九，谷肉果菜，食养尽之，无使过之，伤其正也。不尽，行复如法。必先岁气，无伐天和，无盛盛，无虚虚，而遗人夭殃，无致邪，无失正，绝人长命。帝曰：其久病者，有气从不康，病去而瘠，奈何？岐伯曰：昭乎哉圣人之问也！化不可代，时不可违。夫经络以通，血气以从，复其不足，与众齐同，养之和之，静以待时，谨守其气，无使倾移，其形乃彰，生气以长，命曰圣王。

故《大要》曰：无代化，无违时，心养必和，待其来复。此之谓也。帝曰：善。

【语译】

黄帝说：有毒和无毒的药在服用方法上有什么限制吗？岐伯说：疾病有新发生和原来就有两种不同，方剂也有大剂和小剂的差异，有毒药物和无毒药物的应用，也有它的规范。用大毒之药治病，疾病祛除十分之六，则停服；用平常的毒药治病，疾病祛除十分之七，则停服；用小毒之药治病，疾病祛除十分之八，则停服；用无毒药物治病，疾病祛除十分之九，则停服；用谷物、肉类、水果、蔬菜和饮食调养，不要吃得太多，防止伤正气。如果病还未痊愈，则要按照上面的方法再治疗一遍。必须知道一年之中运气的变化，不能违背自然规律，不要补益实证，也不要损耗虚证，这样会给病人留下后患。同时，不要引邪气侵入，也不要损伤正气，以免断送人的性命。黄帝说：有久病的患者，气血已和顺，但仍未恢复健康，病虽去但身体相当羸弱，怎么办？岐伯说：你问得真高明啊，气运变化的规律不可人为取代，四时此消彼长的顺序也不能违背。如果经络通畅则人体的气血就跟着运行起来，不足的虚证容易得到恢复。和正常人一样，保养调和，静静等待时令之气，谨慎守护人体正气，不要使它损耗，其形体也就会慢慢强壮起来，生长之气也充实起来，这才是圣人的法度。所以《大要》中说：不要取代天地的气化，不要违背四时运行，必须静养安和，等待正气的恢复。说的就是这个意思。黄帝说：说得好。

【解读】

本部分主要说明了有毒药物和无毒药物的应用范围和使用程度，以及根据运气变化所要遵循的临床治疗原则。

"毒药"有两种意思，一是指有毒性的药物，二是指偏性的药物。是药三分毒，关键是要对症下药。这里又提出了一点，药千万不可久服。治病之法是通过药物的偏颇之性对抗疾病的偏颇之性。药物的毒性一般分为大毒、小毒、无毒三类，用药物治疗疾病要因药物的偏性适可而止，不可药过病所，以免损伤人的正气。故有去其六、去其七、去其八、去其九之诫。《神农本草经》将药物按照毒性的大小分为上、中、下三品，由此可见，古人对药物毒性和偏性的认识由来已久，非常深刻。

在治疗疾病时，要了解一年之中运气的变化，不能违背，否则就会使实者更

张其成全解黄帝内经·素问

实，虚者更虚。要遵守天道，遵循气化规律，遵循四时变化，即所谓"化不可代，时不可违"，慢慢等待正气的恢复。同时，食物的充养也是非常重要的。中医学一直很重视食物的药用治疗作用，最早的本草学著作《神农本草经》中包含了365种药物，其中食物（药食同源）占有59种之多，后世亦多有发挥。如元代的《饮膳正要》、清代的《随息居饮食谱》等，根据日常摄入食物的寒、热、温、凉属性以及功效对其分门别类，作为调摄、治病养生的重要补充。

本篇说明了五运之气的特征及其职能的变化。

首先，论述了五运平气、不及、太过的表现特征，包括和五脏、窍道、谷物、果类、果实、虫类、畜类、颜色、味道、五音、疾病、河图成数等的相互对应关系。

其次，通过四方地势高下的差异，说明阴阳之气的差异以及对人体阴阳精气、寿命的影响。

再次，论述了五运之气司天、在泉的不同所对应的疾病、虫类的化育和五味的厚薄。

最后，介绍了有毒和无毒药物的制方应用原则及治法。

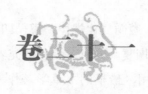

卷二十一

六元正纪大论篇第七十一

　　"六元"指六气，即风、热、火、湿、燥、寒，"正纪"就是正常的变化规律。本篇的主要内容是讲六气正常的变化规律，不仅总结了六气本身的规律，还分析了六气和五运相结合的规律，包括六气和五运结合年份的气候与物候变化、人的疾病发作情况与预防和治疗的原则等。本篇对六十甲子所有年份都进行了分组分析，在"运气七篇"大论中，本篇是最详细、最实用的，可以把它当成一部运气的辞典，遇到什么年翻开一查就知道这一年的运气模型情况了。

　　黄帝问曰：六化六变，胜复淫治，甘苦辛咸酸淡先后，余知之矣。夫五运之化，或从天气，或逆天气，或从天气而逆地气，或从地气而逆天气，或相得，或不相得，余未能明其事。欲通天之纪，从地之理，和其运；调其化，使上下合德，无相夺伦，天地升降，不失其宜，五运宣行，勿乖其政，调之正味，从逆奈何？

　　岐伯稽首再拜对曰：昭乎哉问也！此天地之纲纪，变化之渊源，非圣帝孰能穷其至理欤！臣虽不敏，请陈其道，令终不灭，久而不易。帝曰：愿夫子推而次之，从其类序，分其部主，别其宗司，昭其气数，明其正化，可得闻乎？

　　岐伯曰：先立其年，以明其气，金木水火土运行之数，寒暑燥湿风火临御之化，则天道可见，民气可调，阴阳卷舒，近而无惑。数之可数者，请遂言之。

【语译】

黄帝问道：六气的正常生化和异常变化，胜气、复气的偏盛和常态，甘、苦、辛、咸、酸、淡等气味生化先与后的情况，我已经知道了。五运各自主岁的气化，有的顺应司天之气，有的与司天之气相逆；有的顺应司天之气却与在泉之气相违背，有的顺应在泉之气却与司天之气相违背，有时岁运与天气、地气相契合，有时岁运与天气、地气不顺应，我还没有完全明白其中的道理。要想通晓天之气的变化规律，顺从地上的物候变化法则，调和五运的生成变化，使司天之气和在泉之气的功用能够相互协调而不相互冲突，使司天之气和在泉之气的升降不失其正常的运转规律，使木火土金水五运的运行不违背其应时的政令，怎样用正常的五味来调整不和？正治和反治的情况又是怎样的呢？

岐伯又一次跪拜答道：你问得太高明了！这是天地运行的总纲，也是运气变化的本源，如果不是圣明的帝王，还有谁能穷尽这些精微的道理呢！我对这个问题的研究虽然算不上深入，但是请允许我讲述这其中的道理，使它们永远不会灭绝，长久流传而不被更改。黄帝说：希望先生进一步推演并依次阐明这些精微的道理，根据干支的属类和排列的顺序，分析每一年六气六步所主的位置，辨别每一年六气所主的气候特点，彰明每一年运气的常数，阐明六气的正常变化和异常变化的规律。这些内容可以听你再深入地讲一讲吗？

岐伯回答说：首先要确立纪年的天干所定的主岁，然后根据纪年的地支明确当年的司天之气，以及金、木、水、火、土五运的运行规律，寒、暑、燥、湿、风、火六气的司天和在泉的变化规律。如此一来，人们就可以了解天地的变化规律，根据天道规律来调和气机，对阴阳盛衰变化的道理也就能够认识而不再疑惑。对于天道变化中那些可以推算的内容，请允许我一一说给你听吧。

【解读】

六气的德化与异变、胜气与复气、偏胜与正常、化生的五味变化等在前文中已经详细说明了。《六元正纪大论》主要阐述了六十年中六气变化的正常规律。值年的大运五行属性有的与此年司天之气相同，有的与此年司天之气相反，有的与此年司天之气相同而与在泉之气相反，有的与此年司天之气相反而与在泉之气相同。主气和客气的运转有时候较为一致，有时候却不那么一致。在古代，人们虽然没有现代这样发达的天文地理测算工具，但是，通过对天文现象和地理现象的不懈观察，也能掌握许多有用的知识，总结一些有用的规律。

"部主"，即六气的主气、客气所主的部位；"宗司"，即五气运行的位次；"气数"，即五行之化。"遂"，即尽、全之义。

《气交变大论》认为，好的医生必须做到"上知天文，下知地理，中知人事"。只有具备较广博的天文、地理和人事知识，才能探微索隐，掌握至要，实现"上以疗君亲之疾，下以救贫贱之厄，中以保身长全，以养其生"之愿。从理论上来说，六十甲子中每一年的运气变化都是有模型的。通过值年的干支信息，我们就能够知道此年的大运、五运运转、六气更迭，也就明白了此年的气候特点，并借此来预防、诊断、治疗疾病。五味各入五脏，能够调和人体阴阳五行。我们在遵从运气变化的同时，还要借助食物和药物的五味偏倚来调和人体的阴阳五行失衡。下面将按照司天之气的不同归纳六十甲子中同运气运转之年的气候和疾病特点，并概括六种司天之气之年的一般气候和致病特点。

帝曰：太阳之政奈何？岐伯曰：辰戌之纪也。

太阳　太角　太阴　壬辰　壬戌　其运风，其化鸣紊启拆，其变振拉摧拔，其病眩掉目瞑。

太角初正　少徵　太宫　少商　太羽终

太阳　太徵　太阴　戊辰　戊戌　同正徵。其运热，其化暄暑郁燠，其变炎烈沸腾，其病热郁。

太徵　少宫　太商　少羽终　少角初

太阳　太宫　太阴　甲辰岁会同天符　甲戌岁会同天符　其运阴埃，其化柔润重泽，其变震惊飘骤，其病湿下重。

太宫　少商　太羽终　太角初　少徵

太阳　太商　太阴　庚辰　庚戌　其运凉，其化雾露萧飚，其变肃杀凋零，其病燥背瞀胸满。

太商　少羽终　少角初　太徵　少宫

太阳　太羽　太阴　丙辰天符　丙戌天符　其运寒，其化凝惨溧冽，其变冰雪霜雹，其病大寒留于谿谷。

太羽终　太角初　少徵　太宫　少商

【语译】

黄帝说：太阳寒水司天的运气情况是什么样子的呢？岐伯说：太阳寒水司天是值年地支逢辰、戌的年份。

壬辰年、壬戌年，太阳寒水司天，太阴湿土在泉。丁壬之岁，木运统之，壬为阳年，五音建运为太角。壬辰年、壬戌年的年运之气为风，它的正常变化是和风吹拂，物体萌芽生长，它的异常变化是大风振荡，摧折、毁拔万物，它导致的疾病是头眩晕、目视物不明。客运五步（包含主运的开始和结束）：初运太角（客运之气与主运之气相同，气得正化），二运少徵，三运太宫，四运少商，终运太羽。主运五步与客运五步循行相同，从太角开始，到太羽结束。

戊辰、戊戌年（戊癸化火，戊年是阳年，是火运太过。火运虽然太过，但是被司天之太阳寒水所克，因而与火运平气相同），太阳寒水司天，太阴湿土在泉。戊、癸年为火运，戊为阳年，五音建运为太徵。戊辰、戊戌年的年运之气是炎热，它的正常变化是暑热、郁蒸，它的异常变化是炎火酷热，它导致的疾病为热邪郁滞。客运五步：初运太徵，二运少宫，三运太商，四运少羽，终运太角。主运五步：初运少角，二运太徵，三运少宫，四运太商，终运少羽。

甲辰年、甲戌年（此二年不仅是岁会，也是同天符。甲己之岁，土运承之，甲年是阳年，土运太过，辰、戌二年的年支皆为土运，干支皆为土运，叫作岁会。辰、戌二年为太阴湿土在泉，与主运土运相同，叫作同天符）。太阳寒水司天，太阴湿土在泉。甲己为土运，甲为阳年，五音建运为太宫。甲辰年、甲戌年的年运之气是阴雨，它的正常变化为润泽厚重，它的异常变化为雷声惊骇、狂风暴雨，它导致的疾病为湿邪下注、酸重浮肿。客运五步：初运太宫，二运少商，三运太羽，四运少角，终运太徵。主运五步：初运太角，二运少徵，三运太宫，四运少商，终运太羽。

庚辰年、庚戌年，太阳寒水司天，太阴湿土在泉。乙庚之岁，金运统之，庚为阳年，五音建运为太商，年运之气为凉。它的正常变化是雾露萧瑟，它的异常变化为荒凉肃杀、草木凋零，它导致的疾病为津液干燥、胸背满闷。客运五步：初运太商，二运少羽，三运太角，四运少徵，终运太宫。主运五步：初运少角，二运太徵，三运少宫，四运太商，终运少羽。

丙辰年、丙戌年（丙辛之岁，水运统之，丙为阳年，丙辰年、丙戌年二年为水运太过，辰戌为太阳寒水司天，司天之气与主运之气相同，所以此二年均为天符），太阳寒水司天，太阴湿土在泉，水运太过，五音建运为太羽。年运之气是寒冷，它的正常变化为凛冽凄惨，它的异常变化为极寒的冰雪霜雹，它导致的疾病是极寒之气流滞于筋肉关节的空隙。客运五步：初运太羽，二运少角，三运太徵，四运少宫，终运太商。主运五步：初运太角，二运少徵，三运太宫，四运少商，终运太羽。

【解读】

太阳司天之年，即值年地支逢辰或戌的年份，分别是壬辰、壬戌、戊辰、戊戌、甲辰、甲戌、庚辰、庚戌、丙辰、丙戌，共计十年。

以壬辰年、壬戌年为例，前面三个词"太阳，太角，太阴"是什么意思？第一个词是指司天，第二个词是指年运（中运），第三个词是指在泉，也就是说司天之气是太阳寒水，年运是太角，在泉之气是太阴湿土。太角是什么意思？角是五音之一，五音就是五种音调，这五种音调的清浊、高低、长短是不同的。宫、商、角、徵、羽，相当于现行简谱上的1、2、3、5、6。从木火土金水五行次序上看，依次对应的是角徵宫商羽，角对应的就是木，太角就是木运太过。跟太角相对的是少角，少角也就是木运不及。角徵宫商羽五音都有太少之分，也就是说，五音所对应的五运都有太过和不及的区别。

五运运转中，小字号或括号中的"初""终"标记的是此年主运的始终。"初正"代表值年的主运和客运的运转同步。主运和客运的五步是太少相生，用五音来表示。角徵宫商羽分别对应木火土金水五行，具体对应关系可见下表。值年岁运的五音建运就是此年的客运起点。主运的起点是木运，只有太角和少角之分。这种区分是根据值年客运的五音建运来倒推的。例如壬辰、壬戌年的岁运是太角，那么五运的客运起点就是太角，五运的主运起点也是太角。戊辰、戊戌年的岁运是太徵，那么五运的客运起点就是太徵，而主运起点就是少角了。

五音与五行对应表

木		火		土		金		水	
太过	不及	太过	不及	太过	不及	太过	不及	太过	不及
角		徵		宫		商		羽	
太角	少角	太徵	少徵	太宫	少宫	太商	少商	太羽	少羽

壬年是木运太过，丁壬之年木运主之，壬为阳年，五音为太角。木运太过，所以风气偏胜，风很大。壬辰年、壬戌年主运之气为风，"其化鸣紊启拆"，它的正常生化是和风吹拂，万物鸣响，草木萌芽，绽放生机。"鸣"，风吹木之声；

"紊"，繁盛；"启"，萌生；"坼"，同"坏"，裂开，绽开。"其变振拉摧拔"，它的灾变是大风振荡，折断、摧毁万物，树木拔起；"其病眩掉目瞑"，它导致的疾病是头晕目眩，抽搐震颤，视物不清。"掉"，《说文解字》解释为"摇也"。木运太过，风气偏胜，风气通于肝，故容易导致肝病疾患。《至真要大论》归纳为"诸风掉眩，皆属于肝"。肝经和头有联系，《灵枢·经脉》描述肝经："肝足厥阴之脉，起于大指丛毛之际……挟胃，属肝络胆，上贯膈，布胁肋，循喉咙之后，上入颃颡，连目系，上出额，与督脉会于巅；其支者，从目系下颊里，环唇内；其支者，复从肝别贯膈，上注肺。"

"太角初正　少徵　太宫　少商　太羽终"，这是什么意思？这是指客运五步：初运太角，二运少徵，三运太宫，四运少商，终运太羽。每年五个阶段是按照五行太少相生的次序排列运行的，五个阶段依次为角、徵、宫、商、羽。如果第一步是太角，第二步就是少徵，第三步就是太宫……如果第一步是少角，第二步就是太徵，第三步就是少宫……

五运就是把一年分为五个阶段，推算每个阶段的气候特征，五个阶段相当于春、夏、长夏、秋、冬五季，所不同的是，五运是从一年的大寒节算起，每运主七十三日零五刻，合计三百六十五日二十五刻。五运分为主运和客运。

所谓主运，就是每年五个阶段的运气都是一样的，年年如此，周而复始，也就是初运木，二运火，三运土，四运金，五运水，大约相当于春、夏、长夏、秋、冬五季的气候，春天风木，夏天热火，长夏湿土，秋天燥金，冬天寒水。虽然年年大体上都是这样，但毕竟每年的气候都不太一样，都有它的特殊性。这种特殊性可以从这一年的天干上推算出来，这就是客运。客运，顾名思义，就像个客人，是流动的。客运与主运一样，也分为五步，所不同的是，主运的五步是固定不变的，而客运是风水轮流转的。那么有没有办法推算呢？有。客运的推算方法是以当年的岁运为初运——第一步运，然后以太少相生的规律进行排列，逐年变迁，十年一个周期。

比如这里说的壬年，丁壬之年，木运主之。因为壬年的年运是木，是木运太过，那么壬年的第一步运也是木，是木运太过，第二步运就是火运不及，第三步运就是土运太过，第四步运就是金运不及，第五步运就是水运太过。按照五音建运的说法，第一步运就是太角，第二步运就是少徵，第三步运就是太宫，第四步运就是少商，第五步运就是太羽。其他年份依此类推就可以了。

不同的太阳司天之年的运气运转、正常化用、异常变化、疾病特点等都是有所出入的。根据原文的叙述，总结绘制成下表，便于大家比较和阅读。

太阳司天之年运气、疾病一览表

值年	岁运（大运）	大运特点	客主五运始终	司天	在泉	化	变	病
壬辰、壬戌	太角（木运太过）	风	太角（初正） 少徵 太宫 少商 太羽（终）	太阳	太阴	鸣紊启拆	振拉摧拔	眩掉目瞑
戊辰、戊戌	太徵（火运太过）	热	太徵 少宫 太商 少羽（终） 少角（初）	太阳	太阴	暄暑郁燠	炎烈沸腾	热郁
甲辰、甲戌	太宫（土运太过）	阴埃	太宫 少商 太羽（终） 太角（初） 少徵	太阳	太阴	柔润重泽	震惊飘骤	湿下重
庚辰、庚戌	太商（金运太过）	凉	太商 少羽（终） 少角（初） 太徵 少宫	太阳	太阴	雾露萧飋	肃杀凋零	燥背瞀胸满
丙辰、丙戌	太羽（水运太过）	寒	太羽（终） 太角（初） 少徵 太宫 少商	太阳	太阴	凝惨凓冽	冰雪霜雹	大寒留于谿谷

戊辰、戊戌二年的岁运是火运太过，但因其司天之气为太阳寒水，故可以制约此年的火热之气，构成相对的平气。"暄"，温暖。"暑"，暑热。"郁"，郁蒸。"燠"，热也，与寒相反。《说文解字》说："燠，热在中也。"《礼记·内则》说："问衣燠寒。"意思是询问衣服穿得是否暖和。《尔雅》解释："燠，煖也。""煖"，同"暖"。这种运气的年份容易导致内热。

甲辰、甲戌二年的岁运为土运太过，又逢值年地支五行属土的辰、戌，是为岁会，又因此年的司天之气与岁支的五行属性相同，故此二年土气偏胜，阴云雨落。"泽"，根据新校正所云：《五常政大论》中"泽"作"淖"，泥中水多，湿也。《广雅》说："淖，湿也。"《说文解字》说："淖，泥也。"

庚辰、庚戌二年的岁运是金运太过，故金气偏胜，表现为凉。这种运气的年份容易导致胸背胀满。

丙辰、丙戌二年的岁运为水运太过，又逢司天之气是太阳寒水，二者五行相同，称为天符。此二年因水气偏胜，容易导致寒留于经脉骨节之间。后面的巳亥、子午、寅申、卯酉、丑未五组可参照辰戌之纪的分析方法来理解，后文将不再赘述。

凡此太阳司天之政，气化运行先天，天气肃，地气静，寒临太虚，阳气不令，水土合德，上应辰星、镇星。其谷玄黅，其政肃，其令徐。寒政大举，泽无阳焰，则火发待时。少阳中治，时雨乃涯，止极雨散，还于太阴，云朝北极，湿化乃布，泽流万物，寒敷于上，雷动于下，寒湿之气，持于气交。民病寒湿，发肌肉萎，足痿不收，濡泻血溢。

初之气，地气迁，气乃大温，草乃早荣，民乃厉，温病乃作，身热头痛呕吐，肌腠疮疡。二之气，大凉反至，民乃惨，草乃遇寒，火气遂抑，民病气郁中满，寒乃始。三之气，天政布，寒气行，雨乃降，民病寒，反热中，痈疽注下，心热瞀闷，不治者死。四之气，风湿交争，风化为雨，乃长乃化乃成，民病大热少气，肌肉萎足痿，注下赤白。五之气，阳复化，草乃长，乃化乃成，民乃舒。终之气，地气正，湿令行，阴凝太虚，埃昏郊野，民乃惨凄，寒风以至，反者孕乃死。故岁宜苦以燥之温之，必折其郁气，先资其化源，抑其运气，扶其不胜，无使暴过而生其疾，食岁谷以全其真，避虚邪以安其正。适气同异，多少制之，同寒湿者燥热化，异寒湿者燥湿化，故同者多之，异者少之。用寒远寒，用凉远凉，用温远温，用热远热，食宜同法。有假者反常，反是者病，所谓时也。

【语译】

凡逢辰、戌二年太阳寒水司天行使职权的年份，它的气化太过，气的生化常常先于正常的时令到来。太阳寒水司天之气表现为清肃；太阴湿土在泉之气表现为相对安静，寒水之气充满宇宙，阳气不能正常散开，寒水、湿土二气互相配合而发挥作用。在天空上表现为辰星（水星）与镇星（土星）的光芒比较强。太阳寒水司天的年份，黑色与黄色的谷类生长相对良好。司天之气的特点是清肃，在泉之气的特点是缓慢。由于寒水作用发挥太过，阳气被制约太过，因而湖泽中看不见阳热之气的升腾，火气的升发需要等待合适的时机。到了少阳相火当令的时候，应时之雨水下降，到了极点，雨水稀少，阴云消散，气令还政于太阴湿土，云朝会于北极，湿土之气布化，润泽万物。太阳寒水之寒气敷布于上空，少阴君火活动在下，寒气、湿气持续存在于气交之中。因此，人们容易患寒湿类疾病，肌肉无力、两足痿软不收、大便泄泻、失血等。

凡是辰戌年的初之气，主气都是厥阴风木，客气是少阳相火，因为上一年的在泉之气少阴君火迁移退位，有余热之气传递到下一年的初之气，所以气候非常温暖，草木较早地萌芽生长，人们容易患疫疠类疾病，温热病也会出现，表现为身热、头痛、呕吐、肌肤疮疡等症状。二之气，主气是少阴君火，客气是阳明燥金，秋燥之凉气压制温热，所以出现大凉的气候，阳气不能够舒泄，人们感受着凄惨之气，草木也因为遇到寒凉之气而不容易快速生长，火气受到抑制，人们容易患肝气郁结、腹中胀满等病，司天的太阳寒水之气也就开始了。三之气，主气是少阳相火，客气是太阳寒水，正好是司天之气发挥作用，水克火，寒气大行，雨水就会较多。人们容易患寒性类疾病，或热积于内，皮肤生疮，下痢如注，心热烦闷，头目不清，热郁于内。病情危急，如果不迅速医治，会出现死亡。四之气，主气是太阴湿土，客气是厥阴风木，风、湿二气交争，湿气、风气交汇产生降雨，万物得以生长、化育、成熟。人们容易患大热、气短类疾病，肌肉痿弱、两足痿软无力、赤白痢疾等。五之气，主气是阳明燥金，客气是少阴君火，阳气重新发挥作用，草木之类得以再次成长、化育、成熟，人们感觉舒畅。终之气，主气是太阳寒水，客气是太阴湿土，地气在泉之气正在发挥作用，湿气大行，阴寒之气凝集于苍穹，尘雾昏暗，笼罩于郊野，人们感觉凄惨，寒风应时到来，风木克制湿土，孕妇就会受影响而流产。所以这样的年份适宜用苦味燥湿，用温性散寒，由于寒气、湿气太过抑制它们所胜之气，必须折减它们的偏胜之气，提前资助受制约之气的生化之源，抑制太过之气，扶持不及之气，不要让偏胜之气太过而导致发生相应的疾病。应当食用与岁气相应的谷类，以保全人体的正气，避免虚邪贼风的侵袭，确保身体健康。要根据大运与司天、在泉之气的同异和多少来制定相应的治疗措施，确定药物和用量。例如，在太阳寒水司天之年，如果岁运与岁气相同，气候以寒湿为主，遣方用药应以燥热为主；如果岁运与岁气不相同，气候以湿热为主，遣方用药应以祛湿为主。所以岁运与岁气六气相同，药物用量就要多一些；岁运与岁气六气不相同，药物用量就要少一些。在寒冷季节，要避免多用寒性药物；在清凉季节，要避免多用清凉药物；在温暖季节，要避免多用温性药物；在炎热季节，要避免多用热性药物。饮食调养也应当遵循这个原则。如果气候出现反常变化，就要采取其他的方法。若违背这些规律，就会导致疾病的发生。这就叫作因时制宜。

【解读】

这里说了每一年的运气导致的自然气候和疾病后，还总结了六气司天之年各自的总况和一年之内的客主六气加临带来的气候特点和疾病。太阳司天之年的客主气加临图如下。根据客主气加临的模式图，我们可以看出每一气的客气和主气的关系是相得还是相逆。根据六气胜复淫治的实际变化，可以用五味来调节人体因之而导致的阴阳五行失衡的状态。一年之中，六气所主的时段分别是：初之气（第一阶段：大寒——春分，约1月21日—3月21日），二之气（第二阶段：春分——小满，约 3 月 21 日—5 月 21 日），三之气（第三阶段：小满——大暑，约 5 月 21 日—7 月 23 日），四之气（第四阶段：大暑——秋分，约 7 月 23 日—9 月 23 日），五之气（第五阶段：秋分——小雪，约 9 月 23 日—11 月 23 日），终之气（第六阶段：小雪——大寒，约 11 月 23 日—1 月 21 日）。

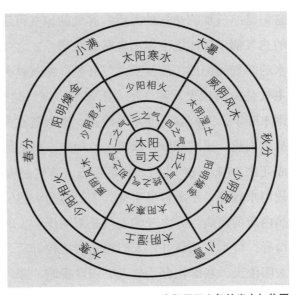

太阳司天六气的客主加临图

太阳寒水司天之年的岁运皆为太过，所以这些年的气化作用会先于时间而到来，也就是气先至而时未至。因司天之气为太阳寒水，制约了阳气升发；又因在泉之气为太阴湿土，土与水相合，故湿寒气流行于气交。五行在天对应五星：东方岁星（木），南方荧惑星（火），西方太白星（金），北方辰星（水），中央镇（填）星（土）。太阳寒水司天，太阴湿土在泉，在天对应辰星和镇星。寒水司政，阳气被制，故万物的生化相对缓慢。在这样的年份，黑色和黄色谷物的生长要优于其他颜色的谷物。"岁谷"，即得此年优胜之气（司天和在泉之气）而生的谷物，也就是此年生长较好的谷物。虽然太阳寒水司天之年寒气偏胜，但是寒气过盛就会有复气来制，也就是火气来复，这就是自然界气候的自我调节作用。"政"，职能；"令"，执行的命令。有什么样的职能就执行什么样的命令。从全年来看，客气是太阳寒水之气司天，主气是少阳相火之气司天，客气制约主气，水胜火，寒热相争，不止有阴雨，还可能出现暑热。客气是太阴湿土之气在泉，主气是太阳寒水之气在泉，客气与主气——寒湿之气流行。此年份的终之气的气候特点可能比较寒冽。总的来说，在这样的年份，人们容易患寒湿疾病，表现为肌肉萎缩、足痿、濡泻；如果火郁而发，则容易患出血病症。

那么每一气的客主气加临导致的气候和疾病是怎样的呢？从太阳寒水司天的主客气加临图中，我们可以看出，初之气的主气是厥阴风木，客气是少阳相火，它们之间是木火相生的关系，故气候非常温暖，草木生长较早，人们容易出现身体发热、头痛、呕吐、疮疡的症状。二之气的主气是少阴君火，客气是阳明燥金，它们是凉气加临热气的关系。客气的凉气可压制热气，导致草木生长缓慢，人体的热气郁于身体之中而出现胸腹胀满。二之气的凉气来袭又因有三之气的太阳寒水的寒气而加成，故从二之气开始，寒气就开始流行了。三之气（司天之气）的主气是少阳相火，客气是太阳寒水，客气的寒气制约了主气的热气，寒气大行，雨水降下，人们容易受寒气侵袭。因寒气在外，热郁于内，寒热交织，故人们容易患内热，出现痈疽、泄泻、心中热、胸闷的症状。如果不及时救治，则容易造成死亡。四之气的主气是太阴湿土，客气是厥阴风木，风与湿相争，土得木则疏，故雨水较多，草木容易生化，人们容易大热、气短而患肌肉萎缩、赤白痢疾等湿热内蕴的疾病。五之气的主气是阳明燥金，客气是少阴君火，客气克主气，阳气得舒，草木生长良好，人们感觉会比较舒适。终之气的主气是太阳寒水，客气是太阴湿土，寒湿相合，故天空阴冷昏暗，寒风袭来，人们会感觉比较阴冷。这种年份的治病之要就是寒则温之，湿则燥之，如有热郁则以苦寒泻之。治疗疾病的时候需要制约胜气，泻郁气，补不胜之气的母气。人们不仅需要食用得岁气的谷物来调养自身，还要避开邪气来护持己身之正气。根据主气和客气的关系及寒湿之气的多少来制定药方：如果寒湿胜，则以燥热的药物化之；如果不是寒湿而是火热，则以苦寒药物制约火热。

"用寒远寒，用凉远凉，用温远温，用热远热，食宜同法"，类似的话在后文中也反复出现，后文将不再重复解释。其义在于说明用药的大法则是与时（一年四季气候各自的温、热、凉、寒特点）相应，不要违背。细分来说，其义有四：（1）使用寒性药物的时候需要避开寒气主令之时（既可指寒冬之气，也可指其他时间出现的寒胜）；（2）使用凉性药物的时候需要避开凉气主令之时（既可指秋之凉气，也可指其他时间出现的凉胜）；（3）使用温性药物的时候需要避开温气主令之时（既可指春暖之气，也可指其他时间出现的温胜）；（4）使用热性药物的时候需要避开火热之气主令之时（既可指夏季的炎热之气，也可指其他时间出现的热胜）。不仅药物的使用应当遵守这样的法则，饮食亦当如此。用药除了需要遵守一年四季的气候大规律以外，还要注意某些时间节点的具体反常气候情况，应时施治，不可墨守成规。

帝曰：善。阳明之政奈何？岐伯曰：卯酉之纪也。

阳明　少角　少阴　清热胜复同，同正商。丁卯岁会　丁酉　其运风清热。

少角初正　太徵　少宫　太商　少羽终

阳明　少徵　少阴　寒雨胜复同，同正商。癸卯_{同岁会}　癸酉_{同岁会}　其运热寒雨。

少徵　太宫　少商　太羽_终　太角_初

阳明　少宫　少阴　风凉胜复同。己卯　己酉　其运雨风凉。

少宫　太商　少羽_终　少角_初　太徵

阳明　少商　少阴　热寒胜复同，同正商。乙卯_{天符}　乙酉_{岁会，太一天符}　其运凉热寒。

少商　太羽_终　太角_初　少徵　太宫

阳明　少羽　少阴　雨风胜复同，辛卯少宫同。辛酉　辛卯　其运寒雨风。

少羽_终　少角_初　太徵　少宫　太商

【语译】

黄帝说：说得好。那么阳明燥金司天的运气情况是怎样的呢？岐伯说：阳明燥金司天就是地支是卯或酉的年份。

丁卯年（丁壬之岁，木运统之，年支卯为木运，所以丁卯年为岁会）、丁酉年，这两年是阳明燥金司天，少阴君火在泉。丁壬为木运，丁是阴年，五音建运是少角。木运不及，胜木之金的清气为胜气，胜气太过之后，木之风气的热气来复，此二年胜复之气程度大致相同。因为这两年大运为木运不及，阳明燥金之气司天，金兼木化，金反得木运之政，运气特点与金运平气之年相似。此二年的年运之气为风气，胜气为凉气，复气为热气。客运五步：初运少角（丁壬之岁，木运主之，丁年为阴年，故客运之气与主运之气同步，同始于少角，气得正化），二运太徵，三运少宫，四运太商，终运少羽。主运五步与客运相同，起于少角，终于少羽。

癸卯年、癸酉年（戊癸之岁，火运主之，癸为阴年，故此二年大运为火运不及。卯酉是阳明所主，此二年是阳明燥金司天，少阴君火在泉，中运火运与在泉之气少阴君火相应，所以这两年都是同岁会）。阳明燥金司天，少阴君火在泉。戊癸为火运，癸为阴年，故五音建运为少徵。火运不及，那么克火之水的寒气为胜气，胜气太过之后，雨湿之气为复气，此二年胜复之气程度大致相同。火运不及，不能有效制约金，司天之金气主政，所以此二年的运气和金运平气之年相似。此二年的年运之气为热，胜气为寒气，复气为雨湿之气。客运五步：初运少徵，二运太宫，三运少商，四运太羽，终运少角。主运五步：初运太角，二运少徵，三运太宫，四运少商，终运太羽。

己卯年、己酉年，阳明燥金司天，少阴君火在泉。甲己之岁，土运主之，己为阴年，土运不及，五音建运为少宫。土运不及，克我之木的风气为胜气，胜气太过之后，克木之金的凉气来复，此二年胜复之气程度大致相同。大凡此二年，年运是雨，胜气为风（热），复气为凉。客运五步：初运少宫，二运太商，三运少羽，四运太角，终运少徵。主运五步：初运少角，二运太徵，三运少宫，四运太商，终运少羽。

乙卯年（乙庚之岁，金运主之，乙是阴年，故为金运不足，卯、酉之年是阳明燥金司天，所以乙卯年是天符年）、乙酉年（卯酉之年阳明燥金司天，地支申酉属金，所以乙酉年既是岁会，又是太一天符之年）。阳明燥金司天，少阴君火在泉。乙庚为金运，乙为阴年，故五音建运为少商。金运不及，克我之火的热气就是胜气，胜气太过之后，克制热气的寒气就会来复，此二年胜复之气程度大致相同。此二年虽金运不及，但得司天之金气相助，所以和金运平气之年相似。逢此二年，年运之气为凉，胜气为热，复气为寒。客运五步：初运少商，二运太羽，三运少角，四运太徵，终运少宫。主运五步：初运太角，二运少徵，三运太宫，四运少商，终运太羽。

辛卯年、辛酉年，阳明燥金司天，少阴君火在泉。丙辛之岁，水运主之，辛为阴年，故五音建运为少羽。水运不及，克我之土的雨湿之气为胜气，胜气太过之后，克土之木的风气就会来复，此二年胜复之气程度大致相同。逢此二年，年运之气为寒，胜气为雨湿，复气为风。客运五步：初运少羽，二运太角，三运少徵，四运太宫，终运少商。主运五步：初运少角，二运太徵，三运少宫，四运少商，终运少羽。

【解读】

掌握了太阳寒水司天的运气特点，其余五种司天之气的运气分析也可以进行了，分析的方法是一样的。

阳明燥金司天的年份是地支逢卯或酉。六十甲子年中，丁卯、丁酉、癸卯、癸酉、己卯、己酉、乙卯、乙酉、辛卯、辛酉十年，皆是阳明司天。这些年份的岁运都是不足。根据原文之义，可总结成下表。卯年和酉年的运气特点都是阳明燥金司天，少阴君火在泉，也就是说，在卯年和酉年，六气中的第三步气乃至上半年的气候都是阳明燥金为主，第六步气乃至下半年气候都是少阴君火为主。原文在论述阳明燥金司天的十年运气情况时，没有提到它们导致的疾病，这一点与太阳寒水司天的十年运气情况有所出入。可能的原因是，相比岁运太过的年份来说，这些年份岁运不足，故对人体的影响可能较小，而不是说这些年份不会导致人体出现疾病。有关这方面的证明，我们可以参见下一段文字中对阳明燥金司天之年客气、主气加临所导致的人体疾病的描述。

阳明司天之年运气一览表

值年	岁运（大运）	大运特点	客主五运始终	司天	在泉
丁卯、丁酉	少角（木运不及）	风清热	少角（初正） 太徵 少宫 太商 少羽（终）	阳明	少阴
癸卯、癸酉	少徵（火运不及）	热寒雨	少徵 太宫 少商 太羽（终） 太角（初）	阳明	少阴
己卯、己酉	少宫（土运不及）	雨风凉	少宫 太商 少羽（终） 少角（初） 太徵	阳明	少阴
乙卯、乙酉	少商（金运不及）	凉热寒	少商 太羽（终） 太角（初） 少徵 太宫	阳明	少阴
辛卯、辛酉	少羽（水运不及）	寒雨风	少羽（终） 少角（初） 太徵 少宫 太商	阳明	少阴

　　这十年存在五组不同的岁运，具体可参看上表。由于丁卯、丁酉二年的岁运为木运不及，即委和之纪，按五行之间的生克关系来说，金克木，故此二年的气候和致病特点与金运正化之年类似。因丁卯年的岁运为木运不及，又逢值年地支的五行属性为木，故为岁会。这两年的中运之气为风，气候特点是清凉之气为胜气，热气为复气。癸卯、癸酉二年皆为火运不及，又逢少阴君火在泉，故为"同岁会"。火运不足之年，即伏明之纪，按照五行之间的生克关系来说，金反侮火，故此二年的气候特点与金运正化之年相似。这两年中，胜气是寒气，复气是雨湿之气。己卯、己酉二年的岁运为土运不及，根据五行之间的生克关系，木乘土，故此二年的胜气为木之风气，复气为金之凉气。乙卯、乙酉二年的岁运虽是金运不足，但逢阳明燥金之气司天，故可补此二年不足之运，构成金运平气。乙卯年岁运的五行属性和司天之气相同，故为天符之年。乙酉年的岁运为金运不及，逢阳明燥金之气司天，又逢值年地支五行属金（地支酉的五行属金），故称"岁会""太一天符"。这两年的运气特点与金运正化之年（从革之纪）相似，运气表现为凉，胜气是热气，寒气为复气。辛卯、辛酉二年的岁运为水运不足，根据五行中土克水的关系，土气乘水，故此二年的运气特点与土运不及之年类似，运气表现为寒，胜气是雨湿之气，复气是风气。

凡此阳明司天之政，气化运行后天，天气急，地气明，阳专其令，炎暑大行，物燥以坚，淳风乃治，风燥横运，流于气交，多阳少阴，云趋雨府，湿化乃敷，燥极而泽。其谷白丹，间谷命太者，其耗白甲品羽，金火合德，上应太白、荧惑。其政切，其令暴，蛰虫乃见，流水不冰。民病咳嗌塞，寒热发，暴振凓癃闭。清先而劲，毛虫乃死，热后而暴，介虫乃殃，其发躁，胜复之作，扰而大乱，清热之气，持于气交。

初之气，地气迁，阴始凝，气始肃，水乃冰，寒雨化。其病中热胀，面目浮肿，善眠，鼽衄，嚏欠呕，小便黄赤，甚则淋。二之气，阳乃布，民乃舒，物乃生荣，厉大至，民善暴死。三之气，天政布，凉乃行，燥热交合，燥极而泽，民病寒热。四之气，寒雨降，病暴仆，振慄谵妄，少气嗌干引饮，及为心痛，痈肿疮疡，疟寒之疾，骨痿血便。五之气，春令反行，草乃生荣，民气和。终之气，阳气布候反温，蛰虫来见，流水不冰，民乃康平，其病温。故食岁谷以安其气，食间谷以去其邪，岁宜以咸以苦以辛，汗之清之散之，安其运气，无使受邪，折其郁气，资其化源。以寒热轻重少多其制，同热者多天化，同清者多地化。用凉远凉，用热远热，用寒远寒，用温远温，食宜同法。有假者反之，此其道也。反是者，乱天地之经，扰阴阳之纪也。

【语译】

凡是卯酉之年，也就是阳明燥金司天之年，气本应到来却尚未到，气的生化运转晚于天时，也就是说气候比时令晚到。阳明燥金之气的特点是急切，少阴君火在泉之气的特点是光明。因阳明燥金之气司天，凉气太过，如果复气得到主气（二之气少阴、三之气少阳、四之气太阴）的帮助，那么克制凉气的复气必然出现，火热湿之气来复，炎暑之气大肆流行。万物干燥而坚硬，和淳之风行使职权。风气与燥气横行于岁运，相持于气交之中。上半年主气为太阴、少阳、阳明，客气为太阳、厥阴、少阴，总的来说是阳气多而阴气少。当四之气主客二气，也就是太阴与太阳主令之时，云往雨府汇聚，湿的生化覆盖大地，干燥到极点的气候就变得润泽起来了。正气所化的岁谷为白色和红色谷物，其间谷是感受太过的间气而化生的谷类。此年对白色的甲虫和羽虫不利。阳明燥金之气和少阴君火之气二者相互配合而发挥作用，在天上表现为太白星（金星）与荧惑（木星）的光芒较强。司天之气的特点是清肃急切，在泉之气的特点是火热暴急，蛰虫本来应该蛰伏却出现了，流水本来应该结冰却没有结冰。人们容易患咳嗽、咽喉肿塞、发热恶寒、突然寒战、大小便不利等疾病。因司天阳明燥金清凉之气提前到来且劲急，故属木行的毛虫类就容易死亡；因在泉少阴君火热气后至而且急暴，故属金行的介虫类就会遭殃。胜气和复气的发作急暴，应有的正常气候被干扰，从而出现动乱，司天之清气与在泉之热气相持于气交之中。

初之气，主气是厥阴风木，客气是太阴湿土，客气的第一气是上一年在泉之气迁转移位而来，阴气开始凝集，天气清肃，流水就会结成冰，寒凉雨湿之气布化。在这种气候条件下，人们容易内热腹胀满，颜面、眼泡浮肿，疲乏嗜睡，鼻腔出血，打喷嚏、呵欠，呕吐，小便黄或赤，更严重的会出现小便不利而疼痛的症状。二之气，主气是少阴君火，客气是少阳相火，二火相合，阳气就能布散，人们会感到比较舒适，万物开始生长繁荣。如果这期间疫疠大行，人们就容易突然死亡。三之气，主气是少阳相火，客气是阳明燥金，司天之气发挥作用，清凉之气大行，客气之燥气与主气之热气相应合，燥气达到极点之后就会退位，湿气就会来复而润泽万物，人们容易出现寒热往来的病症。四之气，主气是太阴湿土，客气是太阳寒水，水土交合气化，寒雨就会降下。人们容易出现猝然仆倒、寒战、谵语狂妄、气短、咽干口渴喜饮，以及心痛、痈肿、疮疡、疟疾、寒冷、骨痿、便血等病症。五之气，主气是阳明燥金，客气是厥阴风木，此时正是秋冬之际，反而出现春天的天气，比较暖和，草木生长而繁荣，人们的气息相对调和而很少生病。终之气，主气是太阳寒水，客气是少阴君火，在泉之气发挥作用，阳气敷布，气候本应寒冷反而很温暖，蛰虫出现在人们的眼前，流水不容易结冰，人们就会相对健康平安，但不排除阳气盛而引发温病的可能。所以在阳明燥金司天之年，应当食用得岁气的谷类来安定人体正气，食用得间气的谷类来祛除人体的邪气，用咸味、苦味、辛味的药物来发汗、清热、散寒，以达到治疗目的，适应这种年份的运气变化。不要让人体遭受邪气的侵犯，减少偏盛之气，资助被克制之气。根据寒热的轻重，决定药物用量的多少。如果年运与在泉之热气相同，应当多使用与司天凉气相同的药物；如果年运与司天的清凉之气相同，应当多使用与在泉之热气相同的药物。在清凉季节，要避免多用清凉药物；在炎热季节，要避免用热性药物；在寒冷季节，要避免多用寒性药物；在温暖季节，要避免多用温性药物。饮食调养也应当遵循这个原则。如果气候出现反常变化，就需要反其道而行之，这是治疗的原则。若违背了它，就会扰乱天地、阴阳的运行规律。

【解读】

　　阳明燥金司天之年的客主气加临图如下。根据客主气加临的模式图，我们可以细细考虑每一气的客气主气关系是相得还是相逆，进而推测此段时间内的气候和致病特点。

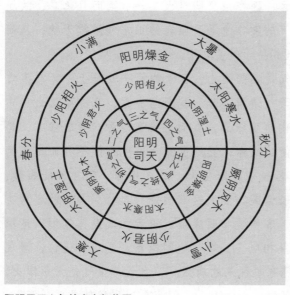

阳明司天六气的客主加临图

　　因丁卯、丁酉、癸卯、癸酉、己卯、己酉、乙卯、乙酉、辛卯、辛酉十年的岁运皆为不及，受前、后年岁运太过的影响，故它们实际所主时长可能不到一年。这种年份的气化作用要晚于天时，也就是气未至而时先至，带来的物候特点是生化推迟。从全年来看，客气的司天之气为阳明燥金，主凉，故上半年的气候较肃杀，应温不温；客气的在泉之气为少阴君火，主热，故下半年的气候较温热，应寒不寒。这是一般的归纳特点。燥金之凉气太过，则会出现复气的火热之气，又逢主气的二气、三气为火，故夏季可能炎暑大行，草木坚燥。从下半年来说，逢五之气的厥阴风木、六之气的少阴君火之气主令之时，火热之气胜过阴寒之气，主气的寒气会被客气的风热之气制约，故冬季会比较温暖而舒适。风热之气和燥金之气更迭于太虚是卯酉之纪的主旋律。在长夏的时候，太阴湿土之雨气和太阳寒水之寒气交织，湿气大行，就能改变前面燥气横行的状态，在这样的情况下，降雨量就会较大。此年的岁谷颜色呈白或丹，凭借间气而生长较好的谷物称为"间谷"。此年对白色甲壳类动物和众多的羽虫不利。司天燥金之气和在泉少阴火气大行，二者产生作用，在天上对应太白星（金星）和荧惑星（火星）。金之气施政急切，气候容易清寒，复气的火热之气主令之时，气候就会暴热，也就是说金之凉气和火之热气之间的胜负较量容易产生暴寒暴热。冬天的火热之气偏胜，本应该在地下伏藏的动物反而出现了，本应该结冰的河流却依旧流淌。这样的气候容易导致人们患咳嗽、咽干肿塞、突然大热或大寒、寒战、小便不利等疾病。上半年之时，金之清凉之气先行，特点是劲肃。毛虫喜欢温热之气，在这样清寒的气候下是难以生长的。下

张其成全解黄帝内经·素问

728

半年逢火热之气大行，寒凉之气来复，就会对五行属金的介虫造成巨大伤害。原因是介虫喜清凉之气，而火热之气会克金之清凉之气。清气和热气的斗争表现为气候变化急骤。阳明燥金之气司天，凉气偏胜，则火热之气为复气。清气和热气交织，持续于上半年和下半年交换的三气和四气之间，也就是说此段时间内寒热难定，变化较多。

阳明燥金司天之年初之气的客气是太阴湿土，是前一年的客气终之气（在泉之气）迁转移位而来。初之气的主气是厥阴风木。寒湿之气为阴，气候偏寒，河水容易结冰，寒雨降下。因寒湿气在外，人体阳气郁于内，故人们容易患里热、胀满、鼻出血等疾病。热从小便出，故为黄赤之色，若内热甚，则小便疼痛沥。寒湿之气侵袭人体肌肤腠理，阻遏阳气的升发，故人们容易面目浮肿、感觉困倦、打喷嚏哈欠、呕吐。

阳明司天之年的二之气主气是少阴君火，客气是少阳相火，二者五行皆为火，为阳，故此段时间的气候特点是温热之气大行。温热之气将初之气的寒湿之气驱散，故阳气升发，人们就不会像初之气所主时间里那么困倦了，反而感觉比较舒适。万物生长繁荣起来了。因温热之气大行，一些传染病的病源比较活跃，故可能有疠病产生，比如流感。因火热之气之性急骤，故人们发病可能非常迅速，如做不到及时救治，容易出现暴毙的情况。

阳明司天之年的三之气主气是少阳相火，客气（司天之气）是阳明燥金之气。司天之气当令、布政，故凉气大行。主气和客气的五行属相相冲，寒热交织。司天之气的下一气主客气为太阴湿土和太阳寒水，在这段交替时间内，燥热到了极致，之后就会被寒湿之气破除，寒雨降下，大地泽流。寒热不调，寒湿交织，人们容易患寒热往来的疟疾。

阳明司天之年的四之气主气是太阴湿土，客气是太阳寒水，二者皆为阴，寒湿交加，寒雨降下。加上少阴君火之热气开始主事，加长了夏暑热耗之气控制的时间，在这样的气候下，寒湿之气束缚了人体的阳气，热气郁内。人们不能适应这样的寒热剧烈变化，容易突然晕倒、寒战、谵语发狂、气短、咽干、口渴，甚至出现心痛、疮疡、肿痛、寒热疟疾、骨痿无力、大便带血的症状。

阳明司天之年的五之气主气是阳明燥金，客气是厥阴风木，加上在泉的少阴君火之气流行，风火相求，故风木之温气布行，本来应该凉下来的气候却像春天一样。草木照样生长繁荣，人们会感觉到不如前一段时间那样寒湿，而是比较舒畅。

阳明司天之年的终之气主气是太阳寒水，客气是少阴君火，阳气敷布。在这样的气候条件下，冬季会比较暖和，本应该伏藏的动物反而还在活动，本应该结冰的河流反而流水潺潺。暖冬适合人们活动，保持健康。应寒而暖的气候下人们容易患温热疾病。

总的来说，阳明司天之年的谷物调养宗旨是食用得此年岁气而成的谷物类，因司天和在泉之气而病的，可以食用得间气而成的间谷类。阳明司天之年的疾病大都是以咸味、苦味、辛味之物来发汗、清热、散寒。因此，人们需要根据这样的运气特点来调节起居，调养情志，不要让身体受邪。用药的时候要根据损有余而补不足的原则，要泄掉偏胜之气，滋助被偏胜之气压制太过之气，以此达到人体之气的调和。要根据症候的寒热偏倚、轻重来调配药方。如果气候为温为热，病症同为热则应清其热，即多以得司天阳明燥金之凉气而生的药物治疗。如果气候和病症同为寒凉，则应汗之、温之以祛其寒，即多以得在泉少阴君火之热气而生的药物治疗。"同热者多天化，同清者多地化"，这句话的实质即凉则温之，热则寒之。因阳明司天之年的岁运（中运）皆为不足，有的年份岁运与司天之燥金凉气相合，则以辛温药物来制化；有的年份岁运与在泉之热气同步，则以寒凉药物来制化。

帝曰：善。少阳之政奈何？岐伯曰：寅申之纪也。

少阳　太角　厥阴　壬寅同天符　壬申同天符　其运风鼓，其化鸣紊启坼，其变振拉摧拔，其病掉眩支胁惊骇。

太角初正　少徵　太宫　少商　太羽终

少阳　太徵　厥阴　戊寅天符　戊申天符　其运暑，其化喧嚣郁燠，其变炎烈沸腾，其病上热郁，血溢血泄心痛。

太徵　少宫　太商　少羽终　少角初

少阳　太宫　厥阴　甲寅　甲申　其运阴雨，其化柔润重泽，其变震惊飘骤，其病体重胕肿痞饮。

太宫　少商　太羽终　太角初　少徵

少阳　太商　厥阴　庚寅　庚申　同正商。其运凉，其化雾露清切，其变肃杀凋零，其病肩背胸中。

太商　少羽终　少角初　太徵　少宫

少阳　太羽　厥阴　丙寅　丙申　其运寒肃，其化凝惨溧冽，其变冰雪霜雹，其病寒浮肿。

太羽终　太角初　少徵　太宫　少商

【语译】

黄帝说：说得好。少阳相火司天之年的运气情况是怎样的呢？岐伯说：少阳相火司天之年，就是地支是寅年与申年的年份。

壬寅年、壬申年（丁壬之岁，木运主之。壬寅年、壬申年的在泉之气俱为厥阴风木，与中运之木运相同，故此二年为同天符年），少阳相火司天，厥阴风木在泉。丁壬为木运，壬为阳年，故中运为木运太过，五音建运为太角。木运之岁，风气所主，此二年的年运之气为风气鼓动。它的正常变化是微风吹拂，鼓动鸣响，草木萌芽，破土而出；它的反常变化是狂风大作，摧毁万物，它导致的疾病是肢体颤抖抽搐、头晕目眩、两胁胀满、神魂惊骇。客运五步：初之运太角（壬寅年、壬申年这两年，客运的初运是太角，与主运的初运木运相同，故此二年的运是按主运的木火土金水循行的），二运少徵，三运太宫，四运少商，终运太羽。主运五步与客运相同，始于太角，终于太羽。

戊寅年、戊申年（戊癸之岁，火运主之，寅、申二年为少阳相火司天，与中运的五行属性相同，故此二年俱为天符），少阳相火司天，厥阴风木在泉。戊癸的年运是火运，戊为阳年，为火运太过，故五音建运是太徵。此二年的年运之气为暑热，它的正常变化为酷热郁积，它的反常变化为炎热极度流行，它导致的疾病是热盛于上，血郁于下，火热迫血妄行，故而上部溢血，下部泄血，心中疼痛。客运五步：初运太徵，二运少宫，三运太商，四运少羽，终运太角。主运五步：初运少角，二运太徵，三运少宫，四运太商，终运少羽。

甲寅年、甲申年，少阳相火司天，厥阴风木在泉。甲己为土运，甲为阳年，这两年的年运为土运太过，故五音建运是太宫。此二年的年运之气为阴雨多湿，它的正常变化是软和湿润，它的反常变化是惊雷、狂风、骤雨，它导致的疾病是身体沉重、足部浮肿、痞满、水饮内停。客运五步：初运太宫，二运少商，三运太羽，四运少角，终运太徵。主运五步：初运太角，二运少徵，三运太宫，四运少商，终运太羽。

庚寅年、庚申年，少阳相火司天，厥阴风木在泉。乙庚之岁，金运主之，庚为阳年，故五音建运为太商。金运虽然太过，但为司天相火所克制，故同金运平气之年相似。此二年的年运之气为清凉，它的正常变化是雾露清凉急切，它的反常变化为清肃杀伐、凋谢飘零，它导致的疾病是背闷、胸满。客运五步：初运太商，二运少羽，三运太角，四运少徵，终运太宫。主运五步：初运少角，二运太徵，三运少宫，四运太商，终运少羽。

丙寅年、丙申年，少阳相火是司天之气，厥阴风木是在泉之气。丙辛之岁，水运主之，丙为阳年，故五音建运是太羽。此二年的年运之气为寒冷清肃，它的正常变化是寒凝凄惨、寒风凛冽，它的反常变化是冰雪漫天、霜冻冰雹，它导致的疾病是寒病、身体浮肿。客运五步：初运太羽，二运少角，三运太徵，四运少宫，终运太商。主运五步：初运太角，二运少徵，三运太宫，四运少商，终运太羽。

【解读】

阳明司天之年的后一年就是少阳司天。少阳司天，厥阴在泉。少阳司天的年份是值年的地支逢寅或申，即壬寅、壬申、戊寅、戊申、甲寅、甲申、庚寅、庚申、丙寅、丙申，共计十年。寅年和申年的年运之气都是少阳相火司天，厥阴风木在泉，也就是第三步气乃至上半年的气候都是少阳相火为主，第六步气乃至下半年的气候都是厥阴风木为主。根据岁运特点的差异，可以划分成五组，分别是木运太过（丁壬化木，壬为阳干，故为木运太过）、火运太过（戊癸化火，戊为阳干，故为火运太过）、土运太过（甲己化土，甲为阳干，故为土运太过）、金运太过（乙庚化金，庚为阳干，故为金运太过）、水运太过（丙辛化水，丙为阳干，故为水运太过）。下面将分析各组的运气差异及其疾病特点。

"懊"，懊恼，通俗地讲，就是心烦。"胕"，（1）古同"肤"，皮肤；（2）古同"跗"，足。这两个意思都能解释"胕肿"，皮肤肿或者足部肿。

壬寅、壬申二年是木运太过，五音为太角。它们的主客运运转同步，皆始于太角终于太羽。此二年岁运的五行属性与此二年的在泉之气相同，故称为"同天符"之年。此二年的运气特点是风气鼓动，其化、其变、其病皆与前文木运太过之年相似，可参之。这里补充一点，壬寅、壬申二年导致的疾病除了眩晕、抽搐、振栗外，还可能有胸胁满闷、惊吓。

值年	岁运（大运）	大运特点	客主五运始终				司天	在泉	化	变	病
壬寅、壬申	太角（木运太过）	风鼓	太角（初正）	少徵	太宫	少商 太羽（终）	少阳	厥阴	鸣紊启坼	振拉摧拔	掉眩支胁惊骇
戊寅、戊申	太徵（火运太过）	暑	太徵	少宫	太商	少羽（终）少角（初）	少阳	厥阴	喧嚣郁燠	炎烈沸腾	上热郁、血溢血泄心痛
甲寅、甲申	太宫（土运太过）	阴雨	太宫 少徵	少商	太羽（终）	太角（初）	少阳	厥阴	柔润重泽	震惊飘骤	体重胕肿痞饮
庚寅、庚申	太商（金运太过）	凉	太商 少宫	少羽（终）	少角（初）	太徵	少阳	厥阴	雾露清切	肃杀凋零	肩背胸中
丙寅、丙申	太羽（水运太过）	寒肃	太羽（终）少商	太角（初）	少徵	太宫	少阳	厥阴	凝惨溧冽	冰雪霜雹	寒浮肿

戊寅、戊申二年是火运太过，五音为太徵。此二年的主客运运转不同，客运始于太徵，主运起于少角。戊寅、戊申这两年的岁运为火运太过，与司天之气少阳相火的五行属性相同，故称为"天符"年。这两年的运气特点是暑热，其化、其变、其病皆与前文火运太过之年十分相似，可参之。这里补充一点，戊寅、戊申容易出现热盛于上的状况，导致内部郁血（郁热致血结）、外部溢血（咳血、吐血、鼻衄、皮下出血等）、下部出血（便血、尿血、血热崩漏）、心痛。

甲寅、甲申二年的岁运皆为土运太过，五音为太宫。此二年的主客运运转不同，客运始于太宫，主运始于太角。这两年的运气、作用、异变、所致疾病皆与前文甲辰、甲戌土运太过之年相似，可参之。需要补充的是，此二年湿气偏胜，容易导致身体沉重、足部发肿、痞满、水饮内停等疾病。

庚寅、庚申二年的岁运是金运太过，五音为太商。这两年的主客运运转不一致，客运始于太商，主运始于少角。这两年的岁运虽为金运太过，但受少阳司天之热气和厥阴风木之温气调和，其运气特点与金运平年相似。此二年的运气、正常变化、异变、所致疾病与庚辰、庚戌两年基本一致，可参之。

丙寅、丙申二年的岁运是水运太过，五音为太羽。此二年的主客运运转不一致，客运始于太羽，主运始于太角。这两年的运气、正常变化、异变与丙辰、丙戌二年基本一样。不同的是，这两年所致疾病为寒胜、浮肿，而丙辰、丙戌二年的情况解释了寒导致的病机，即"大寒留于豀谷"。它们的实质都是说寒邪侵体，导致关节腔隙、皮肤受到损害。

凡此少阳司天之政，气化运行先天，天气正，地气扰，风乃暴举，木偃沙飞，炎火乃流，阴行阳化，雨乃时应，火木同德，上应荧惑、岁星。其谷丹苍，其政严，其令扰。故风热参布，云物沸腾，太阴横流，寒乃时至，凉雨并起。民病寒中，外发疮疡，内为泄满。故圣人遇之，和而不争，往复之作，民病寒热疟泄，聋瞑呕吐，上怫肿色变。

初之气，地气迁，风胜乃摇，寒乃去，候乃大温，草木早荣，寒来不杀，温病乃起，其病气怫于上，血溢目赤，咳逆头痛，血崩，胁满，肤腠中疮。二之气，火反郁，白埃四起；云趋雨府，风不胜湿，雨乃零，民乃康。其病热郁于上，咳逆呕吐，疮发于中，胸嗌不利，头痛身热，民愦脓疮。三之气，天政布，炎暑至，少阳临上，雨乃涯。民病热中，聋瞑血溢，脓疮，咳呕，鼽衄渴嚏欠，喉痹目赤，善暴死。四之气，凉乃至，炎暑间化，白露降，民气和平，其病满身重。五之气，阳乃去，寒乃来，雨乃降，气门乃闭，刚木早雕，民避寒邪，君子周密。终之气，地气正，风乃至，万物反生，霿雾以行。其病关闭不禁，心痛，阳气不藏而咳。抑其运气，赞所不胜，必折其郁气，先取化源，暴过不生，苛疾不起。故岁宜咸宜酸辛，渗之泄之渍之发之，观气寒温以调其过，同风热者多寒化，异风热者少寒化。用热远热，用温远温，用寒远寒，用凉远凉，食宜同法，此其道也。有假者反之，反是者，病之阶也。

【语译】

凡逢寅年、申年少阳相火司天的年份，因岁气太过，气候早于时令而到。司天相火之气得其正化之位，在泉厥阴风木之气扰动不宁，大风会突然刮起，草木卧倒，飞沙走石，少阳相火的火热之气大肆流行，下半年气候理应寒冷却因风火之气而变得相对热一些，雨水应时降下，少阳相火司天与厥阴风木在泉相互发生作用，天上与其对应的荧惑星（火星）与岁星（木星）的光芒较强。凡是寅申之岁，其对应的谷物是赤色、青色的。司天之气的特点是严厉，在泉之气的特点是扰动。所以司天之热气与在泉之风气相参而覆布，云雾之气翻滚升腾，太阴湿土之气横行，寒气应时降临，凉雨也会一起到来。人们容易患里寒病，在外会发生疮疡，在内会发生泄泻胀满等病。所以圣人遇到这种年份，就会调和而顺应这种变化，不会跟它抗争。寒热之气，反复发作，人们容易患疟疾、泄泻、耳聋、目瞑、呕吐、胸部气郁胀肿、肤色改变等病。

初之气，主气为厥阴风木，客气为少阴君火，是从上一年在泉之气迁移而来，风气偏盛就会动摇不宁静，主客二气木火相生，寒气于是散去，气候非常温暖，草木提前生长繁荣起来，有时寒气虽然来临，但不能使气温降低。此时容易发生温热病，气郁于上，出血、目赤、咳嗽气逆、头痛、血崩、胁部胀满、皮肤生疮等。二之气，主气是少阴君火，客气是太阴湿土，火气被湿土之气压抑住了，白色云雾四起，云气聚归天空，风气不能克制湿土之气，雨水就会飘零落下，人们的身体会相对安康。这段时间的气候导致的疾病为热郁于上部、咳嗽气逆、呕吐、疮疡发于体内、胸中与咽喉不爽、头痛身热，甚至头昏不清、脓疮等。三之气，主气为少阳相火，客气也是少阳相火，主气和客气相同，火的作用大增，炎暑也就到来了。少阳相火加临，火气太甚，所以雨水就停止了。人们容易患里热、耳聋眼花、出血、脓疮、咳嗽、呕吐、鼻衄、口渴、喷嚏、呵欠、喉痹、目赤等病，容易突然死亡。四之气，主气是太阴湿土，客气是阳明燥金，金气清凉，所以凉气就会到来，炎暑之气间隔出现，白露降下，人们会感觉相对舒服平静。这段时间的气候容易导致的疾病为胀满、身体沉重。五之气，主气是阳明燥金，客气是太阳寒水，阳热之气退却，寒气来到，雨水就会降下，阳气藏闭，坚硬的树木早早地凋零了。人们应当避让寒邪之气，懂得养生的人则饮食有节，起居有常，周密安排。终之气，主气是太阳寒水，客气是厥阴风木，也就是在泉之气主管的时候，风气来到，虽然是寒冬，万物反而有生发的趋势，迷烟雾露时常出现。这段时间的气候容易导致皮肤疏松、心痛、阳气不能收藏、咳嗽等。凡是少阳司天之年，应当克制太过的运气，扶助被制约的气，减少导致郁气的胜气，资助生化之源，使得猝暴太过之气不能产生，重病不发生。所以逢寅、申之年当使用咸味、辛味、酸味药物，以渗、泄、浸泡、发汗等方法进行治疗。要观察气候的寒热变化，以此来调治运气的太过。若年运之气与司天、在泉之气相同，都是风热，就应当用寒凉的药物；若年运之气与司天、在泉之气不相同，就应当较少用寒凉的药物。在炎热季节，要避免多用热性药物；在温暖季节，要避免多用温性药物；在寒冷季节，要避免多用寒性药物；在清凉季节，要避免多用清凉药物。饮食调养也应当遵循这个原则，这是治疗的原则。如果气候有反常变化，就要反其道而行之。如果违背了这些原则，就会产生疾病。

【解读】

壬寅、壬申、戊寅、戊申、甲寅、甲申、庚寅、庚申、丙寅、丙申，这些年份都是少阳相火司天，皆为岁运太过之年。前面已经提到，如果当年的岁运是太过，那么此年的气化会早于天时，也就是我们常说的气候到了而时令未到。司天之气主要反映上半年的气候。上半年，也就是春夏之季，是阳气不断增加的过程，也就是十二消息卦的复卦变至乾卦。上半年是阳气所主，如果司天之气为寒，就会影响万物的正常生长，故上半年的司天之气为温、为热才容易促进万物生长。"天气正"，意指少阳、相火司天之年，主客气的第三气都是少阳相火值令。"地气扰"，意指少阳、相火司天之年的在泉之气是厥阴风木，风木之气主动。风气大行，则可能出现大风，导致树木倒地，黄沙凌空。火热之气主令，则炎热流行。上半年的太阴湿土之气和少阳相火之火气布化，湿热交织，雨水应时降下。火气与风气值令布政，在天上对应五行属火的荧惑星和五行属木的岁星。少阳司天之年适合颜色为红（丹）和青（苍）的岁谷生长。丹谷，五行属火，得司天之少阳火气，故生长良好；苍谷，五行属木，得在泉之厥阴风木之气，故生长良好。司天之气为少阳相火，相火主热，布炎火之政；在泉之气为厥阴风木，风气主动，行扰动之令。火气与风气布化，如逢湿气、水气来复火主令之时，则阴雨漫天，寒气就会应时到来，清凉的雨水就会降下。火热之气耗伤人体之气，加之寒湿复气或主令，则人体容易出现内寒而外热的情况。在这样的气候条件下，人们容易里寒而出现泄泻、腹部胀满，外热而发生疮疡。"圣人"，或指懂得养生之人，或是医者，他们遇到这种寒热交杂的气候就会选择使用和法，调和寒热、虚实、表里。寒与热的盛衰变化是少阳司天的主旋律。人们如果不调和寒热，则容易出现发热、怕冷、疟疾、泄泻、耳聋、眼花、呕吐等病症。寒与热交织在人体上部，则易有颜面肿、色泽变化不定的现象。

"佛"，郁，即愤懑；心情不舒畅。《说文解字》说："佛，郁也。""愦"，昏愦，昏乱，糊涂。

根据原文，我们将少阳司天六气的客主加临的模式绘图如左。少阳司天之年的客气第一气少阴君火是从上一年阳明司天之年的在泉之气迁转而来的，也就是说，火气从去年的年末持续到今年的第一气。按照图中所示，少阳司天之年的初之气的主气是厥阴风

少阳司天六气的客主加临图

木，客气是少阴君火，木火二气相求，加之少阳司天之年的岁运皆为太过（岁运太过则气化早于天时而至），故气候十分温暖。风气偏胜，火气值令，初之气的温热之气祛除了寒冬之气，使草木提早生长，即使出现制约偏胜之气的复气，寒气也不会对草木生长有很大的影响。风气为温，君火之气属火，火热相加，温热病就容易发生，导致气郁于上，血液外溢——口鼻出血、目赤、咳嗽、气逆、头痛、血崩、胁部胀满、皮肤生疮等。

少阳司天之年的二之气的主气是少阴君火，客气是太阴湿土，客气胜主气，雨湿之气可制约火气。雨湿之气带来白云四起，阴雨聚起，风气不能胜湿气，故雨霖霖。因雨湿之气制约了火气，不像初之气主令之时那样火热，故人们感觉会相对舒服。二之气的客气虽可以制约主气，但是，由于火性炎上，火气被抑，一旦爆发，则人们容易热郁于上部，导致咳嗽、气逆、呕吐、疮疡生于体内、胸中与咽喉不爽、头痛身热，甚至头昏不清、脓疮等。

少阳司天之气的三之气（司天之气当令）的主气是少阳相火，客气亦是少阳相火，二气同性，皆为热气，则此段时间的气候比平常炎热。炎暑之气占有绝对优势，雨水就不会像二之气主令之时那样多了。火热之气易往外、往上运动。身体的孔窍是火热之气的出口，如果不能及时排除身体的火热之邪，则人体气血被扰动，身体出现不适，严重的甚至死亡。在主客气皆为少阳相火值令的时间段内，人们容易患内热，出现耳聋、眼花、脓肿、疮疡、咳嗽、呕吐、鼻衄、口渴、目赤等疾病，容易突然死亡。

三之气的热气强势在四之气主令的时候将会得到很大改善。少阳司天的四之气的主气是太阴湿土，客气是阳明燥金，湿气与凉气皆为阴，故此段时间的气候比较清凉。三之气少阳相火所余的炎暑之气在四之气的凉湿之气的攻伐下会不断减少，但仍可能出现炎暑之气的突袭。因寒胜热，热气散去，寒气增加，故有白露出现。相对于三之气主令时的酷热难耐，人们在四之气主令的时间段内会感觉相对舒适平静。因这段时间内为凉湿之气偏胜，故人们容易患腹胀、腹满、身体沉重等疾病。

少阳司天的五之气的主气是阳明燥金，客气是太阴湿土，二者同为阴，寒湿之气偏胜。在图中我们可以发现，五之气的主客气和四之气的主客气相同，只是主客位置不同，但主客气的属性皆为阴。五之气本就是阴气不断增加的时间段，加上有四之气的凉湿之气扫荡，故此段时间内火热之气已是日落西山了，到了寒气布政施令的时候了。寒湿之气到来，雨水就会应时降下。天地间阳气已虚，故草木比平常早一些凋亡，人们需要注意回避寒邪，懂得养生的人会注意防寒保暖。

少阳司天的终之气的主气是太阳寒水，为阴、为寒，客气是厥阴风木，为阳、为暖。风木的煊和之气流行于寒冬时节，故气候不会那么寒冷，反而比较温暖。草木在此期间本应凋亡反而又萌芽生长了。因风气主动，故此段时间可能有烟雾。在这样的气候条件下，人们容易出现阳气不能正常入藏的情况，容易导致皮肤疏松，出现心痛、咳嗽等疾病。

无论值年运气导致的疾病是多么的五花八门，其治疗原理如一，即"抑其运气，赞所不胜，必折其郁气，先取化源"，应当抑制太过的运气，扶助被制约的气；减少导致郁气的胜气，资助生化的源头，使得猝暴太过之气不能产生，重病不会发生。只要根据运气的特点提早预防，就不容易受运气极端变化的影响。所以，逢寅、申之年应当使用咸味、辛味、酸味药物，以渗、泄、浸泡、发汗等方法进行治疗。要根据气候的寒热变化来调治药量，避免太过。如果年运之气与司天、在泉之气相同，都是风热，就应当用寒凉的药物；如果年运之气与司天、在泉之气不相同，那就应当少用寒凉的药物。要根据不同人的实际寒热情况进行特殊化治疗，如果病人感受了风热之邪，则多使用得寒凉之气的药物；如果不是感受了风热之邪而是其他六淫，则不可滥用寒凉之剂。

帝曰：善。太阴之政奈何？岐伯曰：丑未之纪也。

太阴　少角　太阳　清热胜复同，同正官。丁丑　丁未　其运风清热。

少角初正　太徵　少宫　太商　少羽终

太阴　少徵　太阳　寒雨胜复同。癸丑　癸未　其运热寒雨。

少徵　太宫　少商　太羽终　太角初

太阴　少宫　太阳　风清胜复同，同正宫。己丑太一天符　己未太一天符　其运雨风清。

少宫　太商　少羽终　少角初　太徵

太阴　少商　太阳　热寒胜复同。乙丑　乙未　其运凉热寒。

少商　太羽终　太角初　少徵　太宫

太阴　少羽　太阳　雨风胜复同，同正宫。辛丑同岁会　辛未同岁会　其运寒雨风。

少羽终　少角初　太徵　少宫　太商

张其成全解黄帝内经·素问

【语译】

黄帝说：说得好。太阴湿土司天之年的运气是怎样的呢？岐伯说：太阴湿土司天就是地支是丑或未的年份。

丁丑年、丁未年，这两年天干都是丁，丁壬之岁，木运主之，丁为阴年，为木运不及之年，故五音建运为少角。木运不及，故克木之金的清气就很旺，为胜气；清气太胜，则克金的火热之气就会来复，为复气，胜气、复气程度大致相同。木运不及，无力制土，但逢司天湿土之气主政，故运气同土运平气之年相似。这两年的年运之气为风，胜气为清气，复气为火热之气。客运五步：初运少角（客运与主运之气同步，运气得正化），二运太徵，三运少宫，四运太商，终运少羽。主运五步与客运相同，始于少角，终于少羽。

癸丑年、癸未年，这两年的天干都是癸，戊癸之岁，火运主之，癸为阴年，为火运不足之年，故五音建运为少徵。火运不及，故克火之水的寒气就太胜，胜气太过，则克水之土的雨湿之气就会来复，胜气、复气程度大致相同。这两年的年运之气为热，胜气为寒气，复气为雨湿大。客运五步：初运少徵，二运太宫，三运少商，四运太羽，终运少角。主运五步：初运太角，二运少徵，三运太宫，四运少商，终运太羽。

己丑年、己未年（甲己之岁，土运主之，丑、未二年的年支为土运，与岁运五行相同，太阴湿土之气司天，年运、年支、司天之气的五行属性都相同，故此二年同为太一天符），这两年的天干是己，甲己为土运，己为阴年，故五音建运为少宫。土运不及，则克土之木的风气就旺盛，为胜气；胜气太过，则克木之金的清气就会来复。胜气、复气程度大致相同。年运的土运虽然不及，但得司天太阴湿土之气相助，故这两年的运气与土运平气之年相似。这两年的年运之气为雨，胜气为风气，复气为清气。客运五步：初运少宫，二运太商，三运少羽，四运太角，终运少徵。主运五步：初运少角，二运太徵，三运少宫，四运太商，终运少羽。

乙丑年、乙未年，天干都是乙，乙庚之岁，金运主之，乙为阴年，为金运不足，故五音建运为少商。金运不及，则克金之火的热气就旺盛，为胜气；胜气太过，则克制火之水的寒气就会来复，胜气、复气程度大致相同。这两年的年运之气为凉气，胜气为热气，复气为寒气。客运五步：初运少商，二运太羽，三运少角，四运太徵，终运少宫。主运五步：初运太角，二运少徵，三运太宫，四运少商，终运太羽。

辛丑年、辛未年（丙辛之岁，水运主之，年支丑、未为土运，此二年的司天之气为太阴湿土之气，在泉之气为太阳寒水之气，年支的五行与在泉之气相同，故为同岁会）。丙辛为水运，辛为阴年，故五音建运为少羽。水运不及，克水之土的雨气就旺盛，为胜气；胜气太过，则克土之气的风木之气就会来复，胜气、复气程度大致相同。水运不及，加上司天之气为土，进一步克制水，则土兼水化，土运得政，故与土运平气之年相似。此二年的年运之气为寒气，胜气为雨湿之气，复气为风。客运五步：初运少羽，二运太角，三运少徵，四运太宫，终运少商。主运五步：初运少角，二运太徵，三运少宫，四运太商，终运少羽。

【解读】

少阳相火司天之年的下一年就轮到了太阴司天了。我们在谈某一年是某气司天的时候，是针对客气而言，而不是主气。前面已经说过，主气主静，运转顺序是一定的。太阴湿土之气司天，则太阳寒水之气在泉。太阴司天的年份是值年的地支逢丑或未，即丁丑、丁未、癸丑、癸未、己丑、己未、乙丑、乙未、辛丑、辛未，共计十年。根据岁运特点的差异，我们可以将此十年划分成五组，分别是木运不及（丁壬化木，丁为阴干，故为木运不及）、火运不及（戊癸化火，癸为阴干，故为火运不及）、土运不及（甲己化土，己为阴干，故为土运不及）、金运不及（乙庚化金，乙为阴干，故为金运不及）、水运不及（丙辛化水，辛为阴干，故为水运不及）。凡是丑年、未年，都是太阴湿土司天，太阳寒水在泉，也即这一年的第三步气乃至上半年的气候都是太阴湿土，第六步气乃至下半年的气候都是太阳寒水。下面将分析各组的运气差异及其疾病特点。

通过下面的表格，我们可以发现，太阴司天之年的大运特点和阳明司天之年的大运特点几乎一样，我们可以参考一下。

太阴司天之年运气特点一览表

值年	岁运（大运）	大运特点	客主五运始终	司天	在泉
丁丑、丁未	少角（木运不及）	风清热	少角（初正） 太徵 少宫 太商 少羽（终）	太阴	太阳
癸丑、癸未	少徵（火运不及）	热寒雨	少徵 太宫 少商 太羽（终） 太角（初）	太阴	太阳
己丑、己未	少宫（土运不及）	雨风清	少宫 太商 少羽（终） 少角（初） 太徵	太阴	太阳
乙丑、乙未	少商（金运不及）	凉热寒	少商 太羽（终） 太角（初） 少徵 太宫	太阴	太阳
辛丑、辛未	少羽（水运不及）	寒雨风	少羽（终） 少角（初） 太徵 少宫 太商	太阴	太阳

丁丑、丁未二年的岁运是木运不及，它们就是《五常政大论》中所说的委和之纪。木不及，按照五行生克的关系来说，则木不制土，土反侮之；金本克木，如木不及则克甚。加上此二年的司天之气亦为土气，故岁运与土运平气之年相似。此二年的岁运之气是风，金之清气为胜气，制约金之清气的热气为复气，故其运气特点为多风、清凉、火热。木运不及的这两年的主客运运转皆起于少角，终于少羽。

癸丑、癸未二年的岁运是火运不足。火不及，则水乘之，故此二年的胜气是寒气，制约水气的土气是复气，岁运的特点就是热、寒、雨。此二年的客运始于少徵，而主运起于太角，二者不同步。

己丑、己未二年的岁运是土运不及，不仅与司天之气太阴湿土的五行属性相同，还与此二年的地支丑、未的五行属性相同，故称为太一天符之年。此二年虽为土运不及，但得司天之湿土之气相助，又逢地支五行属土，故可补不足，构成土运平气。虽然此二年是太一天符之年，可构成土运平气，但这只是部分地调和土运不足，并不是说此二年就是土运平气，也不是说风木不再乘克于土湿上。这两年中，风气为胜湿之气，清气为制风之气，运气特点为雨湿、多风、清凉。此二年的客运起于少宫，主运起于少角。

乙丑、乙未二年的岁运是金运不及，主运起于太角。金不及，则火乘克之。此二年的胜气是热气，制约热气的寒水之气为复气。此二年的运气特点为清凉、火热、寒冷。

辛丑、辛未二年为水运不及之年，其主运始于少角。水不及，则土乘克之。虽然此二年是水运不及，但逢太阳寒水之气在泉，在一定程度上可以补其不足，构成相对水运平气。因此二年的岁运为不及，又与在泉之气的五行相同，故称为同岁会。虽有在泉之气的相助，但土气依然克制水气，故此二年的胜气是雨湿之气，制约雨湿之气的风气是复气，此二年的运气特点为寒冷、雨湿、多风。

凡此太阴司天之政，气化运行后天，阴专其政，阳气退辟，大风时起，天气下降，地气上腾，原野昏霿，白埃四起，云奔南极，寒雨数至，物成于差夏，民病寒湿腹满，身䐜愤，胕肿痞逆，寒厥拘急。湿寒合德，黄黑埃昏，流行气交，上应镇星、辰星。其政肃，其令寂，其谷黅玄。故阴凝于上，寒积于下，寒水胜火，则为冰雹，阳光不治，杀气乃行。故有余宜高，不及宜下，有余宜晚，不及宜早，土之利，气之化也，民气亦从之，间谷命其太也。

初之气，地气迁，寒乃去，春气正，风乃来，生布万物以荣，民气条舒，风湿相薄，雨乃后。民病血溢，筋络拘强，关节不利，身重筋痿。二之气，大火正，物承化，民乃和，其病温厉大行，远近咸若。湿蒸相薄，雨乃时降。三之气，天政布，湿气降，地气腾，雨乃时降，寒乃随之，感于寒湿，则民病身重胕肿，胸腹满。四之气，畏火临，溽蒸化，地气腾，天气否隔，寒风晓暮，蒸热相薄，草木凝烟，湿化不流，则白露阴布，以成秋令。民病腠理热，血暴溢，疟，心腹满热胪胀，甚则胕肿。五之气，惨令已行，寒露下，霜乃早降，草木黄落，寒气及体，君子周密，民病皮腠。终之气，寒大举，湿大化，霜乃积，阴乃凝，水坚冰，阳光不治。感于寒则病人关节禁固，腰脽痛，寒湿推于气交而为疾也。必折其郁气，而取化源，益其岁气，无使邪胜，食岁谷以全其真，食间谷以保其精。故岁宜以苦燥之温之，甚者发之泄之。不发不泄则湿气外溢，肉溃皮拆而水血交流。必赞其阳火，令御甚寒，从气异同，少多其判也，同寒者以热化，同湿者以燥化，异者少之，同者多之，用凉远凉，用寒远寒，用温远温，用热远热，食宜同法。假者反之，此其道也，反是者病也。

凡是丑、未年太阴湿土司天的运气情况，都是岁运气化不及，气候晚于时令到来。太阴湿土司天，太阳寒水在泉，同属阴气，所以阴气取得支配地位，阳气退避，有时会有大风兴起。司天的湿土之气下降，在泉的寒水之气升腾，田野雾气昏暗，白色云气四起，云气向南方奔赴。因为太阴湿土之气与太阳寒水之气主令，所以寒雨频繁降下，本应该在夏天成熟的作物要到夏末秋初才会成熟。人们容易患寒湿、腹部胀满、身体肿胀、足部肿、痞满气逆、寒气厥逆、筋脉拘急痉挛等病。湿气与寒气互相影响而产生协同作用，土气、水气相互配合导致全年天气比较昏暗，二气相持于气交之处，在天上表现为镇星（土星）、辰星（水星）的光芒比较强。司天之气的特点是严肃，在泉之气的特点是寂静，得岁气之谷呈黄色和黑色。因为司天之阴气凝集，在泉之寒气积聚，寒水之气克制火气，就可能导致冰雹出现。阳光不能发挥作用，阴寒肃杀之气就会大行。所以，太过之年应当在较高的田地种植谷物，不及之年则应当在较低的田地种植谷物；太过之年应当稍晚播种，不及之年应当趁早播种。要根据土地的条件和气候的变化来决定。

人体之气也必须遵循这一原则，间谷则是借太过之年的间气得以成熟的。

初之气，主气是厥阴风木，客气也是厥阴风木，是上一年在泉之气迁移退位而来。太阳寒水之气退去，故春天降临，春风吹来，遍布生机，万物因此萌生、繁荣，人们会感到相对顺畅舒适。这时风气和湿气相互作用，降雨会推后。人们容易患出血、筋络拘急强直、关节活动不利、身体沉重、筋痿等病。二之气，主气是少阴君火，客气亦是少阴君火，主客二气五行属性相同，故火气正旺，万物因火气而生化旺盛，人们也会感觉相对平安健康。它导致的疾病为温热病、疫疠大行，无论远近，患者症状皆同。湿气与热气交集，雨水就会应时降下。三之气，主气为少阳相火，客气为太阴湿土，太阴湿土是司天之气，湿气降下，地气升腾，雨水应时降下，寒气随之而来。人们容易感受寒湿之邪，故容易患身体发重、下肢浮肿、胸腹胀满等病症。四之气，主气是太阴湿土，客气是少阳相火，相火加临于主气之上，湿热之气化合，在泉的太阳寒水之地气开始升腾。火水未济，天气阻断不通，早晚有寒风吹来。热气与寒气相互作用，烟雾凝集于草木之上，湿气的气化不能运行，则雾露散布，成为秋季收成之令。人们容易患皮肤腠理发热、突然大出血、疟疾、心腹胀满烦热、腹壁水肿等疾病，严重的则会肌肤浮肿。五之气，主气是阳明燥金，客气也是阳明燥金，凄惨寒凉之气流行，寒露降下，严霜也早早降下，草木萎黄凋落，寒气入侵人体，所以，善于养生的人就会注意保暖防寒。这时人们容易患皮肤、腠理等部位的疾病。终之气，主气是太阳寒水，客气也是太阳寒水，寒气大起，湿气大化，霜就会聚积，阴气就会凝结，水结成坚冰，阳光不能发挥作用。人们容易感受寒邪，容易患关节屈伸障碍、活动不灵、腰椎疼痛等病，这是由于寒气、湿气相持于气交之处所导致的。凡是太阴湿土司天之年，必须减少偏胜之气，资助不胜之气的生化之源，补益不及的岁气，避免邪气过胜，食用得岁气的谷类来保全真气，食用得间气的谷类来保养精气。所以，这样的年份适合用苦味去燥湿，用温性来祛寒，严重的则要使用发汗、通泄的方法。如果不用发汗、通泄的方法，湿气就会向外溢出，导致肌肉溃烂、皮肤破裂且有脓水和血液渗出。必须扶持阳热之气，使阳热之气能够防御太盛的寒邪，根据运气的同和异，来决定使用药物的多少。如果岁运与岁气同为寒性，应当使用热性药物化寒；如果岁运与岁气同为湿气，应当使用燥性药物化湿。如果岁运与岁气不相同，就要少用温、燥药物。相反，如果岁运与岁气相同，就要多用温、燥药物。在清凉季节，要避免多用清凉药物；在寒冷季节，要避免多用寒性药物；在温暖季节，要避免多用温性药物；在炎热季节，要避免多用热性药物。饮食调养也应当遵循这个原则。如果气候出现反常变化，就要反其道而行之。若违背了这一原则，就会导致疾病的发生。

【解读】

丁丑、丁未、癸丑、癸未、己丑、己未、乙丑、乙未、辛丑、辛未，这些年份都是太阴湿土之气司天，皆为岁运不足之年。正如前文所言，如果当年的岁运是不及的，那么此年的气化会迟于天时，也就是我们常说的气候未到而时令已到。通过对太阴湿土司天之年的六气主客加临情况的分析，我们可以很清楚地看到，除了三之气、四之气主客颠倒以外，这些年份的其余四气的主客气运转基本一致。这意味着太阴司天之年六气客主同气相加，也就是说激烈的寒热斗争情况较少。从全年的司天之气和在泉之气的情况来说，雨湿之气和寒水之气强势，阳气不敌而退避。"辟"，通"避"，避开、回避之义。初之气时，厥阴风木之气大行，故大风时有。司天湿土之气为阴，往下降，太阳寒水之地气亦为阴，往上泛腾，雨湿在上而寒水居下，故大地上的天空是昏暗朦胧，白色的水雾四起，肆虐长夏，寒雨频繁下降。三之气，雨湿在上而制火，阳气被制，不利于万物的正常生长，故万物的成熟推后，到了四之气客气少阳相火之气主令时才会有所改善。"差夏"中的"差"，通"蹉"，晚于时间。

"霿"，音"méng"，段玉裁解释："《开元占经》引郗萌曰：在天为蒙，在人为雾，日月不见为蒙，前后人不相见为雾。按霿与霿之别，以郗所言为确。许以霿系天气，以霿系地气。亦分别井然。大氐霿下霿上，霿湿霿干。霿读如务，霿读如蒙。霿之或体作雾，霿之或体作蒙。不可乱也。"总而言之，霿，意指天气不明朗，昏暗。

人们在这样的气候条件下容易感受寒湿之邪而发病，患腹部胀满、身体肿胀、浮肿、痞、呕逆、寒厥、手足拘急等疾病。司天之湿气和在泉之寒气同属阴，德化作用一致，也就是司天之气

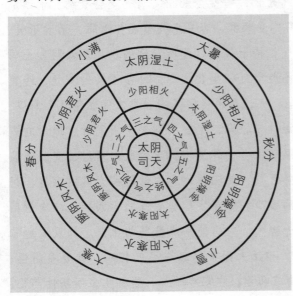

太阴司天六气的客主加临图

的五行属土为黄，在泉之气的五行属水为黑，二者相互作用，故天色昏暗，气候寒湿。司天之土气和在泉之寒气交织，持续于气交处（天地之间），在天上对应五行属土的镇星和五行属水的辰星。太阴司天之年为湿，为寒凝，抑制了火气的升发，故其布政的特点是清肃、寒冷，其行令特点是寂静。当然，虽说太阴司天之年寒湿之气占据优势，有碍万物生长，但这并不意味着这些年份的气候就像寒冬一般，也不意味着万物不能生长。太阴司天之年的岁谷颜色为黄，为玄。因雨湿之气司天，寒水之气在泉，二者同为阴，可加强对火热之气的克制，火热之气不能行令，故有可能出现冰雹，肃杀之气大行。

前文的《五常政大论》说过："地有高下，气有温凉，高者气寒，下者气热。"意思是说，在其他条件一样的情况下，如果地的高低不同，那么气候也是有差异的。高的地方气温比较低，低的地方气温比较高，也就是现在地理学知识告诉我们的，海拔每升高 100 米，气温下降 0.6 摄氏度。"有余宜高，不及宜下，有余宜晚，不及宜早"，此话本义是解释农事活动的。"有余"，即运气太过之年，气化作用早于天时而至，故人们可以在海拔更高的土地上种植农作物，还要种得晚一些。"不及"，即岁运不足之年，气化作用晚于天时到来，故人们只能在海拔低一些的地方种植农作物，而且要种得早一些。农作物的生长有一定的时长，气候偏温暖则生长迅速，气候偏寒冷则生长相对缓慢。岁运有余之年，因气化较早，作物生长较快，故在播种的时候要晚一些；岁运不足之年，因气化较晚，作物生长成熟需要更长的时间，故在播种的时候需要早一些。无论气有余还是不足，我们都可以通过土气的帮助，加上播种时间的调整，确保当年的收成不会出现太大的出入。这些都是古代劳动人民的智慧所在，即使在今天的中华大地上，许许多多的农民也仍在沿用着这些经验。不止农事活动要遵循"有余宜高，不及宜下，有余宜晚，不及宜早"，人们在日常生活中也要注意气候的寒热变化，及时调整自己的居处。太阴司天之年也有得

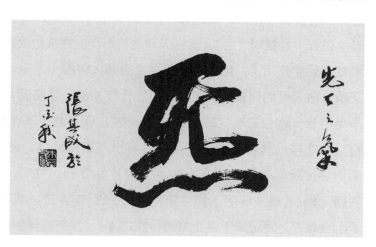

间气资助而生长较好的间谷。

太阴司天之年的初之气客气厥阴风木是上一年（少阳司天之年）的在泉之气迁转过来的，也就是说，上一年末的风气会继续。风木之气为暖，故有利于化解寒冷。初之气的主气和客气皆为厥阴风木，为春暖之气，故和风习习，应时而来。万物得春气之助，皆得以生化正常，生长繁荣，人们在这样的气候条件下也会感觉十分舒畅。因风气胜湿气，初之气的气候温暖，妨碍了司天湿土之气的作用，所以说这段时间的降雨相对较少，雨期推迟。人们在此运气条件下容易患出血、经脉拘急强直、关节屈伸不利、身体困重、筋结痿弱等疾病。

太阴司天之年的二之气的主气是少阴君火，主热；客气亦为少阴君火，亦主热，二火叠用，所以说"大火正"。火在物化中主长，万物在二之气少阴君火所主时间段内生长较好，人们也会感觉比较平和。因二火主令，火热之气大为流行，利于传染病菌的生长，所以容易导致人们患温热之疾，感受疫疠之气。我们都知道，疫疠之气是具有传染性的，可以导致许多人同时发病，甚至死亡，因此具有很大的危害性，比如2003年的"非典"。二之气的火热之气虽势大，但越临近三之气，其势越被压制，因为三之气为雨湿之气。火热之气与雨湿之气交争，使雨水增多。

太阴司天之年的三之气（司天之气）的主气是少阳相火之气，客气是太阴湿土之气。司天之湿气布政行令，在泉之寒气也在三之气末交接，湿、寒同为阴，故雨水降下较多。三之气主令的时候，寒湿之气流行，人们容易感受寒湿之邪而出现身体沉重、皮肤肿胀、胸腹胀满等症状。

太阴司天之年的四之气的主气是太阴湿土之气，主湿，客气是少阳相火，主热，热与湿相互作用，湿热交蒸，就像蒸馒头一样。"否"，堵塞，不能交通。《易经》中有一卦就叫"否"，意指天地之气不交。在泉的太阳寒水之气在四之气的时候就开始起作用了，加上少阳相火之热和太阴湿土之湿，故这段时间之内寒热湿交杂。白天可能比较热，晚上却可能比较寒凉，早晚温差比较大，这样一来，看不见的湿气就会被寒气冻结而成雾成露，草木被笼罩在烟雾迷蒙之中，秋令大行。在这样的气候条件下，人们容易出现肌肤发热、突然出血、疟疾、胸腹胀满烦热、腹部膨胀等疾病，甚至全身皮肤浮肿。"胕"，音"心"，与"肤"音不同而义同。《说文解字》说"胕"是皮。《广韵》进一步说："腹前曰胕。"《抱朴子·至理卷》还记录了淳于意的治疗之术："淳于能解胕以理脑。"

太阴司天之年的五之气从秋分前后开始用事。五之气的主气是阳明燥金之凉气，客气也是阳明燥金之凉气，二气同属阴，主凉，行凄惨、肃杀之令，加上在泉之气太阳寒水的影响，所以天气比较寒冷，寒凉之气凝结而成霜露。这样的气候会导致大地一片凄惨之状，草木枯黄凋落，寒露时有。在这种寒气大行的气候条件下，人们容易感受寒邪，所以懂得养生之人会在饮食起居方面注意保暖御寒。寒主收引，容易损耗人体的阳气，导致人们外感风寒而出现咳嗽、发热、恶寒等症状。

太阴司天之年的终之气的主气和客气都是太阳寒水，二者皆为阴，主寒，二寒叠用，所以寒气大行于天地，也就是说，终之气所主时间段是全年寒气最盛的时候，而且此年很可能会比其他六气司天之年的冬天更加寒冷。前面四之气和五之气积攒的寒湿之气会在终之气主令的时候有很大的加成，这样一来寒气更甚，阳气衰微，很可能霜雪漫天，阴云凝布，流水冰结。寒湿持续于天地之间，人们在这样的气候条件下容易感受寒邪，出现关节屈伸困难、腰椎疼痛等病症。这里我们可以进一步了解寒邪的一些特性。寒邪为阴邪，易伤阳气。阴盛则寒，感受寒邪，最易损伤阳气。身体"得温则行，得寒则凝"。寒邪妨碍人体气血津液的正常运行，导致气血凝滞阻塞而不通。一旦不通，则可能出现疼痛，例如痹证之"痛痹"。寒性收引，寒邪入侵，机体的气机收敛，腠理闭塞，经络筋脉收缩而挛急。

通过分析六气的变化，我们可以发现，太阴司天之年寒湿之气比较强势。在这样的年份中，对于养生和疾病治疗来说，必须资助被寒湿之气压制的阳火之气，也就是说，要补岁运不足之气，以此来调节胜气，避免寒湿之气太过而致病。在饮食方面，要食用得间气而成的间谷和得岁气而成的岁谷，保持身体的健康。寒湿之气肆虐的太阴司天之年，治疗疾病适合以苦味之药燥湿，以温热之药化湿。如果寒湿之气太甚，则需要用发汗之药、通泄之药。如果不发汗，也不通泄，寒湿之气就容易泛滥于肌肤，导致肌肉溃烂、皮肤损坏。如果寒湿之气大行，阳火之气衰微，就需要资助不胜的阳火之气，以此来化解阴寒之气。此外，还要根据寒湿之气的多少来调配药方、药量。如果感受在泉太阳寒水之气而发寒病，则需要用温热性质的药物来驱寒；如果感受司天太阴湿土之气而发湿病，则需要用苦温性质的药物来燥湿。也就是说，如果不是感受太阴司天之年的寒湿之气偏胜而病（比如感受复气的热气为病，或者有的太阴司天之年因有岁运相助而不是那样寒湿，反而比较热），则酌情少量使用寒凉之药；如果是因感受寒湿之邪气而病，则需要提高温、苦之药的使用量。

帝曰：善。少阴之政奈何？岐伯曰：子午之纪也。

少阴　太角　阳明　壬子　壬午　其运风鼓，其化鸣紊启拆，其变振拉摧拔，其病支满。

太角初正　少徵　太宫　少商　太羽终

少阴　太徵　阳明　戊子天符　戊午太一天符　其运炎暑，其化暄曜郁燠，其变炎烈沸腾，其病上热血溢。

太徵　少宫　太商　少羽终　少角初

少阴　太宫　阳明　甲子　甲午　其运阴雨，其化柔润时雨，其变震惊飘骤，其病中满身重。

太宫　少商　太羽终　太角初　少徵

少阴　太商　阳明　庚子同天符　庚午同天符　同正商其运凉劲，其化雾露萧飋，其变肃杀凋零，其病下清。

太商　少羽终　少角初　太徵　少宫

少阴　太羽　阳明　丙子岁会　丙午　其运寒，其化凝惨溧冽，其变冰雪霜雹，其病寒下。

太羽终　太角初　少徵　太宫　少商

【语译】

黄帝说：说得好。少阴君火司天之年的运气情况是怎样的呢？岐伯说：岐伯说：少阴君火司天的年份就是地支是子和午的年份。子年和午年都是少阴君火司天，阳明燥金在泉。

壬子年、壬午年，这两年都是少阴君火司天，阳明燥金在泉，但这两年的天干是壬。丁壬之岁，木运主之，壬为阳年，为木运太过，故五音建运为太角。这两年的年运之气为风气鼓动，它的正常变化为风声鸣响、万物开启，它的反常变化为大风震撼，摧折拔起，它导致的疾病为胸胁胀满。客运五步：初运太角（客运与主运之气相同，同为太角，气得正化），二运少徵，三运太宫，四运少商，终运太羽。主运五步与客运相同，始于太角，终于太羽。

戊子年、戊午年（戊癸之岁，火运主之，戊为阳年，为火运太过，子、午二年为少阴君火司天，戊子年岁运与司天之气同为火，故为天符；戊午年的年支午为火，岁运、年支、司天之气皆为火，故为太一天符），这两年的天干是戊。戊癸为火运，戊为阳年，为火运太过，故五音建运为太徵。此二年的年运之气为炎火暑热，它的正常变化为酷热、郁蒸，它的反常变化为炎火沸腾，它导致的疾病为上部发热、出血。客运五步：初运太徵，二运少宫，三运太商，四运少羽，终运太角。主运五步：初运少角，二运太徵，三运少宫，四运太商，终运少羽。

甲子年、甲午年，这两年的天干是甲，甲己之岁，土运主之，甲为阳年，为土运太过，故五音建运为太宫。此二年的年运之气为阴雨绵绵，因为土为湿，湿气大。它的正常变化为濡润，经常下雨；它的反常变化是雷霆震撼，疾风骤雨。它容易导致的疾病是腹中胀满、肢体沉重。客运五步：初运太宫，二运少商，三运太羽，四运少角，终运太徵。主运五步：初运太角，二运少徵，三运太宫，四运少商，终运太羽。

庚子年、庚午年（此二年为少阴君火司天，阳明燥金在泉，且与年运的五行属性相同，故为同天符），这两年的天干是庚，乙庚之岁，金运主之，庚为阳年，为金运太过，故五音建运为太商。金运之气虽然太过，但是被司天之气少阴君火所克制，所以此二年的运气同金运平气之年相似。这两年的年运之气为清凉劲急，它的正常变化是雾露萧瑟，它的反常变化是肃杀凋零，它容易导致的疾病为清泄、下肢清凉。客运五步：初运太商，二运少羽，三运太角，四运少徵，终运太宫。主运五步：初运少角，二运太徵，三运少宫，四运太商，终运少羽。

丙子年（丙子年的年支五行属性为水，与岁运相同，故此年为岁会年）、丙午年，这两年的天干是丙，丙辛之岁，水运主之，丙年为阳年，为水运太过，故五音建运为太羽。水为寒冷，所以这两年的年运之气为寒，它的正常变化为寒凝惨淡、寒风凛冽，它的反常变化为冰雪霜雹，它容易导致的疾病是寒气在下、下部寒冷。客运五步：初运太羽，二运少角，三运太徵，四运少宫，终运太商。主运五步：初运太角，二运少徵，三运太宫，四运少商，终运太羽。

少阴司天之年是值年的地支逢子或午。根据岁运五行差异，可以划分成五组，分别是木运太过（丁壬化木，壬为阳干，故为木运太过）、火运太过（戊癸化火，戊为阳干，故为火运太过）、土运太过（甲己化土，甲为阳干，故为土运太过）、金运太过（乙庚化金，庚为阳干，故为金运太过）、水运太过（丙辛化水，丙为阳干，故为水运太过）。下面将分析各组的运气及其疾病特点。通过比较六气司天之年的不同岁运，我们可以发现，少阴司天之年的岁运特点和前文少阳司天之年和太阳司天之年的岁运特点是大同小异，其原因大概是岁运相同，故其德化、异变、所致疾病相似。只有岁运是木运之年的五运主客的始终才是同步的，根据岁运的太过和不及的不同，或皆起于太角终于太羽，或皆起于少角终于少羽。

少阴司天之年运气特点一览表

值年	岁运（大运）	大运特点	客主五运始终	司天	在泉	化	变	病
壬子、壬午	太角（木运太过）	风鼓	太角（初正） 少徵 太宫 少商 太羽（终）	少阴	阳明	鸣紊启拆	振拉摧拔	支满
戊子、戊午	太徵（火运太过）	炎暑	太徵 少宫 太商 少羽（终）少角（初）	少阴	阳明	暄曜郁燠	炎烈沸腾	上热血溢
甲子、甲午	太宫（土运太过）	阴雨	太宫 少商 太羽（终） 太角（初）少徵	少阴	阳明	柔润时雨	震惊飘骤	中满身重
庚子、庚午	太商（金运太过）	凉劲	太商 少羽（终） 少角（初）太徵 少宫	少阴	阳明	雾露萧瑟	肃杀凋零	下清
丙子、丙午	太羽（水运太过）	寒	太羽（终） 太角（初） 少徵 太宫 少商	少阴	阳明	凝惨凓冽	冰雪霜雹	寒下

壬子、壬午二年的岁运为木运太过，即五音为太角，其岁运的五行为木，在天为风。风木之气主动，故此二年的正常变化、异变都带有风善动的特性。具体的解释可以参考译文和前文相关解读。需要补充一点，此二年所致的疾病是胸胁支满，也就是肝气有碍。这两年五运主客运的运转皆起于太角，终于太羽。

戊子、戊午这两年的岁运为火运太过，即五音为太徵，其岁运的五行属火。戊子年的岁运（火运太过）和其司天之气（少阴君火）的五行属性相同，故称为天符年。戊午年的岁运（火运太过）五行属性不仅与其司天之气（少阴君火）相同，还与其值年地支（午为火）相同，故称为太一天符年。这两年的岁运和司天之气皆为火，故从理论上来说，其气候应较炎热。这两年的岁运特点、正常变化、异常变化、所致疾病与前文火运太过之年基本一样，可能在程度上有所增强，可以参考相关的译文或解读，此不赘述。这两年的五运主运起于少角，客运起于太徵。

甲子、甲午二年的岁运是土运太过，司天之气化生岁运，其岁运特点、变化、异常变化、所致疾病与前文土运太过之年大同小异，可参看相关解读，此略。这两年的五运主运起于太角，客运起于太宫。

庚子、庚午二年的岁运是金运太过。庚子、庚午二年的岁运的五行属性和此二年的在泉之气的五行属性相同，故称为同天符。这两年的在泉之气是阳明燥金之凉气，凉气在下，与前文金运太过之年有些区别。相同之处在于，感受邪气皆为寒凉；不同之处为受邪的部位差异。它导致的疾病是二便凉泄，下半身发凉。这两年五运的主运起点是少角，客运是太商。

丙子、丙午二年的岁运为水运太过，它们的特点、正常变化、异常变化、所致疾病皆与前文水运太过之年相似，可以参看相关章节，此略。丙子年的岁运及其地支的五行属性皆为水，故称为岁会。这两年五运的主运始于太角，客运始于太羽。

凡此少阴司天之政，气化运行先天，地气肃，天气明，寒交暑，热加燥，云驰雨府，湿化乃行，时雨乃降，金火合德，上应荧惑、太白。其政明，其令切，其谷丹白，水火寒热持于气交而为病始也。热病生于上，清病生于下，寒热凌犯而争于中，民病咳喘，血溢血泄，鼽嚏，目赤眦疡，寒厥入胃，心痛腰痛腹大，嗌干肿上。

初之气，地气迁，燥将去，寒乃始，蛰复藏，水乃冰，霜复降，风乃至，阳气郁，民反周密，关节禁固，腰脽痛，炎暑将起，中外疮疡。二之气，阳气布，风乃行，春气以正，万物应荣，寒气时至，民乃和。其病淋，目瞑目赤，气郁于上而热。三之气，天政布，大火行，庶类蕃鲜，寒气时至。民病气厥心痛，寒热更作，咳喘目赤。四之气，溽暑至，大雨时行，寒热互至。民病寒热，嗌干黄瘅，鼽衄饮发。五之气，畏火临，暑反至，阳乃化，万物乃生乃长荣，民乃康，其病温。终之气，燥令行，余火内格，肿于上，咳喘，甚则血溢。寒气数举则霿雾翳，病生皮腠，内舍于胁，下连少腹而作寒中，地将易也。必抑其运气，资其岁胜，折其郁发，先取化源，无使暴过而生其病也。食岁谷以全真气，食间谷以辟虚邪。

岁宜咸以耎之，而调其上，甚则以苦发之；以酸收之，而安其下；甚则以苦泄之。适气同异而多少之，同天气者以寒清化，同地气者以温热化，用热远热，用凉远凉，用温远温，用寒远寒，食宜同法。有假则反，此其道也，反是者病作矣。

【语译】

凡是子、午年，司天之气少阴君火布施政令的时候，由于中运之气太过，气候总是先于时令到来。在泉之气阳明燥金是肃杀的，司天之气少阴君火是光明的。寒水和暑气相交，热气和燥气相加。阴云密布，湿气流行，雨水应时而降。此年金之燥气与火之热气相和合而发挥作用，天上与其对应的荧惑星（火星）与太白星（金星）的光芒较强。司天之气的特点是光明，在泉之气的特点是急切肃杀。这样的年份对应赤色和白色的岁谷。水之寒气与火之热气相互交集，热性疾病发生在身体上部，凉性疾病发生在身体下部，寒气和热气侵犯人体而在人体中部争持，人们容易患咳嗽气喘、血液上溢或下部出血、鼻塞喷嚏、眼赤、眼角疮疡、寒气逆入人体胃部、心痛、腰痛、腹部胀大、咽喉发干、肿胀等病。

初之气，主气是厥阴风木，客气是太阳寒水，上一年的在泉之气迁移退位，燥气将要退去，寒气开始到来，蛰虫再次伏藏，水凝结为冰，寒霜又一次降下，风气凛冽，阳气因寒水之气而郁积，不能宣发。人们在起居方面需要周密安排，以回避寒气。人们容易出现关节活动不便、腰部疼痛等症状。初之气末，炎暑之气将要生发，可能导致身体内外部疮疡肿胀。二之气，主气为少阴君火，客气为厥阴风木，阳气得以舒布，风气流行；春行正化之令，万物得以繁荣。虽然时常有寒气到来，但为主客火热之阳气所制，所以人们仍然感到气候相对平和。这期间气候变化容易导致的疾病为小便淋沥、目视不清、两眼红赤，阳气郁积于上部，引发热病。三之气，主气为少阳相火，客气为少阴君火，也就是司天之气，主客二气皆为火，故大火流行，万物生长茂盛而鲜亮，但复气之寒气会偶尔到来。人们容易患因气机紊乱而引发的心胸痛、寒热交替发作、咳嗽气喘、目赤等病。四之气，主气为太阴湿土，客气也是太阴湿土，所以湿气很重，这时又是盛夏，所以湿气暑气同时到来，大雨时常降下，司天之热气与在泉之寒气相交，故寒气和热气交互而至。人们容易患寒热、咽喉干燥、黄疸、鼻衄、出血、水饮等病。五之气，主气为阳明燥金，客气为少阳相火，少阳之烈火加临，暑气再次到来，阳热之气布化，万物再次萌发、生长、繁荣，人们的身体相对安康，这期间气候变化容易导致的疾病为温病。终之气，主气为太阳寒水，客气为阳明燥金，也就是在泉之气，燥气流行，从五之气少阳相火延续而来的火热之气被寒凉之气格拒于内，不得外泄，导致人们容易患上部肿胀、咳嗽、气喘等疾病，甚至出血。如果寒气时常出现，就会有烟雾之气弥漫，这样的气候变化导致皮肤受邪发病，邪气内居于胁下，向下牵连少腹而发生内部寒冷的病。终之气末，在泉之气就要改变了。凡是少阴司天之年，一定要抑制太过的运气，补助不足之气，减少被抑郁而将要发作之气，调和生化之源头，以免使运气太过而引发相应的疾病。凡是这样的年份，需要食用得岁气的谷类来保全真气，食用得间气的谷类来规避虚邪的侵袭。本年份应当使用咸味药物来软坚，以调治少阴君火司天之气，甚至用苦味来清泄火热；用酸味来收敛，以调治阳明燥金在泉之气，甚至用苦味的药物来清泄。应当根据岁运与岁气的同异来决定用药和用量的多少，如果年运与司天的热气相同，就要使用寒凉药物进行调治；如果年运与在泉的凉气相同，就要使用温热的药物进行调治。在炎热季节，要避免多用热性药物；在清凉季节，要避免多用清凉药物；在温暖季节，要避免多用温性药物；在寒冷季节，要避免多用寒性药物。饮食调养也应当遵循这个原则。如果气候出现反常变化，就要反其道而行之，这是治疗的原则，违背了这一原则，就会导致疾病的发生。

【解读】

壬子、壬午、戊子、戊午、甲子、甲午、庚子、庚午、丙子、丙午，这些年份都是少阴君火司天，皆为岁运太过之年。少阴君火司天，则阳明燥金在泉。正如前文所言，如果当年的岁运是太过，那么此年的气化会早于天时，也就是我们常说的气候已到而时令未至。在泉之气为阳明燥金，为寒凉之气，主凉，布清凉之政，行肃杀之令。司天之气为少阴君火，为火热之气，为阳，主热，主光明，行炎暑之令。上半年偏热，下半年偏寒凉，在暑热和寒凉交接之际，也就是三之气和四之气交接时间段内，热、湿、凉三气相互交流，雨湿之气流行，雨水应时而下。

在壬子、壬午、戊子、戊午、甲子、甲午、庚子、庚午、丙子、丙午这十年中，司天之气少阴君火和在泉之气阳明燥金布政施令而产生德化作用，在天上对应五行属火的荧惑星和五行属金的太白星，司天之气少阴君火的布政特点是光明，在泉之气阳明燥金的行令特色是清切。在少阴司天之年，颜色为红或白的谷物生长较好。司天之气和在泉之气的阴阳属性相反，两股力量一旦遇上就会相争，故气候的寒热变化迅速是人们产生疾病的原因。天气与地气交接时间段内所致疾病的性质是寒热皆具。少阴为火热之气，故人们在其当令的上半年就容易患热性病。

与之相反，阳明为凉气，故人们在其当令的下半年就容易患寒性病。当然，我们说"热病生于上，清病生于下"，这是就一般情况而言，不代表此年六气各自所主的时间段内都是这样的。无论什么气司天，在养生和治疗疾病时都要依据实际情况来变通，不可教条化。在这样的气候影响下，人们容易患咳嗽、气喘、外部出血（鼻衄、吐血、咳血、肌肤出血）、下部出血（崩漏、便血、尿血）、鼻塞、喷嚏、眼睛发红、眼角溃疡、脾胃受凉而运化减弱、心痛、腰痛、腹部胀大、咽干、颜面浮肿等疾病。"腰脽（shuí）"，指尾椎骨。

我们将少阴司天六气的客主加临图中的客气运转环倒退一步，就是上一年的六气客主运转图了。少阴司天之年的客气初之气是上一年的太阳寒水之气迁移而来。本来初之气的主气厥阴风木主暖、温燥，但受性质相反的客气太阳寒水的制约，其温燥程度降低。初之气的客气太阳寒水行令，故寒气流行，万物的复苏受制。本来到了冬眠动物出来活动的时候了，但是它们仍藏伏着；本来是冰面解冻的时候，却迟迟不化；本来不是降雪的时候，反而下起了雪。这段时间的气候寒冷，寒风凛冽，阳气被郁而不能升发，影响万物的生长。在这样寒冷的天气，人们在起居方面要注意防寒保暖，体现在衣着上就是常说的"春捂秋冻"。在初之气所主时间段内，人们容易患关节屈伸不利、腰椎疼痛之病。需要特别说明的是，在初之气和二之气交令的时间段，因二之气主客气风火相煽可以驱除初之气的寒气，故这个时间段内的气候反而非常炎热，容易导致人们体内或体外出现疮疡肿痛。

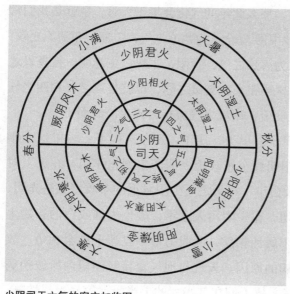

少阴司天六气的客主加临图

从左图中我们可以看到，二之气的客气是厥阴风木，主气是少阴君火，客气生主气，风火相煽，火热之气势大，故阳气得以敷布。这段时间风气偏旺，春暖之风催生万物，万物生长繁荣。这时，制约火热之气的寒水之复气可能会出现。对人们而言，二之气的暖和气候更加舒适，不会像初之气那样寒冷。火性炎上，风性主动，木气为暖，木火相生，火热更旺，故这样的温热气候容易使人患热性病，如上部郁热而发热、眼花、眼赤，下部热而出现小便不畅、淋沥涩痛。

少阴司天的三之气，也就是司天之气，其主气是少阳相火，客气是少阴君火，君火加临相火之上，二气皆为火性，火热之气大行，故气候应该是非常炎热的。火热之气为胜气，制约它的复气太阳寒水之气就会时不时出现，这是自然界自我调节的一种方式。整体来说，司天之气当政期间，气候以暑热为主，间或有寒气来复，草木在此期间生长茂盛。这种暑热为主、寒气时至的气候容易导致人们患气机紊乱、心痛、寒热往来、咳嗽、气喘、眼赤等疾病。

少阴司天的四之气的主客气都是太阴湿土。二之气和三之气布政期间的气候以热为主，火热之气蓄积，兼有寒冷。到了四之气，火热之气与寒湿之气交杂，出现一会儿热一会儿寒的气候变化。湿热交织，故气候又湿又热，大雨应时而下。"瘅"，古同"疸"，黄疸病。在这样的寒热交织的气候里，人们容易患疟疾、咽干、黄疸、鼻衄、水饮发作等疾病。

少阴司天的五之气的主气是阳明燥金，客气是少阳相火。"畏火"代指少阳相火。秋季初冬，本是燥金之凉气所主，但相火之热气克制了寒凉之气，故此段时间的气候反而是比较热的。阳气敷布，万物又开始生长繁荣。需要点明的是，这种万物生长繁荣的景象是相对的，可能是延缓了凋落，也可能是促进了孕育发芽。在古代，普通百姓的物质条件赶不上今天的丰足，特别是取暖保暖条件较差。冬季过度寒冷对于他们来说并不是一件乐观的事。如果冬季暖和一点，对于他们来说反而容易度过。这样我们就能理解人们为什么在五之气到来时会感觉舒适了。不过方药中先生认为"民乃康"之"康"不能作健康解释，应作阳气偏盛论。应凉不凉，反而暑至，这样的气候容易导致人们发生温病。

少阴司天的终之气主气是太阳寒水，客气是阳明燥金，二者同为阴，寒凉之气相和，凉同化于寒而用事，压制了五之气客气相火之气。终之气刚开始的时候，因寒胜热，少阳相火之余气被抑于体内，但火性向上，向外发散，积郁到一定程度就会向上冲出，故人们容易出现上部发肿、咳嗽、气喘，甚至出血等症状（鼻衄、吐血、咳血、肌衄等）。随着终之气寒凉之气的壮大，火气不再，则容易出现冰霜雪雾。寒气大行，肌肤腠理受邪。寒邪还能侵入胸胁、少腹而出现中寒。寒邪伤阳，故影响心肺功能，例如哮喘病人在过度寒冷的环境中就可能发病。如果寒邪入侵肝经，就可能出现少腹拘急疼痛的症状，男子可能出现寒疝。终之气主令之后，此年也就结束了，终之气迁移至下一年的初之气而用事了。

对于少阴司天的运气变化来说，需要抑制偏胜的岁气，资助被偏胜之岁气所克制之气，注意抑制郁气爆发，补助被胜之气加以调和，使人体之气平和。例如三之气之时，暑热之气为胜气，寒水之气为复气，需要制火补水以调和人体阴阳，防止火胜为患，寒复为祸。从饮食来说，需要食用得岁气而成的红色或白色谷物来保持身体健康，食用得间气而成的谷物来规避邪气之害。在少阴司天之年，如果感受了司天之气的暑热之邪而病，则适合使用咸寒药物来治疗火热之邪导致的肿胀发热，不行的话，还要使用苦味之药来发散体内的火气，导邪外出；如果感受了在泉之气的寒凉之气，郁热于内而病，则需要选择酸味的药物来收敛火气，甚至还要使用苦寒药物来泻热于内。大的原则就是根据致病的邪气性质和盛衰与司天之气和在泉之气的异同来制定治疗方案。如果岁运之气和司天之气相同，那么治法就是寒之、清之；如果岁运之气和在泉之气相同，那么治法就是温之、热之。

帝曰：善。厥阴之政奈何？岐伯曰：巳亥之纪也。

厥阴　少角　少阳　清热胜复同，同正角。丁巳天符　丁亥天符　其运风清热。

少角初正　太徵　少宫　太商　少羽终

厥阴　少徵　少阳　寒雨胜复同，癸巳同岁会　癸亥同岁会　其运热寒雨。

少徵　太宫　少商　太羽终　太角初

厥阴　少宫　少阳　风清胜复同正角。己巳　己亥　其运雨风清。

少宫　太商　少羽终　少角初　太徵

厥阴　少商　少阳　热寒胜复同同正角。乙巳　乙亥　其运凉热寒。

少商　太羽终　太角初　少徵　太宫

厥阴　少商　少阳　雨风胜复同。辛巳　辛亥　其运寒雨风。

少羽终　少角初　太徵　少宫　太商

【语译】

黄帝说：说得好。厥阴风木司天的运气情况是怎样的呢？岐伯说：厥阴风木司天的年份就是地支是巳和亥的年份。

丁巳年、丁亥年，这两年的天干是丁，丁壬之岁，木运主之，丁壬为木运，丁为阴年，是木运不及，故五音建运为少角。巳、亥之年厥阴风木司天，为木运，与年运的五行相同，故此二年同为天符年。因为年运是木运不及，则克木之金就旺盛，金的清气为胜气；而胜气清气太过之后，则克金之火的热气就会来复，胜复之气程度大致相同。这两年的运气运行相同，虽然中运的木运不及，但得司天之气厥阴风木相助，所以此二年运气与木运平气之年相似。此二年，年运之气为风，胜气为清，复气为热。客运五步：初运少角（客运与主运之气的运行相同，气得正化），二运太徵，三运少宫，四运太商，终运少羽。主运五步与客运相同，始于少角，终于少羽。

癸巳年，癸亥年，这两年的天干是癸，戊癸之岁，火运主之，恰好和在泉的少阳相火五行属性相同，故此二年俱为同岁会。戊癸为火运，癸为阴年，故五音建运是少徵。火运不及，故克火的水就旺盛，水的寒气为胜气，而胜气太过之后，则克火的土气就会来报复，土的湿气、雨气就是复气，胜复之气程度大致相同。凡此二年，年运之气为热气，胜气为寒气，复气为雨湿之气。客运五步：初运少徵，二运太宫，三运少商，四运太羽，终运少角。主运五步：初运太角，二运少徵，三运太宫，四运少商，终运太羽。

己巳年、己亥年，这两年的天干是己，甲己之岁，土运主之，己为阴年，故五音建运是少宫，也就是土运不及。土运不及，则克土之木就旺盛，木的风气为胜气，胜气太过之后，则克木之金的凉气就会来报复，胜复之气程度大致相同。凡此二年，运气为土，是雨、是湿，雨水多；胜气为风，风大；复气为清，清凉。客运五步：初运少宫，二运太商，三运少羽，四运太角，终运少徵。主运五步：初运少角，二运太徵，三运少宫，四运太商，终运少羽。

乙巳年、乙亥年，这两年的天干是乙，乙庚之岁，金运主之，乙为阴年，为金运不及，故五音建运为少商。因为年运是金运不及，则克金之火就旺盛，火的热气为胜气，而胜气太过之后，克火之水的寒气就会来复，胜复之气程度大致相同。凡此二年，年运之气是凉，胜气为热，复气为寒。客运五步：初运少商，二运太羽，三运少角，四运太徵，终运少宫。主运五步：初运太角，二运少徵，三运太宫，四运少商，终运太羽。

辛巳年、辛亥年，这两年的天干是辛，丙辛之岁，水运主之，辛为阴年，是水运不及，故五音建运是少羽。因为水运不及，所以克水之土就旺盛，土的雨气为胜气，而胜气太过之后，则克土之木的风气就会来复，胜复之气程度大致相同。凡此二年，年运之气是寒，胜气是雨湿，复气是风。客运五步：初运少羽，二运太角，三运少徵，四运太宫，终运少商。主运五步：初运少角，二运太徵，三运少宫，四运太商，终运少羽。

【解读】

厥阴司天之年是值年的地支逢巳或亥。少阴司天之年就是丁巳、丁亥、癸巳、癸亥、己巳、己亥、乙巳、乙亥、辛巳、辛亥十年。我们很容易发现，这十年的值年天干为阴，故皆为岁运不足之年。厥阴司天的岁运特点和前面太阴司天、阳明司天之年几乎一样，可以参考前面相关章节，此处略过。下面仅分析各组运气不同之处。

厥阴司天之年运气特点一览表

值年	岁运（大运）	大运特点	客主五运始终					司天	在泉
丁巳、丁亥	少角（木运不及）	风清热	少角（初正）	太徵	少宫	太商	少羽（终）	厥阴	少阳
癸巳、癸亥	少徵（火运不及）	热寒雨	少徵	太宫	少商	太羽（终）	太角（初）	厥阴	少阳
己巳、己亥	少宫（土运不及）	雨风清	少宫	太商	少羽（终）	少角（初）	太徵	厥阴	少阳
乙巳、乙亥	少商（金运不及）	凉热寒	少商	太羽（终）	太角（初）	少徵	太宫	厥阴	少阳
辛巳、辛亥	少羽（水运不及）	寒雨风	少羽（终）	少角（初）	太徵	少宫	太商	厥阴	少阳

丁巳、丁亥两年岁运的五行属性为木，与它们的司天之气厥阴风木相同，故为天符年。此二年虽为木运不及之年，但得司天风木之气相助，故可构成木运平气。它们的五运主客运运转同步，起点皆是少角，终点皆是少羽。

癸巳、癸亥两年岁运的五行属性是火，为不及，与它们的在泉之气的五行属性相同，故为同岁会。它们的五运主客运运转不同步，主运起点是太角，而客运起点是少徵。

己巳、己亥两年的岁运是土运不及，按照五行之间的生克关系，土不及则木乘克之，故这两年的运气特点与木气平气之年相似。五运的主客运运转也是不同步的，主运起于少角，客运始于少宫。

乙巳、乙亥二年的岁运是金运不及，同样，根据五行之间的生克关系，金运不及则火乘之，木侮之。又因这两年的司天之气的五行属性为木，金气式微，木气强大反不畏金，故这两年的岁运表现与木运平气之年类似。它们的五运主客运运转也是不同步的，主运起于太角，客运始于少商。

厥阴风木之气司天的最后一组是水运不足之年，也就是辛巳、辛亥。这两年无甚特殊，可以参考前面的译文或与之岁运相同之年的解析，例如辛卯、辛酉、辛丑、辛未。此二年的五运主客运运转不同，主运起于少角，客运起于少羽。

张其成全解黄帝内经·素问

凡此厥阴司天之政，气化运行后天。诸同正岁，气化运行同天。天气扰，地气正，风生高远，炎热从之，云趋雨府，湿化乃行。风火同德，上应岁星、荧惑。其政挠，其令速，其谷苍丹，间谷言太者，其耗文角品羽。风燥火热，胜复更作，蛰虫来见，流水不冰，热病行于下，风病行于上，风燥胜复形于中。

初之气，寒始肃，杀气方至，民病寒于右之下。二之气，寒不去，华雪水冰，杀气施化，霜乃降，名草上焦，寒雨数至，阳复化，民病热于中。三之气，天政布，风乃时举，民病泣出，耳鸣掉眩。四之气，溽暑湿热相薄，争于左之上，民病黄瘅而为胕肿。五之气，燥湿更胜，沉阴乃布，寒气及体，风雨乃行。终之气，畏火司令，阳乃大化，蛰虫出见，流水不冰，地气大发，草乃生，人乃舒，其病温厉。必折其郁气，资其化源，赞其运气，无使邪胜。岁宜以辛调上，以咸调下，畏火之气，无妄犯之。用温远温，用热远热，用凉远凉，用寒远寒，食宜同法。有假反常，此之道也，反是者病。

【语译】

凡是厥阴风木司天的巳年、亥年的运气情况，因为年运之气都是不及的，所以气候的变化晚于时令而到来。但如果遇到平气的年份，气候变化就和时令同步了。因为厥阴风木司天，所以天气扰动；因为少阳相火在泉，所以地气正常。司天的风气在上太过，在泉的火热之气相随，所以地气上升为云，下降为雨，湿化之气大为流行。司天之风气与在泉之火气相合并发挥作用，天空中与其对应的岁星（木星）与荧惑星（火星）的光芒较强。司天之气的特点是扰动，在泉之气的特点是迅速，对应的谷类颜色是青色与赤色，间谷则是借间气太过而得以成熟的谷类。此年份不利于毛虫类动物和羽虫类动物。风之燥气和火之热气、胜气和复气交替出现，蛰虫本应藏伏反而出来活动，流水不能结冰。热病容易出现在下半年，风病容易发生在上半年，风气与燥气交汇出现在年中。

初之气，主气是厥阴风木，客气是阴明燥金，金克木，金的寒凉肃杀之气到来，人体右下部容易患寒病。二之气，主气为少阴君火，客气为太阳寒水，所以寒冷之气不会离去。雪花飘落，水结成冰，杀伐之气发挥作用，寒霜降下，草类的尖梢干枯，寒冷的雨水多次降下。因为少阴君火主时，克制寒气的阳气来复，则人们容易患内部发热之症。三之气，主气是少阳相火，客气是为厥阴风木，司天之气布政施化，大风就会时常刮起，人们容易患流泪、耳鸣、肢体抽搐、头晕、目眩等病。四之气，主气是太阴湿土，客气是少阴君火，炎暑之气和湿热之气在司天之气的左间位交争，人们容易患黄疸病，进而导致皮肤浮肿。五之气，主气是阳明燥金，客气是太阴湿土，燥气与湿气交替，互有胜负，天空低沉，阴云凝聚，阴沉之气散布，寒气侵及人体，凉风和寒雨就会流行。终之气，主气为太阳寒水，客气为少阳相火，即在泉之气。少阳相火之气主令，克制主气的太阳寒水，阳气就会变得旺盛，蛰虫应藏伏反而出现，流水不能结冰，地之阳气升发，草类就会生长，人们会感到相对舒适。这样的气候容易导致温热、疫疠类疾病，即传染病多发。凡厥阴风木司天的巳、亥年，必须减少太过的郁气，资助被克制之气的生化之源，补充本年不及的运气，以免使邪气太胜。厥阴司天之年适宜使用辛味药物调治司天之风邪，使用咸味药物调治在泉之火邪，不要随意触犯少阳相火之气。在温暖季节，要避免多用温性药物；在炎热季节，要避免多用热性药物；在清凉季节，要避免多用清凉药物；在寒冷季节，要避免多用寒性药物。饮食调养也应当遵循这个原则。如果气候出现反常变化，就要反其道而行之，这是治疗的原则，违背这一原则，就会导致疾病的发生。

【解读】

如前文所言，如果当年的岁运是太过，那么此年的气化会早于天时，也就是我们常说的气候已到而天时未至。厥阴司天之年的十年皆为岁运不及，故气化作用晚于天时。虽然岁运可以简单地分为太过和不及，一般来说太过之年的气候先于天时，不及之年的气候迟于天时，但是，六十甲子年中，有些年份比较特殊，它们的气候和天时同步，我们称之为"正岁"，即气候和天时同步的平气之年。

平气是怎样的呢？那就是五行之气没有太过或不及的剧烈变化。《五常政大论》说："黄帝问曰：太虚寥廓，五运迴薄，衰盛不同，损益相从，愿闻平气何如而名？何如而纪也？岐伯曰：昭乎哉问也！木曰敷和，火曰升明，土曰备化，金曰审平，水曰静顺。"

如何构成平气之年呢？主要有两种办法：其一，岁运太过而被制；其二，岁运不足而得助。细化分类列举：（1）值年的岁运是太过而遇克制，例如戊辰年。戊辰年的岁运是火运太过，但逢司天之气太阳寒水司天，水克火，故可以压制火气而形成平气。（2）值年的岁运是不及而逢他助。相助之力或是司天之气，或是地支，或是在泉之气，属于这样的年份比较多。岁运不及，其五行属性与司天之气相同，例如乙卯、丁亥、丁巳。乙卯年的岁运是金运不足，但逢司天之气为阳明燥金，故可补其岁运不足而成平气。岁运不及，其五行属性与在泉之气相同，例如辛未、癸酉、癸巳、辛丑、癸亥、癸卯之年。辛未年的岁运是水运不及，但逢在泉之气的太阳寒水相助，故可成为平气之年。岁运不及之年，但逢岁运的地支五行属性与之相应，故也可以构成平气，例如丁卯、辛亥二年。丁卯之年的岁运是木运不及，但逢地支卯的五行属性也是木，故可补其不足。

　　除了得司天之气、在泉之气和地支的力量相助或司天之气克制而产生平气之外，还有一种可以构成平气的情况。任应秋先生认为平气不能预期，要以当年的辰（年支）、日、时依法推算，才能决定。每年的初运总是在年前的大寒节交接。其一，假使是丁亥年，交运的第一天与甲子的"壬"相合，即是年干和日干相合，这叫作"干德符"。符者，合也，亦称为平气。其二，交运的时刻甲子是"壬"，年干与时干合，还是"干德符"，还是叫平气。其三，在阴运不及之年，所逢的月干皆符合相济，没有胜制它的，仍然称为平气。

　　厥阴风木司天，主扰动；少阳相火在泉，主温热。为什么说"地气正"？这是因为少阳相火之性为温暖，可以克制寒冬之气，故有此说。风气行令于上半年，炎热之气大行于下半年。在二者交接的时间段，风气、湿气、热气三者聚集，故云雨聚集，湿气大行。厥阴风木和少阳相火共同产生德化作用，在天上对应五行属木的岁星和五行属火的荧惑星。司天之气的布政特点是扰动，在泉之气的施令特点是迅速。少阴司天之年生长收成较好的谷物是青色和红色的，还有得间气而成的间谷。此年的气候不适合毛虫和羽虫的生长发育。风木之气主温燥，相火之气主火热，二气为偏胜之气，制约温热胜气的复气为凉气，三者之间的关系是风气胜则被复气金之凉气制约，复气之凉气又被火热之气制约，三者轮番发作。因在泉之气少阳相火主温热，故冬季比较温暖，本来应该潜藏的动物反而出现了，河水不容易结冰。上半年为风气所主，故人们多感风邪而病；下半年为火热之气所司，故人们多感热邪而病；在司天之气和在泉之气交接期间，偏胜之风气和胜风之凉气皆可成为致病之邪。

　　厥阴风木司天的初之气客气是阳明燥金，是上一年的在泉之气迁转而来的，主寒凉、肃杀。初之气的主气是厥阴风木，客气胜主气，又加上前一年的终之气余寒之气，故寒凉肃杀之金气大行。本应该开始温暖的春天反而再度寒气肆虐。在这样的气候条件下，人们容易感受寒邪而发病。金克木，寒凉之气阻碍肝木之气的升发，故人容易感寒。寒凉之邪的性质为阴，易损耗人体阳气。肺的五行属

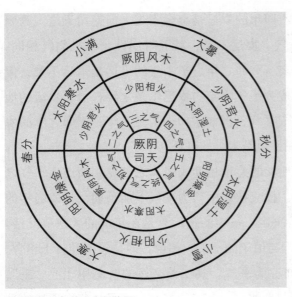

厥阴司天六气的客主加临图

金，居人体之右，外界寒气可以入侵肺而致病，故有"民病寒于右之下"之论。不过，从司天、在泉、左右间气位置来说，初之气的客气阳明燥金居司天的右间气（二之气客气太阳寒水）的下面，这可能是"右之下"的本义。阳明主凉寒，故言"民病寒于右之下"。

厥阴风木司天的二之气的客气是太阳寒水，其性仍为阴，主气是少阴君火，但被太阳寒水克制，故寒气依然势大而行令。寒气大行于春，阳气升发不利，肃杀之气施令布化，故可能出现雪花飘落、河水结冰、霜冻降临的情形，草木不能正常生长，反而上半截冻伤而干枯，寒雨多次降下。到了二之气结束，三之气客气厥阴风木之热气值令，这种寒气流行的情形会有很大的改观，阳气得以布化。阳气布化，火热之气流行，容易导致人们热郁在内。

厥阴风木司天的三之气（司天之气布政时间段）的主气是少阳相火，客气是厥阴风木。主气之性为阳，主热；客气之性为阳，主温，主动；客气木气生主气火气，风火相煽，故大风时有，暑热流行。在这样的风气偏胜的气候条件下，人们容易患流泪、耳鸣、肢体抽搐、眩晕等疾病。

厥阴风木司天的四之气的主气是太阴湿土，主湿；客气是少阴君火，主热。湿气和热气在司天之气的左间位置（四之气）相互作用。人们如果感受了湿热之邪，则容易患黄疸、皮肤肿胀等疾病。

厥阴风木司天的五之气的主气是阳明燥金，主凉；客气是太阴湿土，主湿。燥金凉气和湿气交替作用，随着冬季来临，寒气加重，故阴云布满天空，凉寒之气流行，风和雨偏多。

厥阴风木司天的终之气的客气是少阳相火，为阳，主温热；主气是太阳寒水，为阴，主寒。少阳相火之火热气可以化解寒气，故此段时间气候不寒反温。暖冬会让本应该伏藏的动物反而继续活动，流水该结冰反而仍然流动，促进大地之气

张其成全解黄帝内经·素问

升发，草木发芽生长。人们在暖冬会感觉较舒适，但是容易患温病、疫疠病，也就是现在所说的传染类疾病。

厥阴风木司天之年调和人体之气的方法与前文一致，需要"必折其郁气，资其化源，赞其运气，无使邪胜"。具有这样的运气特点的年份，需要多以辛味治疗上半年风邪导致的疾病，多用咸味治疗下半年火热之邪导致的疾病。虽然少阳相火为在泉之气，主火热，但是不可一味地用苦寒的药物泻火而导致阴精受损。另外，少阳相火可能带来疫病，这不属于简单的火热之症，不可妄断。我们要三思而后行，准确地判断疾病之后，才能施治。最后，本文依然强调"用温远温，用热远热，用凉远凉，用寒远寒，食宜同法"，这一原则在厥阴风木司天之年亦不例外，不仅需要遵守，还要灵活运用。

帝曰：善。夫子之言可谓悉矣，然可以明其应乎？岐伯曰：昭乎哉问也！夫六气者，行有次，止有位，故常以正月朔日平旦视之，睹其位而知其所在矣。运有余，其至先，运不及，其至后，此天之道，气之常也。运非有余非不足，是谓正岁，其至当其时也。帝曰：胜复之气，其常在也，灾眚时至，候也奈何？岐伯曰：非气化者，是谓灾也。帝曰：天地之数，终始奈何？岐伯曰：悉乎哉问也！是明道也。数之始，起于上而终于下，岁半之前，天气主之，岁半之后，地气主之。上下交互，气交主之，岁纪毕矣。故曰：位明气月可知乎，所谓气也。帝曰：余司其事，则而行之，不合其数何也？岐伯曰：气用有多少，化洽有盛衰，衰盛多少，同其化也。

【语译】

黄帝说：说得好。先生所讲可以说是非常详尽了，但是怎样才能知道五运和六气是不是相应呢？岐伯说：你提的问题很高明啊！六气的运行有一定的次序，它的终止有一定的位置，所以通常以农历正月初一早晨天刚亮的时候观察北斗星，根据北斗斗杓所指方位，就可以知道运气是应还是不应。如果年运太过，这一年的气候就会先于时令而到来；如果年运不及，这一年的气候就会晚于时令而到来。这就是天象的一般规律和六气的正常情况。如果年运既不是太过，也不是不及，就把它叫作"正岁"，也就是正常的年岁。正常年岁的气候就会不早不迟，不提前也不推后，而是到了时令就刚好来到。黄帝说：胜气和复气，它们是经常存在的。灾害不时发生，怎样才能够预测它呢？岐伯说：不是正常气化的，就是灾害。黄帝说：司天之气和在泉之气的开始和终止是怎样的呢？岐伯说：你问得非常详细啊，这是必须明白的道理。一年的运气，从司天开始，到在泉终止。一年的前半年，是司天之气主管；一年的后半年，是在泉之气主管；天气和地气相交之处，是气交主管。这样，一年运气的规律就全部明白了。所以说，六气在一年之中的位置明确了，对应此年十二月的气候变化的特点就可以知道了。这就是二十四节气。黄帝说：我负责考察运气变化这件事情，并且按照这些原则来做，有时岁候却不符合实际的运气之数，这是什么原因呢？岐伯说：岁气对万物的作用有太过和不及，五运六气相合之化也有盛衰，因为有气的盛衰和多少的不同，所以有同化的问题。

【解读】

气候和天时（时令）是两个概念，二者多数情况下不同步，或气候早于天时，或气候晚于天时，运气里把这种不对应关系定义为岁运的太过和不及。物候是气候的反映，主要指动植物的生长、发育、活动规律与非生物的变化对节候的反应。《黄帝内经》中就有许多物候描述。《礼记·月令》记载了十二个月的天象、气候、物候，例如春季第一月："孟春之月，日在营室，昏参中，旦尾中……东风解冻，蛰虫始振，鱼上冰，獭祭鱼，鸿雁来。"

那么古人确定气候（也包括物候）和天时关系的方法是什么呢？我们首先了解一下有关知识。古代没有现代这样先进的技术设备，而且当时一些前卫的仪器皆在官府的掌控之中，对于普通人来说，一切的星象观察更多的是靠眼睛。天空中的星体有很多，在百姓日常生活中比较重要的星体当属日、月、五星、北斗七星、北极星、二十八宿。当然，在堪舆术数领域，运用的星象可能更加复杂。古代观星象的时间一般是黄昏（昏中）或者清晨（平旦）。《晋书·天文志》解释昏和旦："夫天之昼夜以日出没为分，人之昼夜以昏明为限。日未出二刻半而明，日入二刻半而昏。"地球绕太阳运行的速度是快慢不一的，故昼夜长度有变化，姑且将把昏理解为现在的晚上6点多（春秋分而言），旦也就是寅时，即现在的3—5时。在古天文里，昏旦中星是指在黄昏太阳西沉或者早晨太阳出来前，子午线上南中天的星体。《礼记·月令》中就描述了十二月的昏旦之星，例如，"孟春之月，日在营室，昏参中，旦尾中""孟夏之月，日在毕，昏翼中，旦婺女中""孟秋之月，日在翼，昏建星中，旦毕中""孟冬之月，日在尾，昏危中，旦七星中"等。

古代人的生活特点是"日出而作日入而息"，可以说，如果没有特殊情况，人们不会像我们一样半夜十二点不睡觉，耗伤身体精气。农村有农事活动的时候，人们一般很早就起来（太阳升起之前），很有可能见到天上的星星。

北斗七星是由天枢、天璇、天玑、天权、玉衡、开阳、摇光七星组成的。天枢、天璇、天玑、天权组成斗身，古谓之"魁"；玉衡、开阳、摇光组成斗柄，古谓之"杓"。从"天璇"通过"天枢"向外延伸一条直线，大约延长五倍多，就可见到一颗和北斗七星差不多亮的星星，这就是北极星。北斗星在不同的季节和夜晚不同的时间，出现于天空不同的方位，所以古人就根据初昏时斗柄所指的方向来决定季节。早在《鹖冠子》一书中就记载了北斗所处不同位置与天时四季的对应关系："斗柄东指，天下皆春；斗柄南指，天下皆夏；斗柄西指，天下皆秋；斗柄北指，天下皆冬。"《史记·天官书》中记载了用北斗七星定天纪："北斗七星，所谓'旋、玑、玉衡，以齐七政'。……斗为帝车，运于中央，临制四乡。分阴阳，建四时，均五行，移节度，定诸纪，皆系于斗。"

《周易·说卦传》云："帝出乎震，齐乎巽，相见乎离，致役乎坤，说言乎兑，战乎乾，劳乎坎，成言乎艮。"太阳从东方升起，震为东，为春，一年之始，一日之始（帝出乎震）。万物滋长，巽为东南，春夏之间，上午至正中，光辉而治（齐乎巽）。离为南，日正当中，为夏，万物都在充分发育（相见乎离）。日偏西时，或夏末秋初，万物蓬勃之象收敛，坤为地（致役乎坤）。日落，仲秋，一阴来到，一切开始进入阴的境界（说言乎兑）。入夜，深秋，阳能的乾卦进入阴境，阴阳就有交战的现象（战乎乾）。子夜、孟冬，万物所归，一阳收于其中，坎中满（劳乎坎）。夜去，冬尽，天地之间的一切又开始暗中萌动，太阳将要升起（成言乎艮）。此话揭示的就是一天和一年四季天时的旋转，即太阳不同的位置带来的物候之象，只不过以八卦之象来进行描述而已。当然，古代常把北极星作为上帝的象征，而北斗则是上帝出巡天下所驾的御辇，一年由春开始，而此时北斗在东，故上帝从东方开始巡视。

一般通过北斗星的位置变化来确定天时。观察岁运之气的早与晚情况"常以正月朔日平旦视之"，意思是正月日早上寅时来观察北斗七星的位置，据此来判断季节是否与天时相应。岁运之气和天时关系有三：气化先于天时、气化晚于天时、气化与天时同步，分别称为太过、不及、平气。平气之年的确定前文已经详细解读了，可以参考。不同的六气司天之年都涉及胜气和复气，胜气和复气是实际存在的，也是非常重要的。没有制约胜气的复气，一气专制，地球估计就和其他没有生命的星球一样了，就不能孕育万物。

"岁半之前，天气主之，岁半之后，地气主之"，意指上半年是司天之气所主，从大寒到大暑；下半年是在泉之气所主，从大暑到大寒。这里要说明的是，此处所说的上半年和下半年指的是传统农历划分的上半年和下半年，而不是西历所划分的。一年之中分六气六步，其气候各有特点，但是可以归纳成不同的模型。简言之，具体的气候变化多端，我们需要用一些模型来描述它，达到了解当下，预测以后之鹄的。

　　帝曰：愿闻同化何如？岐伯曰：风温春化同，热曛昏火夏化同，胜与复同，燥清烟露秋化同，云雨昏瞑埃长夏化同，寒气霜雪冰冬化同，此天地五运六气之化，更用盛衰之常也。

　　帝曰：五运行同天化者，命曰天符，余知之矣。愿闻同地化者何谓也？岐伯曰：太过而同天化者三，不及而同天化者亦三，太过而同地化者三，不及而同地化者亦三。凡此二十四岁也。帝曰：愿闻其所谓也？岐伯曰：甲辰甲戌太宫下加太阴，壬寅壬申太角下加厥阴，庚子庚午太商下加阳明，如是者三。癸巳癸亥少徵下加少阳，辛丑辛未少羽下加太阳，癸卯癸酉少徵下加少阴，如是者三。戊子戊午太徵上临少阴，戊寅戊申太徵上临少阳，丙辰丙戌太羽上临太阳，如是者三。丁巳丁亥少角上临厥阴，乙卯乙酉少商上临阳明，己丑己未少宫上临太阴，如是者三。除此二十四岁，则不加不临也。帝曰：加者何谓？岐伯曰：太过而加同天符，不及而加同岁会也。

　　帝曰：临者何谓？岐伯曰：太过不及，皆曰天符，而变行有多少，病形有微甚，生死有早晏耳。帝曰：夫子言用寒远寒，用热远热，余未知其然也，愿闻何谓远？岐伯曰：热无犯热，寒无犯寒，从者和，逆者病，不可不敬畏而远之，所谓时与六位也。帝曰：温凉何如？岐伯曰：司气以热，用热无犯，司气以寒，用寒无犯，司气以凉，用凉无犯，司气以温，用温无犯，间气同其主无犯，异其主则小犯之，是谓四畏，必谨察之。帝曰：善！其犯者何如？岐伯曰：天气反时，则可依时，及胜其主则可犯，以平为期，而不可过，是谓邪气反胜者。故曰：无失天信，无逆气宜，无翼其胜，无赞其复，是谓至治。

【语译】

黄帝说：我想知道运气的同化是怎样的。岐伯说：多风、温暖与春季之气化作用相同，炎热熏蒸与夏季之气化作用相同，胜气与复气的化生作用也是一样的，干燥、清凉、烟雾、露水与秋季之气化作用相同，多云、雨水、昏暗、模糊与长夏之气化作用相同，寒冷、严霜、下雪、结冰与冬季之气化作用相同，这就是天地五运六气的化生变化并且相互作用、盛衰互用的一般情况。

黄帝说：凡年运与司天之气相同的，叫作天符，我已经知道这个理论了。我想听一听年运与在泉之气相同之年的变化是怎样的。岐伯说：年运太过而与司天之气相同的有三种，年运不及而与司天之气相同的也有三种；年运太过而与在泉之气相同的有三种，年运不及而与在泉之气相同的也有三种。六十甲子中属于这类情况的年份共计二十四年。黄帝说：请你把上述情况所指进一步解说一二吧。岐伯说：甲辰、甲戌二年的年运是太宫，为土运太过，下加在泉的太阴湿土；壬寅、壬申二年的年运是太角，为木运太过，下加在泉的厥阴风木；庚子、庚午二年的年运为太商，为金运太过，下加在泉的阳明燥金。像这样的情况有三种。癸巳、癸亥二年的年运是少徵，为火运不及，下加在泉的少阳相火；辛丑、辛未二年的年运是少羽，为水运不及，下加在泉的太阳寒水；癸卯、癸酉二年的年运是少徵，为火运不及，下加在泉的少阴君火。像这样的情况也有三种。戊子、戊午二年的年运是太徵，为火运太过，上临司天的少阴君火；戊寅、戊申二年的年运是太徵，为火运太过，上临司天的少阳相火；丙辰、丙戌二年的年运是太羽，为水运太过，上临司天的太阳寒水。像这样的情况有三种。丁巳、丁亥二年的年运是少角，为木运不及，上临司天的厥阴风木；乙卯、乙酉二年的年运是少商，为金运不及，上临司天的阳明燥金；己丑、己未二年的年运是少宫，为土运不及，上临司天的太阴湿土。像这样的情况也有三种。除上述二十四年之外，其余的年份就是年运与司天或在泉不加不临。黄帝说：年运与在泉同化的叫什么呢？岐伯说：年运太过且与客气的在泉之气的五行属性相同的是"同天符"，年运不及且与在泉之气的五行属性相同的是"同岁会"。

黄帝说：年运与司天同化的叫什么呢？岐伯说：凡是年运太过或不及而上临司天之气的，都叫"天符"。鉴于运气变化有太过与不及的不同，病情变化就会有轻微与严重的差异，生与死的转归也就有了早与晚的区别。黄帝说：先生说"用寒远寒，用热远热"，我不明白这是为什么，还想听一听什么叫作"远"。岐伯说：用热性药物之时，不要触犯炎热之时；使用寒性药物之时，不要触犯寒冷之时。遵从此原则就能平和，违背此原则就会导致疾病。不能不敬畏这大自然的规律，这就是所说的时令兴盛的六步之气的时位规律。黄帝说：温和凉之气是怎样的呢？岐伯说：主时之气是热，使用热性药物不要触犯此时；主时之气是寒，使用寒性药物不可触犯此时；主时之气是凉，使用凉性药物不可触犯此时；主时之气是温，使用温性药物不可触犯此时。间气与主气相同之时，不可触犯；间气与主气不相同时，可以稍微触犯。这热、寒、凉、温就是所说的"四畏"，必须谨慎地加以考察。黄帝说：好。如果触犯了会怎么样呢？岐伯说：如果客气与主气不合，就可以依据主气的时令；如果客气胜过主气，就可以触犯。要以达到平衡为目标，不可使客气胜主气太过，因为邪气反而会胜过主时之气。所以说，不可违反天气时令，不违反六气宜忌，不助长太过的胜气，不助长报复的复气，这才是治疗的最好方法。

【解读】

对于不同的生物来说，六气的作用有大有小。由于每一种谷物在其生长过程中所禀受的六气不同，故不同的六气司天之年，岁谷、间谷也不同。虽说六气共同主治一年，但这是一种一般规律，还需要根据不同地域的实际情况进行考虑。按照现代统计学的观点，一系列离散点，只要 R>0.7，就可以说有线性关系。同理，"运气七篇"描述的天时、气候、物候等可以看成许多年的数据集合，通过大数据集合分析，得出了天时与气化的关系。人们在总结此规律的时候，必定是抓住最重要的，忽略一些不重要的，所以一定存在统计学所说的"误差"。从实际情况来说，六气是一个抽象概念，不是具体事物。另外，人们提炼六气特点的时候，抓住的是某一季节的主要特点，并不等于实际气候就是它，也就是说，实际上某段时间的气候是一个大杂烩，占据优势的气会覆盖其他气。从运气化合表来说，六十甲子年中岁运、司天、在泉、地支四者不是完全一致的，如果它们五行一致性高，则表现此行的机会大；如果它们五行各不相同，那么特征就不明显。

"同化"，即同类变化、同类化合。古人通过长时间的观察发现，风、火、热、湿、燥、寒是一年的六个特殊段，类似于我们现在所说的波峰。人们把一年中不同的六气分归于五行。如果将君火和相火同归于五行之火，那么一年的气候波峰也就是五种，也就是一年五季。通过归纳，古人将一年五季各自的气化和天时联系起来，装入了五行。风气、温暖之性，五行归属木，是春时气化；火热之性，五行属火，是夏时气化；燥凉、清肃、水烟、雾露之性，五行属金，是秋时气化；

阴云、雨水、昏暗、尘埃之性，五行属土，是长夏时气化；寒气、霜冻、冰雪之性，五行属水，是冬时气化。知道了一年五运六气的一般特点，就可以以此来分析具体的气候了。

综观六十甲子年的岁运、司天、在泉、地支的五行属性，我们发现有些年份比较特殊，分别是天符之年、同天符之年、同岁会之年，共计二十四年，也就是原文所说的"太过而同天化者三，不及而同天化者亦三，太过而同地化者三，不及而同地化者亦三"——年运太过而与司天之气的化生作用相同的有三种，年运不及而与司天之气的化生作用相同的也有三种；年运太过而与在泉之气的化生作用相同的有三种，年运不及而与在泉之气的化生作用相同的也有三种。《六元正纪大论》将"同化"的年份做了进一步分析，主要有四种情况，分别取了四种名称，就是：

第一，天符，指主管一年的年运之气的五行属性与客气的司天之气相同而同化。年运之气的五行无论是太过还是不及，只要与客气的司天之气的五行相同就是"天符"。

第二，岁会：指值年的年运之气的五行属性与岁支之气五行属性相同而同化。

第三，同天符，指值年的天干为阳，年运之气太过，且年运之气的五行属性与客气的在泉之气相同而同化。

第四，同岁会，指值年的天干为阴，年运之气不及，且年运之气的五行属性与客气的在泉之气相同而同化。

太一天符（太乙天符）：既是天符，又是岁会的年份，是指值年的年运之气与客气的司天之气、岁支之气三气相合而主令。

六十甲子中，天符年共计十二年，其中岁运太过的天符年六年，岁运不及的天符年六年。那么为什么说"太过而同天化者三，不及而同天化者亦三"呢？"太过而同天化者三"是指值年的岁运太过有三种情况：水运太过、火运太过、金运太过。这样的年份各自有两组，故太过的天符年是六年。为什么是两组呢？缘由是值年的客气的司天之气是靠其地支化合六气来推算的，每一气占有两个相冲的地支。同理，不及的天符年也有三种情况：木运不及、土运不及、金运不及，亦各自两组，共计六年。这样，我们就能理解为什么"太过而同地化者三，不及而同地化者亦三，即各有六年。

具体来说，这二十四年中，同天符六年：甲辰、甲戌、壬寅、壬申、庚子、庚午；同岁会六年：癸巳、癸亥、辛丑、辛未、癸卯、癸酉；岁运太过六年：戊子、戊午、戊寅、戊申、丙辰、丙戌；岁运不及六年：丁巳、丁亥、乙卯、乙酉、己丑、己未。将六十甲子的运气同化关系以表格形式列出，这样，每一年的运气同化就一目了然了。我们仔细观察这一六十甲子运气同化表后就会发现，有四年岁会加临没有算进去，分别是丁卯、丙子、辛亥、庚申，原因就在于这四年是平气之年。

六十甲子运气同化表

六十甲子	年运（岁运）	司天	在泉	值年地支	天符	岁会	太一天符	同天符	同岁会
1 甲子	土运 +	火	金	水					
2 乙丑	金运 –	土	水	土					
3 丙寅	水运 +	火	木	木					
4 丁卯	木运 –	金	火	木		岁会			
5 戊辰	火运 +	水	土	土					
6 己巳	土运 –	木	火	火					
7 庚午	金运 +	火	金	火				同天符	
8 辛未	水运 –	土	水	土					同岁会
9 壬申	木运 +	火	木	金				同天符	
10 癸酉	火运 –	金	火	金					同岁会
11 甲戌	土运 +	水	土	土		岁会		同天符	
12 乙亥	金运 –	木	火	水					
13 丙子	水运 +	火	金	水		岁会			
14 丁丑	木运 –	土	水	土					
15 戊寅	火运 +	火	木	木	天符				
16 己卯	土运 –	金	火	木					
17 庚辰	金运 +	水	土	土					
18 辛巳	水运 –	木	火	火					
19 壬午	木运 +	火	金	火					
20 癸未	火运 –	土	水	土					
21 甲申	土运 +	火	木	金					
22 乙酉	金运 –	金	火	金	天符	岁会	太一天符		
23 丙戌	水运 +	水	土	土	天符				
24 丁亥	木运 –	木	火	水	天符				
25 戊子	火运 +	火	金	水	天符				
26 己丑	土运 –	土	水	土	天符	岁会	太一天符		
27 庚寅	金运 +	火	木	木					

六十甲子	年运（岁运）	司天	在泉	值年地支	天符	岁会	太一天符	同天符	同岁会
28 辛卯	水运 -	金	火	木					
29 壬辰	木运 +	水	土	土					
30 癸巳	火运 -	木	火	火		岁会			同岁会
31 甲午	土运 +	火	金	火					
32 乙未	金运 -	土	水	土					
33 丙申	水运 +	火	木	金					
34 丁酉	木运 -	金	火	金					
35 戊戌	火运 +	水	土	土					
36 己亥	土运 -	木	火	水					
37 庚子	金运 +	火	金	水				同天符	
38 辛丑	水运 -	土	水	土					同岁会
39 壬寅	木运 +	火	木	木		岁会		同天符	
40 癸卯	火运 -	金	火	木					同岁会
41 甲辰	土运 +	水	土	土		岁会		同天符	
42 乙巳	金运 -	木	火	火					
43 丙午	水运 +	火	金	火					
44 丁未	木运 -	土	水	土					
45 戊申	火运 +	火	木	金	天符				
46 己酉	土运 -	金	火	金					
47 庚戌	金运 +	水	土	土					
48 辛亥	水运 -	木	火	水		岁会			
49 壬子	木运 +	火	金	水					
50 癸丑	火运 -	土	水	土					
51 甲寅	土运 +	火	木	木					
52 乙卯	金运 -	金	火	木	天符				
53 丙辰	水运 +	水	土	土	天符				
54 丁巳	木运 -	木	火	火	天符				
55 戊午	火运 +	火	金	火	天符	岁会	太一天符		
56 己未	土运 -	土	水	土	天符	岁会	太一天符		
57 庚申	金运 +	火	木	金		岁会			
58 辛酉	水运 -	金	火	金					
59 壬戌	木运 +	水	土	土					
60 癸亥	火运 -	木	火	水					同岁会

一般来说，运气同化之年比一般年份的运气变化强烈，一旦感邪则病变较重。养生治病须遵循的大原则就是前文反复强调的"用温远温，用热远热，用凉远凉，用寒远寒"，也就是顺应天时变化。具体来说，顺应天时而动就是"四畏"，即"司气以热，用热无犯，司气以寒，用寒无犯，司气以凉，用凉无犯，司气以温，用温无犯，间气同其主无犯，异其主则小犯之"。"司气"，即司天之气和在泉之气，也可以代指值令之气。"间气"，即司天之气和在泉之气的左右间气，也就是二之气、四之气、五之气、初之气。我们要根据不同时间段六气的寒热温凉制定药方，这种因时而动的思维就是文中所说的"天气反时，则可依时，乃胜其主则可犯，以平为期，而不可过，是谓邪气反胜者"。气候其实是难以精确测量的，古代人们把它总结成六气客主加临，这只是一般的规律。随着人们的活动范围的扩大，气候发生了变化，而且地球自我的环境也在改变，故理论和实际会有一些出入。按照运气所言，每一气主令都是气的交杂，即主气、客气、司天之气或在泉之气并存，调和胜气和复气就是治疗之本，也就是"以平为期"。总而言之，运气的核心是"调和致平"，调节不同气之间的性质和力量关系，就可以达到阴阳五行的平和了。

帝曰：善！五运气行主岁之纪，其有常数乎？岐伯曰：臣请次之。

甲子　甲午岁

上少阴火，中太宫土运，下阳明金。热化二，雨化五，燥化四，所谓正化日也。其化上咸寒，中苦热，下酸热，所谓药食宜也。

乙丑　乙未岁

上太阴土，中少商金运，下太阳水。热化寒化胜复同，所谓邪气化日也。灾七宫。湿化五，清化四，寒化六，所谓正化日也。其化上苦热，中酸和，下甘热，所谓药食宜也。

丙寅　丙申岁

上少阳相火，中太羽水运，下厥阴木。火化二，寒化六，风化三，所谓正化日也。其化上咸寒，中咸温，下辛温，所谓药食宜也。

丁卯岁会　丁酉岁

上阳明金，中少角木运，下少阴火。清化热化胜复同，所谓邪化日也。灾三宫，燥化九，风化三，热化七，所谓正化日也，其化上苦小温，中辛和，下咸寒，所谓药食宜也。

戊辰　戊戌岁

上太阳水，中太徵火运，下太阴土。寒化六，热化七，湿化五，所谓正化日也。其化上苦温，中甘和，下甘温，所谓药食宜也。

【语译】

黄帝说：说得好。五运轮流主管每一年的气候变化，决定每一年的气化作用，有没有一定的数字规律呢？岐伯说：有。请允许我按次序把它们排列出来。

甲子年、甲午年：在上的司天之气为少阴君火，中运之气为太宫——土运太过，在下的在泉之气为阳明燥金。司天之气的热化之数为二，中运之气的雨化之数为五，在泉之气的燥化之数为四。上、中、下之气的正常气化就是所说的正化日。司天之热气所导致的疾病，适合用咸寒的药物；中运之雨气所导致的疾病，适合用苦热的药物；在泉之燥气所导致的疾病，适合用酸热的药物。这就是这两年应当选用的药物。

乙丑年、乙未年：在上的司天之气为太阴湿土，中运之气为少商——金运不及，在下的在泉之气为太阳寒水。金运不及，就可能出现热化的胜气、寒化的复气，丑年与未年相同。胜气和复气都不属于上、中、下之气的正常气化，这就是所说的邪气化日。金受邪，灾变发生在西方七宫（洛书图）。司天之气的湿化之数为五，中运之气的清化之数为四，在泉之气的寒化之数为六。上、中、下之气的正常气化就是所说的正化日。司天之湿气所导致的疾病，适合用苦热的药物；中运之清气所导致的疾病，适合用酸和的药物；在泉之寒气所导致的疾病，适合用甘热的药物。这就是这两年应当选用的药物。

丙寅年、丙申年：在上的司天之气为少阳相火，中运之气为太羽——水运太过，在下的在泉之气为厥阴风木。司天之气的热化之数为二，中运之气的寒化之数为六，在泉之气的风化之数为三。上、中、下之气的正常气化就是所说的正化日。司天之热气所导致的疾病，适合用咸寒的药物；中运之寒气所导致的疾病，适合用咸温的药物；在泉之风气所导致的疾病，适合用辛温的药物。这就是这两年应当选用的药物。

丁卯年（岁会）、丁酉年：在上的司天之气为阳明燥金，中运之气为少角——

木运不及，在下的在泉之气为少阴君火。木运不及，就可能出现清化的胜气和热化的复气，卯年与酉年相同。胜气和复气都不属于上、中、下之气的正常气化，这就是所说的邪气化日。灾变发生在东方三宫。司天之气的燥化之数为九，中运之气的风化之数为三，在泉之气的热化之数为七。如果没有出现胜气和复气，燥、风、热是正常气化，就是所说的正化日。司天之燥气所导致的疾病，适合用苦小温的药物；中运之风气所导致的疾病，适合用辛和的药物；在泉之热气所导致的疾病，适合用咸寒的药物。这就是这两年应当选用的药物。

戊辰年、戊戌年：在上的司天之气为太阳寒水，中运之气为太徵——火运太过，在下的在泉之气为太阴湿土。司天之气的寒化之数为六，中运之气的热化之数为七，在泉之气的湿化之数为五。上、中、下之气的正常气化就是所说的正化日。司天之寒气所导致的疾病，适合用苦温的药物；中运之火气所导致的疾病，适合用甘和的药物；在泉之湿气所导致的疾病，适合用甘温的药物。这就是这两年应当选用的药物。

【解读】

"上"是指司天，"下"是指在泉，"中"是指中运，也就是一年的年运、岁运。

前面已经说过，六十甲子年的岁运变化是周期性的。岁运是五年一周期，六气司天是六年一周期，故运气周期排列组合的方式有三十种。进一步分析，岁运的五行又可分为太过和不及，而六气没有，故运气周期是六十年。当然，这是从数学的角度来解释的。之所以有岁运五周期和六气六周期，可能与日、月、地三者的运动相位周期有关，具体的解读可以参考前文相关章节，此处省略。

前面已经分别论述了六气司天的不同的运气特点，下面将六十甲子年的运气再一次细化，分三十组依次列出。第一个三十年的甲子和第二个三十年的甲午年的岁运皆为土运太过，其司天之气皆为少阴君火，其余年亦如此排列。

甲子年、甲午年，乙丑年、乙未年，丙寅年、丙申年，一直到癸巳年、癸亥年，文中都是先指出司天、在泉和中运（年运），然后指出它们对应的三种气候的三个数字。注意，这三个数字就是五行生成数字，也就是河图数，我在这里再概括地说一下。一六为水，二七为火，三八为木，四九为金，五十为土。其中一、二、三、四、五为五行的生数，六、七、八、九、十为五行的成数。什么是五行生数，什么是五行成数呢？《五常政大论》这样解释生数和成数："太过者其数成，不及者其数生。"简而言之，生数表示事物出生，力量还不够；成数表示事物成熟了，力量强大了。所以，如果五运之气不及就用五行的生数，如果五运之气太过就用成数。河图数对应的气候就是一六为水，为寒，如果是寒水不足就是寒化一，如果是寒水太过就是寒化六；二七为火，为热，如果是热火不足就是热化二，如果是热火太过就是热化七；三八为木，为风，如果是风木不足就是风化三，如果是风木太过就是风化八；四九为金，为燥，为清，如果是燥金不足就是清化四，如果是燥金太过就是清化九；五十为土，为湿，为雨，雨只说五，不说十，叫雨化五。

除了五行生成数也就是河图数以外，还有一种数字要注意，那就是"灾几宫"，这个数字是九宫数，也就是洛书数、文王八卦数，是表示方位的数字，九个数字代表九个方位，洛书数的口诀是：戴九履一，左三右七，二四为肩，六八为足，五居中央。其实这九个数、九个方位代表的就是五脏。戴九履一，九为最上方南方，为火，对应心；一为最下方北方，为水，对应肾；左三右七，三在左边就是东边，为木，对应肝；七在右边也就是西边，为金，对应肺；五在中央，为土，对应脾。比如灾七宫，就是指西方受损伤、有灾害，实际上就是指肺部受伤害。

在讲完六十甲子每一年的运气的常数之后，黄帝和岐伯又讨论了五运之气被过分抑制而表现出来的物候特点和疾病特点，掌握这些特点有利于预防气候的灾变和疾病的发生。

我们已经知道，从一年的天干可以推算出这一年五运的太过或者不及，太过和不及引起的疾病是不同的，"太过者暴，不及者徐，暴者为病甚，徐者为病持"。也就是说，如果五运太过，那么疾病的发作就急暴；如果五运不及，那么疾病的发作就缓慢。发作急暴，疾病就比较严重；发作缓慢，疾病就缠绵持久。五运之气如果过分郁积，就会发作，从而引起气候灾变和疾病的发生。

"常数"，指恒定的数字，即五行成数和生数。五行的生数和成数图，即十数图，也就是后世所说的"河图"，如下图。河图和洛书的称谓落实和推行是在南宋以后，并不是说一开始就是我们现在看到的河图和洛书的情况。

河图主要解释宇宙生命的结构位次，例如一年四季的变换、人一生的生命过程、万物的生长壮老死。

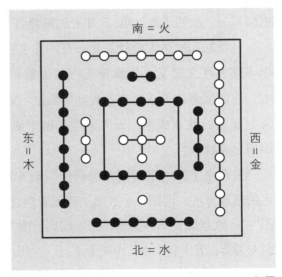

河图

五行的次序和性质在《尚书·洪范》中有提及，其文云："五行：一曰水，二曰火，三曰木，四曰金，五曰土。水曰润下，火曰炎上，木曰曲直，金曰从革，土爰稼穑。润下作咸，炎上作苦，曲直作酸，从革作辛，稼穑作甘。"五行中的每一个都很重要，但其位次还是有先后。按照《尚书·洪范》的记载，五行的顺序依次为水、火、木、金、土，与我们常说的五行相生次序木火土金水的排列有区别，也与五行相克顺序不一致。在重要程度方面，水在五行之中大概是居于第一位的，具有某种世界本源的色彩。

《周易·系辞上》提到了天地之数，但没有明确五行与它们的对应关系。其文云："天一，地二，天三，地四，天五，地六，天七，地八，天九，地十。天数五，地数五，五位相得而各有合。天数二十有五，地数三十，凡天地之数五十有五，此所以成变化而行鬼神也。"郑玄结合了阴阳五行来解释这段文字："天地之气各有五。五行之次，一曰水，天数也；二曰火，地数也；三曰木，天数也；四曰金，地数也；五曰土，天数也。此五者阴无匹，阳无耦，故又合之。地六为天一匹也，天七为地二耦也，地八为天三匹也，天九为地四耦也，地十为天五匹也，二五阴阳各有合，然后气相得，施化行也。"

郑玄进一步解释了天地与五行数相配的缘由："天一生水于北，地二生火于南，天三生木于东，地四生金于西，天五生土于中。阳无耦，阴无配，未得相成。地六成水于北，与天一并。天七成火于南，与地二并。地八成木于东，与天三并。天九成金于西，与地四并。地十成土于中，与天五并也。大衍之数五十有五，五行各气并，气并而减五，惟有五十。以五十之数不可以为七八九六卜筮之占以用之，更减其一，故四十有九也。"郑玄的解释将五方和五行结合，阴阳和天地类比了。

后世的孔颖达大概就是受郑玄的注文影响，在对《尚书·洪范》注解的时候，用了郑玄注文之义，他解释五行的生数和成数："天一生水，地二生火，天三生木，地四生金，天五生土，此其生数也。如此，则阳无匹、阴无偶。故地六成水，天七成火，地八成木，天九成金，地十成土。于是阴阳各有匹偶，而物得生焉。固谓之成数也。"

我们来了解一下河图是怎样配阴阳五行的。从阴阳五行的角度分析河图是古人的基本方法，河图（十数图）的配置包含阴阳五行的精义，故亦称"五行生成数图"。一六居北，北方为水；二七居南，南方为火；三八居东，东方为木；四九居西，西方为金；五十居中央，中央为土。

北方是阳气始生之地，故配以一，同时将成数六配之，表示有生必有成，天一生水，地六成之。南方是阴气始生之地，故以二配之，地二生火，天七成之。东方是日出之地，阳气逐渐增长，故将生数三配之，天三生木，地八成之。西方是日落之地，阴气逐渐增长，故以四配之，地四生金，天九成之。中央是中心之地，故将生数五配之，天五生土，地十成之。

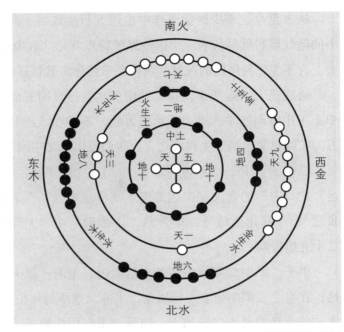

河图配阴阳五行图

奇数得阴而合，偶数得阳而导。这说明天地之道孤阳不生，独阴不长，而必须阴阳相合，互根互存。

河图左旋（顺时针方向）表示五行相生，一六水生三八木，三八木生二七火，二七火生五十土，五十土生四九金，四九金生一六水。四正之数相对，表示五行相克，下水克上火，右金克左木。生中有克，寓克于生。

河图之象，一奇生于北内，三奇长于东内，然后七奇出于南外，九奇尽于西外。二偶生于南内，四偶长于西内，然后六偶出于北外，八偶尽于东外，呈现旋涡结构。这说明河图原具有循环之义。以生成数视之，则生数起于内，成数起于外，生数起于一而止于五，成数起于六而终于十。五为奇数之中，为生数的殿堂，成数的桥梁，体现了土生万物、土为万物之母的思想。

一、二、三、四为四象之位，六、七、八、九为四象之数。六为老阴、九为老阳，"二老位于西北"；八为少阴、七为少阳，"二少位于东南"。阳主进，故由少阳之七逾八至九，而其进已极；阴主退，故由少阴之八逾七至六，而其退已极。阳数长，故少阳之七长于六，老阳之九长于八；阴数消，故少阴之八消于九，老阴之六消于七。阴阳生于内者，由微而趋盛；既盛而外出者，由盛而渐衰，表示阴阳进退消长之理。

河图还体现了奇偶相配、生成相依、阴阳聚合的特点。古人认为八卦是由河图演推而来，八卦与河图的配置亦体现了阴阳五行的流转和运行。

从古至今，不少医学著作中也用五行生成数（河图）解释人体，《黄帝内经》中的运气篇目就是代表。中医的思维特点就是"取象运数"，其核心与易相通。历史上有不少以易解医的医家，明代医家张介宾就是其中之一。

通观三十组运气年，我们发现土之数一直用五而不用十，可能的原因之一在于土王中宫而统乎四维，土承载万物，不存在太过和不及，故无"成数"。或者，五的实际意义包括了生和成之义。我们可以从文中细细品味。

以甲子、甲午二年为例，"上少阴火"中"上"之义为司天之气，"中太宫土运"之"中"的含义是中运之气（或岁运之气），"下阳明金"中"下"之义为在泉之气。"其化上咸寒，中苦热，下酸温"中"上""中""下"之义亦同，后文二十九组皆同。

甲子、甲午二年的中运是土运太过，主雨；司天之气少阴君火五行为火，主热；在泉之气阳明燥金五行属金，主凉。这样的年份，以五行生成数来描述的话，太过的土运就是土之成数十，但是这里却用生数五，似乎有点矛盾。这里的土运太过的化用是雨水，从某种程度来说，雨的含水量大于湿气，也就是说土也分湿的和干的，我们不能仅仅以土之生数来理解。中医里常说风为百病之长，其实存在一定的异议。五行中土与其余四行交杂且统御它们，故土之雨湿可以与寒、凉、热、温结合而为祸人体。简单点说，湿邪可以寒化，也可以热化。"热化二"指此年的五行火不成气候，热气不足，故用火之生数表示。"燥化四"指此年的五行金不足，故用金之生数表示。司天之气和在泉之气与中运的五行属性不同，或受岁运五行属性克制，那么它们的五行之数多为生数，反之则为成数。通常，在这样的年份，如果司天之少阴火气为邪，也就是热气侵犯，就需要使用能制约热的药物来调理；如果在泉之阳明燥金的凉气为邪，就需要使用酸温的药物来调理；如果中运之气太过而为祸人体，则需要用制约湿雨的苦热药物来调节。虽然这两年没有提到"灾"在何处，但这并不是说没有五行受邪，只是相比五行偏向严重之年来说，受邪并不是很突出。

同样，我们可以用这样的思维来分析其余二十几组。乙丑、乙未这两年的中运之气是金运不足，主清凉；司天之气是太阴湿土，主湿；在泉之气是太阳寒水，主寒。一般来说，岁运不及，其所胜乘之，其所不胜侮之，故岁运不及之年可能出现像其他五行平气之年的情况。乙丑、乙未这两年的司天之气是太阴湿土，加上岁运本来就是金运凉气弱势，不能形成合力，故司天之土气是生数五。同样，这两年的主客、在泉之寒气相加，故冬季比一般的冬季寒冷，可用水之成数六表示。中运之气为金运不足，也就是说凉气不能发挥最大，而且没有司天之气和在泉之气的相助，故其势不成，用金之生数四表示。按理来说，每一年都会存在胜复之气，但在不及之年被特别指出，大概是这些年表现比较明显，但这并不意味着一定会出现，它们出现的时间和强度都不是固定的。这两年中，如果司天之湿邪为祸人体，则适合选用能化去湿邪的苦热的药物；如果中运之气凉邪为祸，则选用酸和的药物来化解；如果在泉之气寒邪为祸，则用甘热的药物化之。乙丑、乙未两年寒凉主事，五行之火严重不足，所以说"灾七宫"，也就是说，属火的事物在这两年特别受克制。从人体来说，在这种寒凉之气流行的年份，心脏容易出现问题，也容易出现寒湿痹证、肺寒咳喘等疾病。"邪气化日"就是说这两年的气候不是岁运五行属性该有的样子，而是迁移变化了，也就是"热化寒化胜复同"。

后面的二十八组也分太过和不及之年，对它们的解析可以参考前面两个例子。丙寅、丙申两年的岁运是水运太过，寒气之势盛，故用水之成数六表示；司天之少阳相火的五行属性被岁运压制，故不成气候，以火之生数二表示；在泉之气的厥阴风木所主温气亦被中运之寒气压制，亦不得势，以木之生数三表示。一般来说，太过之年虽没有提到胜复之化，但并不是说没有。对于这两年来说，如果司天之火邪为患，则需要使用克制火热的咸寒药物来治疗；如果中运之寒气化邪为祸，则需要使用克制寒邪的咸温药物；如果在泉之风邪为乱，则需要使用克制它的辛温药物，人们的饮食也应该遵循这样的原则。

丁卯、丁酉两年的岁运皆为木运不及，司天之气阳明燥金五行属金，在泉之气少阴君火五行属火。因岁运的五行是木运且不足，其所胜乘之，也就是金之凉气反制，此二年表现得不像木运平气之年，故用木之生数三表示。上半年，司天之燥气得岁运之凉气帮助而成势，故上半年燥气流行，以金之成数九表示。下半年在泉之火气行事，加上复气火气之助，则冬季温暖，万物生长，故以火之成数七表示。这两年的岁运为木运不及，无司天之气襄助，故其五行灾眚主要是木之三宫。针对上半年可能出现的燥气之邪，需要使用苦微温的药物治疗；针对中运之风邪，则需要使用辛和的药物治疗；针对下半年可能出现的火热之邪，则需要使用咸寒的药物治疗。平时的饮食亦当如此。

戊辰、戊戌二年的中运之气是火运太过，故以火之成数七表示。司天之气是太阳寒水，五行属水，对上半年草木生长影响颇大，加上火气太过，寒气来报复而助太阳寒水，故以水之成数六表示。在泉之气是太阴湿土，主湿，其性为阴，在冬季主令，故气候应该比较寒冷，以土之生数五表示。为什么是生数呢？对比前文"雨化五"，这里是"湿化五"，这两者存在差异，姑且可以将雨看成湿气更大。此二年司天之气、中运之气、在泉之气得以正常行令，故称"正化日"。如果司天之寒气为邪，考虑到此二年的中运之气是火运太过，也就是说气候热象明显，故不适合使用大热之药，应当使用苦温的药物。如果是中运之气为邪，则以甘味平和之药来制之。为什么这两年适合用甘味平和的药物调理身体，而不是苦寒的药物呢？岁运虽是火运太过，但可以生土，有利于运化，加上有司天之寒气制约岁运之火气，且苦寒药物容易伤脾胃，影响运化，故宜采用甘味平和的药物进行治疗、养生。如果在泉之湿气化邪，则适合使用甘温的药物治疗或养生。

己巳　己亥岁

上厥阴木，中少宫土运，下少阳相火。风化清化胜复同，所谓邪气化日也。灾五宫。风化三，湿化五，火化七，所谓正化日也。其化上辛凉，中甘和，下咸寒，所谓药食宜也。

庚午同天符　庚子岁同天符

上少阴火，中太商金运，下阳明金。热化七，清化九，燥化九，所谓正化日也。其化上咸寒，中辛温，下酸温，所谓药食宜也。

辛未同岁会　辛丑岁同岁会

上太阴土，中少羽水运，下太阳水。雨化风化胜复同，所谓邪气化日也。灾一宫。雨化五，寒化一，所谓正化日也。其化上苦热，中苦和，下苦热，所谓药食宜也。

壬申同天符　壬寅岁同天符

上少阳相火，中太角木运，下厥阴木。火化二，风化八，所谓正化日也。其化上咸寒，中酸和，下辛凉，所谓药食宜也。

癸酉同岁会　癸卯岁同岁会

上阳明金，中少徵火运，下少阴火。寒化雨化胜复同，所谓邪气化日也。灾九宫，燥化九，热化二，所谓正化日也，其化上苦小温，中咸温，下咸寒，所谓药食宜也。

【语译】

己巳年、己亥年：在上的司天之气为厥阴风木，中运之气为少宫——土运不及，在下的在泉之气为少阳相火。土运不及，就可能出现风化的胜气和清化的复气，巳年与亥年相同。出现的胜气和复气都不属于上、中、下之气的正常气化，这就是所说的邪气化日。灾变发生在中央五宫。司天之气的风化之数为三，中运之气的湿化之数为五，在泉之气的火化之数为七，如果没有出现胜气和复气，风、火、湿是正常的气化，就是所说的正化日。司天之风气所导致的疾病，适合用辛凉的药物；中运之湿气所导致的疾病，适合用甘和的药物；在泉之火气所导致的疾病，适合用咸寒的药物。这就是这两年应当选用的药物。

庚午年、庚子年（此二年皆为同天符）：在上的司天之气为少阴君火，中运之气为太商——金运太过，在下的在泉之气为阳明燥金。司天之气的热化之数为七，中运之气的清化之数为九，在泉之气的燥化之数为九，上、中、下之气的正常气化就是所说的正化日。司天之热气所导致的疾病，适合用咸寒的药物；中运之清气所导致的疾病，适合用辛温的药物；在泉之燥气所导致的疾病，适合用酸温的药物。这就是这两年应当选用的药物。

辛未年、辛丑年（此二年皆为同岁会）：在上的司天之气为太阴湿土，中运之气为少羽——水运不及，在下的在泉之气为太阳寒水。水运不及，就可能出现雨化的胜气和风化的复气，未年与丑年相同。出现的胜气、复气都不属于上、中、下之气的正常气化，这就是所说的邪气化日。灾变发生在北方一宫。司天之气的雨化之数为五，中运之气的寒化之数为一，在泉之气的寒化之数为一。如果不出现胜气和复气，雨、寒之气正常气化，就是所说的正化日。司天之湿气所导致的疾病，适合用苦热的药物；中运之水气所导致的疾病，适合用苦和的药物；在泉之寒气所导致的疾病，适合用苦热的药物。这就是这两年应当选用的药物。

壬申年、壬寅年（此二年皆为同天符）：在上的司天之气为少阳相火，中运之气为太角——木运太过；在下的在泉之气为厥阴风木。司天之气的火化之数为二，中运之气的风化之数为八，在泉之气的风化之数为八。如果不出现胜气、复气，上、中、下之气正常气化，这就是所说的正化日。司天之火气所导致的疾病，适合用咸寒的药物；中运之风气所导致的疾病，适合用酸和的药物；在泉之风气所导致的疾病，适合用辛凉的药物。这就是这两年应当选用的药物。

癸酉年、癸卯年（此二年皆为同岁会）：在上的司天之气为阳明燥金，中运之气为少徵——火运不及，在下的在泉之气为少阳君火。火运不及，就可能出现寒化的胜气和雨化的复气，酉年与卯年相同。出现的胜气和复气都不属于上、中、下之气的正常气化，这就是所说的邪气化日。灾变发生在南方九宫。司天之气的燥化之数为九，中运之气的热化之数为二，在泉之气的热化之数为二，如果不出现胜气和复气，燥、热为正常气化，这就是所说的正化日。司天之燥气所导致的疾病，适合用苦小温的药物；中运之热气所导致的疾病，适合用咸温的药物；在泉之热气所导致的疾病，适合用咸寒的药物，这就是这两年应当选用的药物。

【解读】

我们简单地将三十组运气年划成六个大组进行解读，也就是按照岁运土金水木火一轮划分，这样就可以更清晰地看到岁运的流转。第二个大组的第一对是己巳、己亥年。这两年的中运是土运不足，则其所不胜之木乘之，其所胜之金反侮之。因为这两年的中运本就是土运不及，又没有司天之气或在泉之气的相助，故不成己身，以土之生数五表示。还可以进一步分析，司天之气为风，在泉之气为火热，再加上岁运表现为风温之气胜的特点，故整年来看，气候是偏干燥的。司天之气为厥阴风木，主温，同春令，促进春季草木生长，且有其所不胜金之凉气制约，故可制化为用，我们以木之生数三表示。少阳相火主热，为在泉之气，上半年的温热气延续，中运的温气同气相求，制约了冬季的寒冷，故冬季比较暖和，以火之成数七表示。这两年的"邪气化日"就是指胜气风木之气化用和复气金之凉气化用。如果是司天之风气化邪为祸人体，则使用辛凉之药调治；如果是中运之气化邪作乱，则选用甘味平和的药物纠正；如果是在泉之气化邪侵犯人体，则选用咸寒的药物制之。后面的分析也是同理，中运之气、司天之气、在泉之气三者，谁为乱，就以五行生克之法制之。

第二对是庚午年和庚子年。这两年的地支逢子和午，按照子午之上，少阴主之的设定，故司天之气为少阴君火，在泉之气为阳明燥金。天干逢乙庚化为金运，阳干庚为金运太过，阴干乙为金运不及。一般来说，中运太过之年的运气表现为自己应有的样子。这两年是金运太过，也就是凉气基调明显，故用金之成数九表示。司天之气少阴君火的火气是上半年的主事者，春夏本就为木火，又逢司天之火气，故炎热程度较高，用火之成数七表示。在泉之气为阳明燥金，与中运的五行之气相同，而且金之凉气与秋冬季的主气相合，故这段时间的气候会比较寒凉，用金之成数九表示。根据这样的中运之气、司天之气、在泉之气的特点，一旦它们化邪侵身，我们就可以采取相应的治疗措施，用咸寒药物化去热邪，以酸温药物温化凉燥之邪，以辛温药物化掉中运之气所化的清凉邪气。人们平常的饮食习惯也应当遵循这样的原则。后文将不再重申"所谓药食宜也"这条原则了。

　　辛未、辛丑这两年的地支是丑和未，丑未合化为太阴，那么司天之气就是太阴湿土，在泉之气就是太阳寒水。丙辛之上，水运主之，辛为阴干，故辛未、辛丑之年的中运之气是水运不及。水运不及，则土乘克，火反侮，气候整体来说比较湿和略温，雨水多，故此年的中运之化用水之生数一表示。司天之气太阴湿土为阴，主湿，又得中运之气的胜气资助，湿气主令，故上半年的气候雨湿多，以土之成数五（十）表示。又因为下半年的在泉之气为太阳寒水，湿气和寒气交争于四之气，我们可以猜测，长夏的时候应该雨水最多。在泉之气是太阳寒水，在一定程度上可以补助中运之气的不足，所以也是用水之生数一表示，只是没有再说一遍，而是省略了。这样的年份北方容易出现灾害。

　　壬申、壬寅这两年的地支逢申和寅，寅申之上，少阳相火所主，故此二年的司天之气是少阳相火，在泉之气是厥阴风木。丁壬之岁，木运主之，壬为阳干，故壬申、壬寅这两年的中运之气是木运太过，用木之成数八表示。同样，在泉之气也是厥阴风木，主温，与中运之气的五行相同，同气相合，故以木之成数八代表二者。司天之气是少阳相火，文中用火之生数二表示，这一点值得商榷。中运之气和在泉之气皆为木气，主温；司天之气少阳相火，主热，温热同性，风火相煽，木可生火，故可以认为上半年的火气比较旺，用火之成数七更合适。

　　癸酉、癸卯这两年的地支是酉和卯，戊癸化火，癸为阴干，故癸酉、癸卯这年的中运是火运不及，以火之生数二表示。卯酉之上，阳明主之，故此二年的司天之气是阳明燥金，在泉之气是少阴君火。同理，中运为不及，则容易出现异常气化。癸酉、癸卯为火运不及，故火之所不胜之气水乘克，火之所胜之气金气反侮，凉寒水气为胜则土气来复，故此二年容易出现胜复之气的气化作用，以火之生数二表示。司天之气阳明燥金之凉气得岁运异常之金气的帮助，故上半年的气候偏凉，影响草木的生长，以金之成数九表示。灾害主要发生在南方离火宫位。在泉之气是少阴君火，受司天之气的压制，还没有岁运之气的支持，所以火可能不成气候，也可以用火之生数二表示。但是，我们仔细想一想就可以发现，毕竟少阴君火主令冬，可化寒凉之气，按理说冬季应该比较暖和，证据就是文中所说的"下咸寒"。这样一来，在泉之气的气化作用应该以火之成数七表示。

甲戌岁会同天符　甲辰岁岁会同天符

　　上太阳水，中太宫土运，下太阴土。寒化六，湿化五，正化日也。其化上苦热，中苦温，下苦温，药食宜也。

乙亥　乙巳岁

上厥阴木，中少商金运，下少阳相火。热化寒化胜复同，邪气化日也。灾七宫。风化八，清化四，火化二，正化度也。其化上辛凉，中酸和，下咸寒，药食宜也。

丙子岁会　丙午岁

上少阴火，中太羽水运，下阳明金。热化二，寒化六，清化四，正化度也。其化上咸寒，中咸温，下酸温，药食宜也。

丁丑　丁未岁

上太阴土，中少角木运，下太阳水。清化热化胜复同，邪气化度也。灾三宫。雨化五，风化三，寒化一，正化度也。其化上苦温，中辛温，下甘热，药食宜也。

戊寅天符　戊申岁天符

上少阳相火，中太徵火运，下厥阴木。火化七，风化三，正化度也。其化上咸寒，中甘和，下辛凉，药食宜也。

【语译】

甲戌年、甲辰年（此二年既为岁会，又为同天符）：在上的司天之气为太阳寒水，中运之气为太宫——土运太过，在下的在泉之气为太阴湿土。司天之气的寒化之数为六，中运之气的湿化之数为五，在泉之气的湿化之数亦为五，如果不出现胜气和复气，上、中、下之气正常气化，就是所说的正化日。司天之寒气所导致的疾病，适合用苦热的药物；中运之湿气所导致的疾病，宜用苦温的药物；在泉之湿气所导致的疾病，适合用苦温的药物。这就是这两年应当选用的药物。

乙亥年、乙巳年：在上的司天之气为厥阴风木，中运之气为少商——金运不及，在下的在泉之气为少阳相火。金运不及，就可能出现热化的胜气和寒化的复气，亥年与巳年相同。出现的胜气和复气都不属于上、中、下之气的正常气化，这就是所说的邪气化日。灾变发生在西方七宫。司天之气的风化之数为八，中运之气的清化之数为四，在泉之气的火化之数为二。如果不出现胜气、复气，风、清、火为正常气化，就是所说的正化日。司天之热气所导致的疾病，适合用辛凉的药物；中运之清气所导致的疾病，适合用酸和的药物；在泉之火气所导致的疾病，适合用咸寒的药物。这就是这两年应当选用的药物。

丙子年（岁会）、丙午年：在上的司天之气为少阴君火，中运之气为太羽——水运太过；在下的在泉之气为阳明燥金。司天之气的热化之数为二，中运之气的寒化之数为六，在泉之气的清化之数为四。如果不出现胜气、复气，热、寒、清之气正常气化，就是所说的正化日。司天之热气所导致的疾病，适合用咸寒的药物；中运之寒气所导致的疾病，适合用咸温的药物；在泉之清气所导致的疾病，适合用酸温的药物。这就是这两年应当选用的药物。

丁丑年、丁未年：在上的司天之气为太阴湿土，中运之气为少角——木运不及，在下的在泉之气为太阳寒水。木运不及，就可能出现清化的胜气和热化的复气，丑年与未年相同。如果出现胜气、复气，就不是上、中、下之气的正常气化，这就是所说的邪气化日。灾变发生在东方三宫。司天之气的雨化之数为五，中运之气的风化之数为三，在泉之气的寒化之数为一。如果不出现胜气、复气，雨、风、寒为正常气化，就是所说的正化日。司天之雨气所导致的疾病，适合用苦温的药物；中运之风气所导致的疾病，适合用辛温的药物；在泉之寒气所导致的疾病，适合用甘热的药物。这就是这两年应当选用的药物。

戊寅年、戊申年（此二年皆为天符年）：在上的司天之气为少阳相火，中运之气为太徵——火运太过，在下的在泉之气为厥阴风木。司天之气的火化之数为七，中运之气的火化之数为七，在泉之气的风化之数为三。如果不出现胜气、复气，上、中、下之气正常气化，就是所说的正化日。司天之火气所导致的疾病，适合用咸寒的药物；中运之火气所导致的疾病，适合用甘和的药物；在泉之风气所导致的疾病，适合用辛凉的药物。这就是这两年应当选用的药物。

【解读】

接着是第三大组。甲戌、甲辰年是这组的第一对。这两年的地支是戌和辰，辰戌之上，太阳主之，故此二年的司天之气是太阳寒水，在泉之气是太阴湿土。甲己之年，土运统之，甲为阳干，故甲戌、甲辰二年的中运之气是土运太过，以土之成数五（十）表示。同样，岁运太过之年的运气比较符合自身。司天之气是太阳寒水，加上岁运又是土运太过，也就是湿重，寒湿交杂，影响阳气的升发，不利于草木的生长，故用水之成数六表示。在泉之气是太阴湿土，处于秋冬凉寒主令的时间段，还有上半年的寒水之气蓄积，中运的湿气加持，故冬季比较寒湿，以土之成数五（十）表示。这两年的气候无论是整体来说，还是分上半年和下半年来说，湿是主旋律，还与寒相交杂，所以用药和饮食都应该燥湿祛寒。

乙亥、乙巳这两年的地支是巳和亥，巳亥之年，厥阴主之，故它们皆为厥阴风木之气司天，少阳相火之气在泉。乙庚之年，金运主之，乙为阴干，故乙亥、乙巳两年的岁运是金运不及。没有司天之气和在泉之气相帮，此二年的金气无势，故以金之生数四表示。和前面岁运不及之年相似，此二年也容易出现胜复之气夺政。金气不及，则其所不胜火气乘克，火气为胜则水气来复，故这两年的气候可能出现炎热后气温骤降，容易造成西方灾难和五行属金的草木与动物的正常生命过程受制。这两年的司天之气厥阴风木主温，与这两年的上半年六气主气性质相同，也就是木处于自己的春夏旺点，温暖的气候可以促进草木的生长，故春风拂过大地，气候温暖，草木一派欣欣向荣之象，我们以木之成数八表示。在泉之气是少阳相火，处自己所不胜之地，又无岁运之气加持，故冬季虽可能温暖，但不会太过，故以火之生数二表示。

丙子和丙午年的地支为子和午，子午之上，少阴主之，故它们的司天之气是少阴君火，在泉之气是阳明燥金。丙辛之年，水运主之，丙为阳干，故丙子和丙午年的中运是水运太过。这样的岁运所主的气候应当是比较寒凉的，特别是冬季，也就是说水气得用而主政，我们就用水之成数六表示。同前文一样，阳年的运气变化主要表现为自己该有的特征，这两年也是如此。这两年的司天之气是少阴君火，主热，被岁运之寒气制约，不会变得太旺，故用火之生数二表示。在泉之气为阳明燥金，主凉，逢中运之气为寒水，又逢秋冬凉寒主令，故下半年的气候比较寒凉，应当以金之成数九表示，而不用文中所说的"清化四"。

丁丑和丁未年的地支逢丑和未，丑未之上，太阴主之，故此二年的司天之气就是太阴湿土，在泉之气就是太阳寒水。丁壬之岁，木运主之，丁为阴干，故丁丑和丁未年的岁运（中运）是木运不及。木运不及，又无司天之气和在泉之气的资助，则气候不温，不能很好地促进草木的生长，故以木之生数三来表示。木运不及，则其所不胜之气金气偏胜而气候清凉，金气过旺则火气来复而气候炎热，这是此二年的胜复之气变化，不表现为木运得令的气候特征，灾变发生在东方三宫。上半年是太阴湿土主令，主湿雨，木克土，岁运制约司天之气，故以土之生数五表示。因为有复气火热之气的存在，又有岁运木之温气，又有司天之土气制约，故在泉之寒气不至于为患，冬季虽然寒冷但不会太过，以水之生数一表示。

戊寅和戊申年是地支逢寅或申，寅申之上，少阳主之，故此二年的司天之气是少阳相火，在泉之气是厥阴风木。戊癸化火运，戊为阳干，故戊寅和戊申年的中运之气是火运太过，加上司天之气也是火，二火相加，故此二年的气候整体偏热，再加上与此二年的上半年六气性质相投，故上半年更热一些，以火之成数七表示，与中运之气相同，所以文中仅说了一个"火化七"。在泉之气是厥阴风木，主温，木气被火气泻，温热之气太过则水气来复，故冬季虽热但不会太过，故文中以木之生数三表示。笔者认为，风木之温得岁运之热气和司天之热气为助，可以成势，虽有寒气来复，但是不太受影响，所以这里约莫也可以用木之成数八表示。阳年的运气之化比较像自己应有的，这一点与一般的阴年不同。

己卯　己酉岁

上阳明金，中少宫土运，下少阴火。风化清化胜复同，邪气化度也。灾五宫。清化九，雨化五，热化七，正化度也。其化上苦小温，中甘和，下咸寒，药食宜也。

庚辰　庚戌岁

上太阳水，中太商金运，下太阴土。寒化一，清化九，雨化五，正化度也。其化上苦热，中辛温，下甘热，药食宜也。

辛巳　辛亥岁岁会

上厥阴木，中少羽水运，下少阳相火。雨化风化胜复同，邪气化度也。灾一宫。风化三，寒化一，火化七，正化度也。其化上辛凉，中苦和，下咸寒，药食宜也。

壬午　壬子岁

上少阴火，中太角木运，下阳明金。热化二，风化八，清化四，正化度也。其化上咸寒，中酸和，下酸温，药食宜也。

癸未　癸丑岁

上太阴土，中少徵火运，下太阳水。寒化雨化胜复同，邪气化度也。灾九宫。雨化五，火化二，寒化一，正化度也。其化上苦温，中咸温，下甘热，药食宜也。

【语译】

己卯年、己酉年：在上的司天之气为阳明燥金，中运之气为少宫——土运不及，在下的在泉之气为少阴君火。土运不及，就可能出现风化的胜气和热化的复气，卯年与酉年相同。出现的胜气、复气都不是上、中、下之气的正常气化，这就是所谓的邪气化日。灾变发生在中央五宫。司天之气的清化之数为九，中运之气的雨化之数为五，在泉之气的热化之数为七，如果不出现胜气、复气，清、雨、热为正常气化，就是所说的正化日。司天之清气所导致的疾病，适合用苦小温的药物；中运之雨气所导致的疾病，适合用甘和的药物；在泉之热气所导致的疾病，适合用咸寒的药物。这就是这两年应当选用的药物。

庚辰年、庚戌年：在上的司天之气为太阳寒水，中运之气为太商——金运太过，在下的在泉之气为太阴湿土。司天之气的寒化之数为一，中运之气的清化之数为九，在泉之气的雨化之数为五。如果不出现胜气、复气，上、中、下之气正常气化，就是所说的正化日。司天之寒气所导致的疾病，适合用苦热的药物；中运之清气所导致的疾病，适合用辛温的药物；在泉之雨气所导致的疾病，适合用甘热的药物。这就是这两年应当选用的药物。

辛巳年、辛亥年（岁会）：在上的司天之气为厥阴风木，中运之气为少羽——水运不及，在下的在泉之气为少阳相火。水运不及，就可能出现雨化的胜气和风化的复气，巳年与亥年相同。出现的胜气、复气都不属于上、中、下之气的正常气化，这就是所说的邪气化日。灾变发生在北方一宫。司天之气的风化之数为三，中运之气的寒化之数为一，在泉之气的火化之数为七。如果不出现胜气、复气，风、寒、火为正常气化，就是所说的正化日。司天之风气所导致的疾病，适合用辛凉的药物；中运之寒气所导致的疾病，适合用苦和的药物；在泉之火气所导致的疾病，适合用咸寒的药物。这就是这两年应当选用的药物。

壬午年、壬子年：在上的司天之气为少阴君火，中运之气为太角——木运太过，在下的在泉之气为阳明燥金。司天之气的热化之数为二，中运之气的风化之数为八，在泉之气的清化之数为四。如果不出现胜气、复气，上、中、下之气正常气化，就是所说的正化日。司天之热气所导致的疾病，适合用咸寒的药物；中运之风气所导致的疾病，适合用酸和的药物；在泉之清气所导致的疾病，适合用酸温的药物。这就是这两年应当选用的药物。

癸未年、癸丑年：在上的司天之气为太阴湿土，中运之气为少徵——火运不及，在下的在泉之气为太阳寒水。火运不及，就可能出现寒化的胜气和雨化的复气，未年与丑年相同。出现的胜气、复气都不属于上、中、下之气的正常气化，就是所说的邪气化日。灾变发生在南方九宫。司天之气的雨化之数为五，中运之气的火化之数为二，在泉之气的寒化之数为一。如果不出现胜气、复气，雨、火、寒为正常气化，就是所说的正化日。司天之雨气所导致的疾病，适合用苦温的药物；中运之火气所导致的疾病，适合用咸温的药物；在泉之寒气所导致的疾病，适合用甘热的药物。这就是这两年应当选用的药物。

【解读】

己卯、己酉这两年的地支逢卯和酉，卯酉之上，阳明主之，故此二年的司天之气是阳明燥金，在泉之气是少阴君火。甲己合化为土运，己为阴干，故这两年的中运为土运不及，以土之生数五表示。因为土运不及，故中央之地可能有灾，因为中央的五行属土（后天八卦）。同样，阴年容易出现胜复之气夺令，使这两年的气候不再像自己应有的。土运不及，其所不胜风木乘克，风气为胜则金之凉气来复，这就是这两年胜复之气的变化。司天之气是阳明燥金，主凉，杀伐之凉气得令于春夏，金克木，又有复气金之凉气相助，则气候偏凉，不利于草木的生长，以金之成数九表示。在泉之气为少阴君火，主热，故秋冬气候较热一些，文中以火之成数七表示。在泉之火气，可以得五之气的客气风木之风气之助，风火相煽，可以成势，故可用成数。

庚辰和庚戌年的地支逢辰、戌，辰戌对化为太阳寒水，故此二年的司天之气是太阳寒水，在泉之气是太阴湿土。乙庚合化为金运，庚为阳干，故此二年的中运是金运太过。金主凉，金克木，全年的气候基调是偏凉，以金之成数九表示。司天之气虽是太阳寒水，但上半年的三个主气皆为木或火，水和火相斗，气候比较湿热，不会特别寒冷，故以水之生数一表示。在泉之气是太阴湿土，逢冬之寒气，故年尾的气候比较寒湿，以土之生数五表示。

辛巳和辛亥年的地支逢巳和亥，巳亥合化为厥阴风木，故此二年的司天之气是厥阴风木，在泉之气为少阳相火。阴年容易出现胜复之气夺令为政的局面。丙辛之岁，水运主之，辛为阴干，故辛巳和辛亥年的中运为水运不及，以水之生数一表示。水运不及，其所不胜土气乘克，雨气为胜，风气来复，这就是这两年的邪气化日，表现得不像水运，容易造成北方的灾难（一为坎卦，居北方）。司天之气是厥阴风木，主温，促进草木的生长，以木之生数三表示。在泉之气为少阳相火，与上文己卯、己酉情况一样，用的是火之成数七表示，这大概还是火可化冬之寒冷，也得木气之生，故可成也。不过，也可以考虑以火之生数二表示。

壬午和壬子年的地支逢子、午，子午之上，少阴居之，故它们的司天之气是少阴君火，在泉之气是阳明燥金。丁壬之岁，木运主之，壬为阳干，故壬午和壬子年的中运是木运太过，大风时至，以木之成数八表示。司天之气为少阴君火，与主气的二之气和三之气的五行之性相同，故二火叠加成势，所以上半年的气候应当是比较热的，而不是文中所说的"热化二"，应当以火之成数七表示。在泉之气是阳明燥金，主凉，但无岁运之气的支持，故下半年的气候虽然偏凉，但是不会太过，以金之生数四表示。

癸未和癸丑年的地支逢未和丑，丑未之上，太阴居之，故此二年的司天之气是太阴湿土，在泉之气是太阳寒水。同样，阴年容易出现胜复之气夺令的局面。戊癸化火，癸为阴干，故此二年的中运是火运不及，以火之生数二来表示。火不及，其所不胜之气水气偏胜，水气为胜则土气来复，气候容易忽然寒冷又湿气重，与火运平气之年不同，容易造成南方离火之宫的灾害。司天之气是太阴湿土，气候比较湿润，以土之生数五表示。在泉之气是太阳寒水，处于冬季寒水主令，但逢岁运火气、复气之土气和司天之土气的压制，不会太过，带来的气候应当是比较湿润，不会过于寒冷冰冻，故以水之生数一表示。

甲申　甲寅岁

上少阳相火，中太宫土运，下厥阴木。火化二，雨化五，风化八，正化度也。其化上咸寒，中咸和，下辛凉，药食宜也。

乙酉太一天符　乙卯岁天符

上阳明金，中少商金运，下少阴火。热化寒化胜复同，邪气化度也。灾七宫。燥化四，清化四，热化二，正化度也。其化上苦小温，中苦和，下咸寒，药食宜也。

丙戌天符　丙辰岁天符

上太阳水，中太羽水运，下太阴土。寒化六，雨化五，正化度也。其化上苦热，中咸温，下甘热，药食宜也。

丁亥天符　丁巳岁天符

上厥阴木，中少角木运，下少阳相火。清化热化胜复同，邪气化度也。灾三宫。风化三，火化七，正化度也。其化上辛凉，中辛和，下咸寒，药食宜也。

戊子_{天符}　戊午岁_{太一天符}

上少阴火，中太徵火运，下阳明金。热化七，清化九，正化度也。其化上咸寒，中甘寒，下酸温，药食宜也。

【语译】

甲申年、甲寅年：在上的司天之气为少阳相火，中运之气为太宫——土运太过，在下的在泉之气为厥阴风木。司天之气的火化之数为二，中运之气的雨化之数为五，在泉之气的风化之数为八。不出现胜气、复气，上、中、下之气正常气化，就是所说的正化日。司天之火气所导致的疾病，适合用咸寒的药物；中运之雨气所导致的疾病，适合用咸和的药物；在泉之风气所导致的疾病，适合用辛凉的药物。这就是这两年应当选用的药物。

乙酉年（太一天符年）、乙卯年（天符年）：在上的司天之气为阳明燥金，中运之气为少商——金运不及；在下的在泉之气为少阴君火。金运不及，就可能出现热化的胜气和寒化的复气，酉年与卯年相同。出现的胜气、复气都不属于上、中、下之气的正常气化，这就是所说的邪气化日。灾变发生在西方七宫。司天之气的燥化之数为四，中运之气的清化之数为四，在泉之气的热化之数为二。如果不出现胜气、复气，燥、清、热为正常气化，就是所说的正化日。司天之燥气所导致的疾病，适合用苦小温的药物；中运之清气所导致的疾病，适合用苦和的药物；在泉之热气所导致的疾病，适合用咸寒的药物。这就是这两年应当选用的药物。

丙戌年、丙辰年（此二年皆为天符年）：在上的司天之气为太阳寒水，中运之气为太羽——水运太过；在下的在泉之气为太阴湿土。司天之气的寒化之数为六，中运之气的寒化之数为六，在泉之气的雨化之数为五。不出现胜气、复气，上、中、下之气正常气化，就是所说的正化日。司天之寒气所导致的疾病，适合用苦热的药物；中运之寒气所导致的疾病，适合用咸温的药物；在泉之雨气所导致的疾病，适合用甘热的药物。这就是这两年应当选用的药物。

丁亥年、丁巳年（此二年皆为天符年）：在上的司天之气为厥阴风木，中运之气为少角——木运不及，在下的在泉之气为少阳相火。木运不及，就可能出现清化的胜气和热化的复气，亥年与巳年相同。出现的胜气、复气都不属于上、中、下之气的正常气化，这就是所说的邪气化日。灾变发生在东方三宫。司天之气的风化之数为三，中运之气的风化之数为三，在泉之气的火化之数为七。如果不出现胜气、复气，风、火为正常气化，就是所说的正化日。司天之风气所导致的疾病，适合用辛凉的药物；中运之风气所导致的疾病，适合用辛和的药物；在泉之火气所导致的疾病，适合用咸寒的药物。这就是这两年应当选用的药物。

戊子年（天符年）、戊午年（太一天符年）：在上的司天之气为少阴君火，中运之气为太徵——火运太过，在下的在泉之气为阳明燥金。司天之气的热化之数为七，中运之气的热化之数为七，在泉之气的清化之数为九。不出现胜气、复气，上、中、下之气正常气化，就是所说的正化日。司天之热气所导致的疾病，适合用咸寒的药物；中运之热气所导致的疾病，适合用甘寒的药物；在泉之清气所导致的疾病，适合用酸温的药物。这就是这两年应当选用的药物。

【解读】

甲申和甲寅年的地支逢寅、申，寅申之上，少阳居之，故此二年的司天之气是少阳相火，在泉之气是厥阴风木。甲己之岁，土运主之，甲为阳干，故甲申、甲寅年的中运是土运太过，全年的气候比较湿润，偏热，雨水较多，以土之成数五（十）表示。上一年在泉之气是太阳寒水，会影响本年的初之气，寒水压制了风温之气，又因岁运之湿土气可纳热其中，还有二之气客气和四之气主气雨湿之气的压制，故上半年气候偏热偏湿，以火之生数二表示。但是，根据治法来看，咸寒化的是火热，三之气的主客二气同为少阳相火，就是说上半年的气候还是很热的，也是能够用火之成数七表示的。在泉之气是厥阴风木，主温热，又得司天之气火气之助，可化寒冬之气，那么冬季不会太过寒冷，以木之成数八表示。如果上半年感受了火热之邪而病，就需要用咸味寒性的药物治疗；如果是因岁运之气而病，就需要使用咸味平和的药物治疗；如果下半年感受了温邪而病，就需要选用辛味凉性的药物治疗。饮食亦当如此。这里要提出一个疑问：为什么中运之气湿邪为患却选用咸和之药治疗？根据方药中先生的解释，咸味可泻热，平性无助热，可疏泄土中之浊水，正本清源，将火气下引，将浊湿之气泻出，故有此治法。

乙酉和乙卯年的地支逢卯、酉，卯酉之上为阳明所主，故此二年的司天之气是阳明燥金，在泉之气是少阴君火。乙庚之岁，金运主之，乙为阴干，故此二年的中运是金运不及。金不足，则其所不胜之气热气乘克，热气为胜则寒气来复，也就是说，气候的表现不像金运平气之年那样，而是胜气复气夺政，以金之生数四表示。金运不足之年容易造成西方的灾难（后天八卦中七代表兑宫，指西方）。司天之气是阳明燥金之凉气，但有胜气热气，故上半年的气候不会很凉，反而偏燥，故以金之生数四表示。在泉之气是少阴君火，司天之凉气可制约，复气寒气也可制约，四之气的客气太阳寒水亦可蓄积寒气，所以冬天虽热但不会太过，文中就以火之生数二表示。不过有一点值得思考，按照文中所言"下咸寒"的治法，冬季应该是比较热的，毕竟咸寒泻热，还在冬季使用，而且前文己卯和己酉年也有这样的情况，但它们用的是火之成数七。

丙辰和丙戌年的地支逢辰、戌，辰戌对化为太阳寒水，故此二年的司天之气是太阳寒水，在泉之气是太阴湿土。丙辛之年，水运统之，丙为阳干，故丙辰、丙戌二年的中运为水运太过，带来的气候变化是雨水较多、比较寒冷，以水之成数六表示。与一般阴年不同，阳年的气候变化表现得像自己。司天之气是太阳寒水，主寒，又逢岁运为水运太过，还处于春夏的主气阳气升发期间，容易带来春夏应热不热的气候，导致草木的生长非常不好，我们以水之成数六表示，与岁运五行之数相同，故有略说。在泉之气是太阴湿土，主湿，与冬季气候寒相交杂，冬季会十分寒冷，以土之成数五（十）表示。

丁亥和丁巳年的地支逢亥、巳，巳亥之上，对化为厥阴风木，故此二年的司天之气是厥阴风木，在泉之气是少阳相火。丁壬之年，木运统之，丁为阴干，故丁亥和丁巳年的中运为木运不及。木运不及，则其所不胜金来乘克，金气为胜则热来复，这样一来，气候就表现得不像木运平气之年了，而是凉气和热气夺令为政，故以木之生数三表示。司天之气是厥阴风木，主温，补助中运之气的木气不足，故可以构成木运相对平气，也用木之生数三表示司天之气的气化作用。在泉之气是少阳相火，主热，又逢复气为热气，还有司天之温气加成，故冬季的气候比较热，以火之成数七表示。

戊子和戊午年的地支逢子、午，子午之年，少阴主之，故此二年的司天之气是少阴君火，在泉之气是阳明燥金。戊癸之岁，火运主之，戊为阳年，故戊子、戊午年的中运是火运太过。火运太过之年的气候比一般的年份热，我们以火之成数七表示。司天之气是少阴君火，主热，与中运之火运五行之性相同，故上半年的气候比较炎热，特别是二之气和三之气主令期间，因此，也以火之成数"七"表示。在泉之气是阳明燥金，主凉，逢终之气的主气是太阳寒水，故冬季偏凉。但是，五之气主令的时候比较热（客气少阳相火制主气阳明燥金），凉气收热气，故以金之成数九表示在泉之气的气化作用。阳干之年的气候比较像自己。

己丑太一天符　己未岁太一天符

上太阴土，中少宫土运，下太阳水。风化清化胜复同，邪气化度也。灾五宫，雨化五，寒化一，正化度也。其化上苦热，中甘和，下甘热，药食宜也。

庚寅　庚申岁岁会

上少阳相火，中太商金运，下厥阴木。火化七，清化九，风化三，正化度也。其化上咸寒，中辛温，下辛凉，药食宜也。

辛卯　辛酉岁

上阳明金，中少羽水运，下少阴火。雨化风化胜复同，邪气化度也。灾一宫。清化九，寒化一，热化七，正化度也。其化上苦小温，中苦和，下咸寒，药食宜也。

壬辰　壬戌岁

上太阳水，中太角木运，下太阴土。寒化六，风化八，雨化五，正化度也。其化上苦温，中酸和，下甘温，药食宜也。

癸巳同岁会　癸亥岁同岁会

上厥阴木，中少徵火运，下少阳相火。寒化雨化胜复同，邪气化度也。灾九宫。风化八，火化二，正化度也。其化上辛凉，中咸和，下咸寒，药食宜也。

【语译】

己丑年、己未年（此二年皆为太一天符年）：在上的司天之气为太阴湿土，中运之气为少宫——土运不及，在下的在泉之气为太阳寒水。土运不及，就可能出现风化的胜气和清化的复气，丑年与未年相同。出现的胜气、复气都不属于上、中、下之气的正常气化，这就是所说的邪气化日。灾变发生在中央五宫。司天之气的雨化之数为五，中运之气的雨化之数为五，在泉之气寒化之数为一。如果不出现胜气、复气，雨、寒为正常气化，就是所说的正化日。司天之雨气所导致的疾病，适合用苦热的药物；中运之雨气所导致的疾病，适合用甘和的药物；在泉之寒气所导致的疾病，适合用甘热的药物。这就是这两年应当选用的药物。

庚寅年、庚申年（岁会）：在上的司天之气为少阳相火，中运之气为太商——金运太过，在下的在泉之气为厥阴风木。司天之气的火化之数为七，中运之气的清化之数为九，在泉之气的风化之数为三，不出现胜气、复气，上、中、下之气正常气化，就是所说的正化日。司天之火气所导致的疾病，适合用咸寒的药物；中运之清气所导致的疾病，适合用辛温的药物；在泉之风气所导致的疾病，适合用辛凉的药物。这就是这两年应当选用的药物。

辛卯年、辛酉年：在上的司天之气为阳明燥金，中运之气为少羽——水运不及，在下的在泉之气为少阴君火。水运不及，就可能出现雨化的胜气和风化的复气，卯年与酉年相同。出现的胜气、复气都不属于上、中、下之气的正常气化，这就是所说的邪气化日。灾变发生在北方一宫。司天之气的清化之数为九，中运之气的寒化之数为一，在泉之气的热化之数为七。如果不出现胜气、复气，就是所说的正化日。司天之清气所导致的疾病，适合用苦小温的药物；中运之寒气所导致的疾病，适合用苦和的药物；在泉之热气所导致的疾病，适合用咸寒的药物。这就是这两年应当选用的药物。

壬辰年、壬戌年：在上的司天之气为太阳寒水，中运之气为太角——木运太过，在下的在泉之气为太阴湿土。司天之气的寒化之数为六，中运之气的风化之数为八，在泉之气的雨化之数为五。不出现胜气、复气，上、中、下之气正常气化，就是所说的正化日。司天之寒气所导致的疾病，适合用苦温的药物；中运之风气所导致的疾病，适合用酸和的药物；在泉之雨气所导致的疾病，适合用甘温的药物。这就是这两年应当选用的药物。

癸巳年、癸亥年（此二年皆为同岁会）：在上的司天之气为厥阴风木，中运之气为少徵——火运不及，在下的在泉之气为少阳相火。火运不及，就可能出现寒化的胜气与雨化的复气，巳年与亥年相同。出现的胜气、复气都不属于上、中、下之气的正常气化，这就是所说的邪气化日。灾变发生在南方九宫。司天之气的风化之数为八，中运之气的火化之数为二，在泉之气的火化之数为二。如果不出现胜气、复气，风、火为正常气化，就是所说的正化日。司天之风气所导致的疾病，适合用辛凉的药物；中运之火气所导致的疾病，适合用咸和的药物；在泉之火气所导致的疾病，适合用咸寒的药物。这就是这两年应当选用的药物。

【解读】

己丑、己未年的地支逢丑未，丑未之上，太阴主之，故此二年的司天之气是太阴湿土，在泉之气就是太阳寒水。甲己之岁，化为土运，己为阴干，故此二年的岁运是土运不及，以土之生数五表示。土运不及，则其所不胜之气木气乘克，风气为胜则金气来复，这不是土运平气之年该有的气候，容易造成中央之地的灾害。司天之气是太阴湿土，主湿冷，影响阳气升发，不利于草木生长，故同样也用土之生数五表示。在泉之气是太阳寒水，逢冬季主气太阳寒水，应当比一般的冬季寒冷，但是文中以水之生数一表示，略显不妥，以水之成数六比较合适。

庚寅、庚申二年的地支逢寅、申，寅申之上，少阳居之，那么它们的司天之气就是少阳相火，在泉之气就是厥阴风木。乙庚之岁，金运统之，庚为阳干，故庚寅和庚申的中运是金运太过，也就是说全年的气候比较凉，以金之成数九表示。司天之气是少阳相火，主热，值主气的司天之气逢少阳相火，二火叠加，故上半年的气候比较热，以火之成数七表示。在泉之气是厥阴风木，主温，终之气比较温热，但有四之气客气阳明燥金、五之气的客气太阳寒水，因此这段时间不会特别温热，故以风之生数三表示。阳年的岁运气候不容易被胜复之气夺令。

辛卯、辛酉年的地支逢卯酉，卯酉之上，阳明居之，故此二年的司天之气是阳明燥金，在泉之气是少阴君火。丙辛之岁，水运统之，辛为阴干，故辛卯、辛酉年的中运是水运不及。水不主政，以水之生数一表示。阴年因己身不及，容易被胜复之气夺令。水运不及，其所不胜之气土气乘克，土气偏胜则木气来复，这就是这两年的异常运气之化，容易造成北方的灾祸（后天八卦中，一宫为坎水，居北方）。司天之气是阳明燥金，主凉，逢岁运为水运，故上半年的气候比较凉，以金之成数九表示。在泉之气是少阴君火，主热，逢五之气的客气是厥阴风木，主温，故整个冬季比较暖和，以火之成数七表示。

壬辰、壬戌二年的地支逢辰戌，辰戌之上，太阳主之，故它们的司天之气是太阳寒水，在泉之气是太阴湿土。丁壬之年，木运所统，那么壬辰、壬戌年的中运就是木运太过了。木运太过，也就是风气为胜，全年的大风比较多，故以木之成数八表示。司天之气是太阳寒水，主寒，影响春天阳气的升发，导致草木的生长受限，故以水之成数六表示。在泉之气是太阴湿土，为阴，又逢冬季主气寒水主令，故下半年的气候比较冷，寒雨时有，以土之数五表示。一般来说，阳年的运气变化比较像自己。

癸巳、癸亥年的地支逢巳亥，巳亥之上是厥阴所主，故此二年的司天之气是厥阴风木，在泉之气是少阳相火。戊癸之岁，火运主之，癸为阴干，故此二年的中运是火运不及。火运不及，其所不胜之气寒气为胜，寒气胜则雨湿之气来复，也就是说这两年的气候不像水运太过之年，而是异化了，被胜复之气侵袭，故以火之生数二表示。火运不及之年，气候应热不热，故影响五行属火的草木生长，容易造成南方的灾难（南方属火，后天八卦为离卦）。司天之气是厥阴风木，主温，处于春夏之季，促进草木的生长，故以木之成数八表示。在泉之气是少阳相火，主热，因岁运为火运不及，故冬季虽热但不会太过，也以火之生数二表示。

凡此定期之纪，胜复同化，皆有常数，不可不察。故知其要者，一言而终，不知其要，流散无穷，此之谓也。

帝曰：善。五运之气，亦复岁乎？岐伯曰：郁极乃发，待时而作也。帝曰：请问其所谓也？岐伯曰：五常之气，太过不及，其发异也。帝曰：愿卒闻之。岐伯曰：太过者暴，不及者徐，暴者为病甚，徐者为病持。帝曰：太过不及，其数何如？岐伯曰：太过者，其数成，不及者，其数生，土常以生也。

【语译】

凡是六十甲子的五运六气变化，胜气、复气及正化、邪化的不同变化，都有一定的规律，不可不加以考察。所以说，知道五运六气的要领，一句话就可以概括；不知道它的要领，就会茫然，毫无头绪，说的就是这个意思。

黄帝说：说得好！五运之气每年也会有胜复之年吗？岐伯说：五运之气被抑制到极点，就会产生复气，但是需要等到一定的时机才能发作。黄帝说：请问这其中的道理是什么呢？岐伯说：五运之气的太过年和不及年，其复气的发作是不一样的。黄帝说：我想请你详尽地讲一讲。岐伯说：如果五运太过，发作就急暴；如果五运不及，发作就缓慢。发作急暴，导致的疾病也比较严重；发作徐缓，导致的疾病也缠绵持久。黄帝说：太过、不及的气化之数是怎样的呢？岐伯说：气太过，它的气化之数为五行的成数；气不及，它的气化之数为五行的生数。只有土运，无论是太过还是不及，它的气化之数皆为生数五。

【解读】

三十组运气年已经一一阐述了，我们可以总结出一些特点：

胜复之气在阴年表现突出。胜复之气年年都有，只是在阴年表现更为突出。阴年的岁运皆为五运不及，根据五行之间的生克关系就可以知道，必定是其所不胜乘克或其所胜反侮，自身被他方所制，不能行己之化，而是被他方夺令而异化了。

太过之年的郁气爆发猛烈，不及之年的郁气发作较为平缓。岁运太过，那么被抑制之气要出现的条件就是能强过岁运，也就是要比它厉害。双方的力量越大，一旦交战，必然声势浩大，造成的灾害也比较严重。例如太一天符之年、阳干天符之年。与此相应，运气太过对人来说也不是什么好事。气太甚，则容易引动人体原有疾病，或是新病暴发。比如 2018 年（戊戌年）是火运太过，整年的气候偏热，草木耗气，出现枝叶干焦。人们容易患热性病，出现痔疮流血、鼻衄、手指干裂等症状。阴年则不同，因己身不足，又有胜复之气夺政，也就是说多气混杂，岁运之气被掣肘，难以一方独大，故郁气较少，力量较弱，不容易造成大的自然灾害。这样的气候一般不会像五运太过之年（特别是太一天符年）对人体有那么大的影响。六十甲子年中的多数都是运气不及之年。

解释司天之气、在泉之气、岁运用的是十数图（也称河图、先天八卦）。运气本来就是古代天文的延伸发展，解释的是物候和气候的变化，以及带来的疾病。十数图解释了宇宙变化的大规律、宇宙生命的结构位次，特别是日月运行导致的阴阳变化和万物的生命结构的变化。古代人们通过对万事万物进行二分、五分，来拟合天、地、人三者的变化并找到其中的规律，再以这种规律来指导生产和生活。五行之数有生数和成数，但土例外。文中仅用土之数"五"表示土之化用，大概是认为土主中央，统御四方，草木之基为土，可承其他四行，不存在太过。但是土实际上有生数和成数，文中就以"湿""雨"等不同字表示土之化，其中"雨"一字的使用比"湿"多。除此之外，从实际的气候来看，土之化也必定是有差异的。

解释灾变用的是九数图（也称洛书、后天八卦图）。九数图主要用在人事和地理方位上。灾变在何宫不止对应在地理方位上，还对应在人类、草木、动物之上。换言之，何宫之灾意味着属于那一宫五行的所有事物都可能受到影响。文中使用的后天八卦方位有五个，分别是东、西、南、北、中，对应数字三、七、九、一、五，也就是震卦、兑卦、离卦、坎卦、中央（土）。

通过对六气和六十甲子年分组分析，可以更加清晰地看到五运六气的规律特点。运气本身没有问题，是古代人们认识天、地、人的一种方式。我们要以辩证的眼光来看待古代的一些知识，不可管中窥豹，更不能不懂就轻易地否定它们。根据五运六气的描述，它的适用范围多在中原一带，也就是北纬 30—60 度范围内，可能不适合中国所有区域，需要根据实际地域环境更新认识。此外，虽然古代先贤将六十年的运气运转情况总结出来了，但是时代变化了，对这一理论的认识也需要在实践中不断提升。这是因为，不止地球自身的气候在变化，人们对地球气候的干扰更是不断。最后，要牢记药物使用和饮食摄入的应时原则"用寒远寒，用凉远凉，用温远温，用热远热，食宜同法"，并在此基础上视实际情况灵活变通，不可以墨守成规。

帝曰：其发也何如？岐伯曰：土郁之发，岩谷震惊，雷殷气交，埃昏黄黑，化为白气，飘骤高深，击石飞空，洪水乃从，川流漫衍，田牧土驹。化气乃敷，善为时雨，始生始长，始化始成。故民病心腹胀，肠鸣而为数后，甚则心痛胁䐜，呕吐霍乱，饮发注下，胕肿身重。云奔雨府，霞拥朝阳，山泽埃昏，其乃发也，以其四气。云横天山，浮游生灭，怫之先兆也。

金郁之发，天洁地明，风清气切，大凉乃举，草树浮烟，燥气以行，霧雾数起，杀气来至，草木苍干，金乃有声。故民病咳逆，心胁满引少腹，善暴痛，不可反侧，嗌干，面尘色恶。山泽焦枯，土凝霜卤，怫乃发也，其气五。夜零白露，林莽声凄，怫之兆也。

水郁之发，阳气乃辟，阴气暴举，大寒乃至，川泽严凝，寒雾结为霜雪，甚则黄黑昏翳，流行气交，乃为霜杀，水乃见祥。故民病寒客心痛，腰脽痛，大关节不利，屈伸不便，善厥逆，痞坚腹满。阳光不治，空积沉阴，白埃昏瞑，而乃发也，其气二火前后。太虚深玄，气犹麻散，微见而隐，色黑微黄，怫之先兆也。

木郁之发，太虚埃昏，云物以扰，大风乃至，屋发折木，木有变，故民病胃脘当心而痛，上支两胁，鬲咽不通，食欲不下，甚则耳鸣眩转，目不识人，善暴僵仆。太虚苍埃，天山一色，或气浊色，黄黑郁若，横云不起雨，而乃发也，其气无常。长川草偃，柔叶呈阴，松吟高山，虎啸岩岫，怫之先兆也。

火郁之发，大虚曛翳，大明不彰，炎火行，大暑至，山泽燔燎，材木流津，广厦腾烟，土浮霜卤，止水乃减，蔓草焦黄，风行惑言，湿化乃后。故民病少气，疮疡痈肿，胁腹胸背，面首四支，䐜愤胪胀，疡痱呕逆，瘛疭骨痛，节乃有动，注下温疟，腹中暴痛，血溢流注，精液乃少，目赤心热，甚则瞀闷懊侬，善暴死。

刻终大温，汗濡玄府，其乃发也，其气四。动复则静，阳极反阴，湿令乃化乃成。华发水凝，山川冰雪，焰阳午泽，怫之先兆也。有怫之应而后报也，皆观其极而乃发也。木发无时，水随火也。谨候其时，病可与期，失时反岁，五气不行，生化收藏，政无恒也。

【语译】

黄帝说：五气郁积而发作是怎样的？岐伯说：土湿之气郁积而发作，就会招来岩石山谷的震动，雷声会震响于运气交会之时，尘土蒙蔽如黄昏时刻，湿气蒸发化为白气，疾风骤雨降临高山深谷，石头撞击，洪水随之到来，河水四处漫延。洪水退后，土石肖然，如同一群放牧的马。土化气敷布，降下时令之雨，物类开始生长化成。这时百姓容易患心腹胀满、肠鸣、泄泻等疾病，严重者出现呕吐、霍乱、水饮发作、大便泄下、身重浮肿等病。云雾奔向雨府，霞光伴随着朝阳，尘埃昏蒙，山泽昏昧，这表明土郁开始发作了，发作的时间大多在四之气当令的时候。云雾横在天空与山谷之间，聚散不定，这就是土郁之气要发作的先兆。

金气郁结而发作，天气洁净，地气清朗，和风清凉，空气清凉急切。凉气起，草木上面飘浮着雾烟，干燥气流行，霜雾气弥漫，肃杀之气开始降临，草木青苍而枯落，金气发出秋声。这时百姓容易患咳嗽气逆、心及胁部胀满、牵引少腹等疾病，甚至常突发剧痛，不能转侧，咽干，面色像尘土一样灰暗难看。山泽开始干枯，大地结着如霜一样的卤碱，这表明金郁开始发作，发作多在五之气当令的时候。夜间开始降临白露，林中发出凄凉的声音，这是金郁发作的先兆。

水气郁积而发作，阳气退避，阴气忽然发作，大寒之气降临，河水湖泊出现冻结，冷雾开始结为霜雪，甚至水气昏暗黄黑，流行于两气交合处，容易转换为霜雪肃杀之气，这表明水郁将要发作。这时百姓容易受寒气侵袭，患心痛、腰痛、臀部疼痛、髋关节活动不利、屈伸不能、厥逆、腹部痞满坚硬等疾病。阳气不能发挥作用，阴气聚积在空中，白色的尘埃之气昏暗不能透光，这是水郁开始发作的征象。水郁发作的时间，多在君火与相火主持时令的前后。天空深远，其气散乱如麻，隐约可见，颜色黑、微黄，这即是水郁发作的先兆。

木气郁结而发作，天空中尘埃蒙蔽，云雾来回飘动，大风即将降临，屋角上的饰物被风吹落，树木被折断，草木开始变化。故百姓容易患胃脘当心疼痛、两胁胀满、咽喉壅塞不通、饮食不能下咽等疾病，严重的会出现耳鸣以及头晕目眩，甚至出现双眼不能辨识人，突发僵直、抽搐、仆倒等病。天色苍茫，天山一色，难以分别，有时出现浑浊的气象。天空出现黄黑之气郁遏流滞的特征，浮云横贯空中，但是并没有下雨的气象，这表明木郁之气开始发作，发作的时间并不能确定，有一定的变数。如果草原上的野草被风吹倒，柔软的叶子被风吹得背面朝上，高山上的松树叶子被风吹得沙沙作响，老虎的叫声在岩洞里此起彼伏，这就是木郁即将发作的先兆。

火气郁结而发作，天空会出现黄赤之气遮蔽光线，太阳光不亮，火气流行，大暑之气降临，山川湖泽像被火焰炙烤一样，树木被烤得流出液汁，大片的房屋上可见烟气升腾，地面出现霜卤盐碱，泉水慢慢减少，蔓草出现焦枯和干黄的现象，大风流行，人们言语混乱，土之湿气推迟到来。这时百姓容易得少气、疮疡痈肿、胁腹胸背和头面四肢胀满不适、生疮疡痱，甚至呕逆、抽搐、骨节疼痛、泄泻无度、温疟、腹中突发疼痛、血流不止、津液减少、眼睛红赤、心中烦热等疾病，严重的会出现昏晕、烦闷、懊恼等疾病，突发死亡。每天在百刻终尽之后，阳气反而出来报复，汗水从汗孔流出，湿润皮肤，这表明火郁开始发作。发作的时间是在四之气主令的时候。万事万物动极而静，阳之极反为阴，热极的时候土之湿气会生化长成。花朵盛开，水凝结成冰，山河出现冰雪，这时候火气被郁结。如果南面的湖泊之中阳气上腾，这就是火郁即将发作的先兆。五气郁结的时候，出现先兆之气，随之会出现报复之气，这些都在郁极之时发作。木郁之气没有固定的发作时间，水郁之气在少阴君火和少阳相火主令之时发作。要详细审察发作的时令，这样疾病的发生就可以预测。如果不知时令，违背一年中运气的规则，五行的气运不能正常运行，自然界之中生长化收藏的功能就不能够正常发挥作用了。

【解读】

五运之气如果过分郁积，就会发作，从而引起气候灾变和疾病的发生。《四气调神大论》中说："天地气交，万物华实。"如果天地之气郁结而不交，则气候容易发生灾变，人体与之相对应的脏腑就会发生疾病。"土郁之发"，木胜制土，土之郁，郁极而怒，怒动则发，土之深处岩石震动，气交之处，火湿合气，发而为雷。雷雨交作，木土相持。洪水之后土石峭然。土湿之化，郁而伸也。土气被郁，物化皆迟，但仍然能够生长化成。这时容易出现湿土泛滥所导致的病症。土主四之气，土郁将发，则出现湿化之虫。"金郁之发"，火胜制金，金之郁，金气清明急切，故有燥气的特征。金气郁积而发作，总的来说是燥气流行，肃杀之气降临。

金胜则木病，故出现金胜伤肝的病症，人们容易患咳嗽气逆等疾病。"水郁之发"，土胜制水，水郁而发，寒化大行，所以阳气避让，并且出现和寒气相应的气候现象。水为土郁，所以出现黄黑之色。阴胜阳则寒水为病。"木郁之发"，金胜制木，木之郁，木郁之发，风气大行，出现草木变迁的气象。此时容易出现风木肝邪发病的症状，风胜湿，所以云可以凝聚但没有雨水降落，并且草松吟诵为木气之发的征兆。"火郁之发"，水胜制火，火之郁也，热化大行，太虚蒙昧，大明不能行。火行，湿化延后，阳亢主时，所以出现干旱、雨期延后的现象。火郁而怒，水土相持。百姓发病容易出现火胜之病症。壮火食气，气也少。火怒铄金，阳亢过盛，畏火求救于土，土气得行，湿气而至。

　　事物到了极点则容易出现变化，六气郁积到了极点也要发作出来，就是这个道理。明白四时之气的变化，就能知道生长化收藏的变化以及疾病的变迁规律。就人体而言，郁结之至导致发病的不在少数，比如《金匮要略·妇人杂病脉证并治》中所载的脏躁及梅核气两种病症都是气郁引起的疾病。元代《丹溪心法·六郁》提出了气、血、痰、火、湿、食六郁之说，并且创立了六郁汤、越鞠丸等与之对应的药物加以治疗。由此可见，不管在自然界还是在人体，一旦发生郁滞，就容易发生灾害和疾病。中医治疗疾病讲究"以平为期""以通为用"，意思是说，中医治病以阴阳平衡为治疗的目的，以气血阴阳和畅通达为治疗手段，这个"通"其实是非常重要的，这是实现"平"这个目标的前提和基础。

　　帝曰：水发而雹雪，土发而飘骤，木发而毁折，金发而清明，火发而曛昧，何气使然？岐伯曰：气有多少，发有微甚，微者当其气，甚者兼其下，征其下气而见可知也。帝曰：善。五气之发，不当位者何也？岐伯曰：命其差。帝曰：差有数乎？岐伯曰：后皆三十度而有奇也。帝曰：气至而先后者何？岐伯曰：运太过则其至先，运不及则其至后，此候之常也。帝曰：当时而至者何也？岐伯曰：非太过非不及，则至当时，非是者眚也。

【语译】
　　黄帝说：水郁发作容易出现冰雪和霜雹的现象，土郁发作容易出现飘雨的现象，木郁发作容易出现毁坏和断折的现象，金郁发作容易出现清朗和明净的现象，火郁发作容易出现热气的黄赤和昏暗的现象，这是什么气导致的？岐伯说：六气有太过和不及的差异，发作时会有轻和重的不同。如果发作较轻，则会局限在本气，不会扩散；如果发作严重，就会出现下承之气的一系列现象。只要观察该下承之气，一般就可以知道变化趋势了。黄帝说：说得好。五郁之气的发作，一般不在其应当发作的时候，这是什么原因？岐伯说：这是时间上的差别。黄帝说：这种差别有固定的天数吗？岐伯说：其先后的差数一般是三十天有零。黄帝问：五运所主管的气的到来有先有后，这是什么原因呢？岐伯回答：这是因为五运有太过和不及的差异。五运太过，气就会提前到来；五运不及，气就会推后到来。这是气候变化的一般规律。黄帝又问：有的气是适时到来的，既不早也不晚，这又是什么原因呢？岐伯回答：如果五运既不是太过也不是不及，这就是平气之年，气就会准时到来，否则就会产生灾害。

【解读】

本部分主要讲述了六气郁结发作时的特征、六气错位的差数以及先期后至的规则。六气的太过和不及导致气候发生变化，水郁、土郁、木郁、金郁、火郁之象的背后都隐藏着运气的规律，六气太过和不及的过程存在着轻重之别。发作轻则局限在本气，发作重则出现承接之气，所谓的承接之气就是所不胜之气。六气郁结而发时出现时间上的差异，在当发的三十天之内随机变化。主气的降临根据气的盛衰而定，岁气太过则先至，岁气不及则后至。

帝曰：善。气有非时而化者何也？岐伯曰：太过者当其时，不及者归其己胜也。帝曰：四时之气，至有早晏，高下左右，其候何如？岐伯曰：行有逆顺，至有迟速。故太过者化先天，不及者化后天。帝曰：愿闻其行何谓也？岐伯曰：春气西行，夏气北行，秋气东行，冬气南行。故春气始于下，秋气始于上，夏气始于中，冬气始于标。春气始于左，秋气始于右，冬气始于后，夏气始于前。此四时正化之常。故至高之地，冬气常在，至下之地，春气常在，必谨察之。帝曰：善。

【语译】

黄帝说：说得好。六气有不在其所主时令的时候发生制化的，这是怎么回事呢？岐伯说：气化太过，其气化就发生在应该发生的时间节点；气化不及，气化就发生在对自身相胜的气所生化的时间节点。黄帝说：四时之气到来的时间有早晚、高下、左右的差异，如何测知？岐伯说：气的运行会有逆反和顺随的不同，气的到来有快和慢的差异。气太过的时候，气化容易在气化应该到来的时间节点前到来；气不及的时候，气化容易在气化应该到来的时间节点后到来。黄帝说：我想知道气运行的具体情况是怎样的。岐伯说：春天之气向西运行，夏天之气向北运行，秋天之气向东运行，冬天之气向南运行。所以春天之气发源于下，秋天之气发源于上，夏天之气发源于内，冬天之气发源于外表。春天之气开始于左，秋天之气开始于右，冬天之气开始于后，夏天之气开始于前。这就是四时正常的气化现象。所以地势高的地方寒冷的时间要长一些，地势偏低的地方温和的气候持续时间要长一些。要依据不同的时间、地点详细地审察。黄帝说：说得好。

【解读】

本部分主要讲述了六气不在其所主时太过和不及所引起的气化特点以及四季的运行规律。气的运行有常法和变法，这里详细讲述了变化的现象。气太过则其运行迅速而正化，气不及则气化迟缓，出现胜己之气所化的现象。四时之气的降临除了有早到和晚到的区别以外，还有"高下左右"的区别。春天之气向西运行，夏天之气向北运行，秋天之气向东运行，冬天之气向南运行。所以春气发源于下——从下往上升，秋气发源于上——从上往下降，夏气发源于里面——从里往外散发，冬气发源于外表——从外往里收藏。春气开始于左（东，上升），秋气开始于右（西，下降），冬气开始于后（北），夏气开始于前（南）。这就是四时正常的气化现象。所以，在高原地带，冬气常在，气候总是寒冷；在低陷地带，春气常在，气候总是温暖。

黄帝问曰：五运六气之应见，六化之正，六变之纪何如？岐伯对曰：夫六气正纪，有化有变，有胜有复，有用有病，不同其候，帝欲何乎？帝曰：愿尽闻之。岐伯曰：请遂言之。夫气之所至也，厥阴所至为和平，少阴所至为暄，太阴所至为埃溽，少阳所至为炎暑，阳明所至为清劲，太阳所至为寒雾。时化之常也。

厥阴所至为风府，为璺启；少阴所至为火府，为舒荣；太阴所至为雨府，为员盈；少阳所至为热府，为行出；阳明所至为司杀府，为庚苍；太阳所至为寒府，为归藏。司化之常也。

厥阴所至为生，为风摇；少阴所至为荣，为形见；太阴所至为化，为云雨；少阳所至为长，为蕃鲜；阳明所至为收，为雾露；太阳所至为藏，为周密。气化之常也。

厥阴所至为风生，终为肃；少阴所至为热生，中为寒；太阴所至为湿生，终为注雨；少阳所至为火生，终为蒸溽；阳明所至为燥生，终为凉；太阳所至为寒生，中为温。德化之常也。

厥阴所至为毛化，少阴所至为羽化，太阴所至为倮化，少阳所至为羽化，阳明所至为介化，太阳所至为鳞化。德化之常也。

厥阴所至为生化，少阴所至为荣化，太阴所至为濡化，少阳所至为茂化，阳明所至为坚化，太阳所至为藏化。布政之常也。

厥阴所至为飘怒大凉，少阴所至为大暄、寒，太阴所至为雷霆骤注、烈风，少阳所至为飘风燔燎、霜凝，阳明所至为散落、温，太阳所至为寒雪冰雹、白埃，气变之常也。

厥阴所至为挠动，为迎随；少阴所至为高明焰，为曛；太阴所至为沉阴，为白埃，为晦暝；少阳所至为光显，为彤云，为曛；阳明所至为烟埃，为霜，为劲切，为凄鸣；太阳所至为刚固，为坚芒，为立。令行之常也。

厥阴所至为里急，少阴所至为疡胗身热，太阴所至为积饮否隔，少阳所至为嚏呕，为疮疡，阳明所至为浮虚，太阳所至为屈伸不利。病之常也。

厥阴所至为支痛；少阴所至为惊惑，恶寒战栗、谵妄；太阴所至为稸满；少阳所至为惊躁、瞀昧、暴病；阳明所至为鼽，尻阴股膝髀腨骱足病；太阳所至为腰痛。病之常也。

厥阴所至为缓戾，少阴所至为悲妄、衄蔑，太阴所至为中满、霍乱吐下，少阳所至为喉痹、耳鸣、呕涌，阳明所至皴揭，太阳所至为寝汗，痉。病之常也。

厥阴所至为胁痛呕泄，少阴所至为语笑，太阳所至为重、胕肿，少阳所至为暴注，瞤瘛、暴死，阳明所至为鼽嚏，太阳所至为流泄、禁止。病之常也。

凡此十二变者，报德以德，报化以化，报政以政，报令以令，气高则高，气下则下，气后则后，气前则前，气中则中，气外则外，位之常也，故风胜则动，热胜则肿，燥胜则干，寒胜则浮，湿胜则濡泄，甚则水闭胕肿。随气所在，以言其变耳。

【语译】

黄帝问道：五运六气各有相应的气候变化，六气的正常变化与反常变化是怎样的？岐伯回答说：六气有正常的变化，有反常的变化，有化生、有变异，有胜气、有复气，有正常作用，又有反常的病变，这么多复杂的情况，你要了解哪一方面呢？黄帝说：我都想详细地听一听。岐伯说：请允许我为你一一道来。六气到来时的表现，厥阴风木之气通常是和煦的，少阴君火之气通常是温暖的，太阴湿土之气通常是湿润的，少阳相火之气通常是炎热的，阳明燥金之气通常是清凉劲急的，太阳寒水之气往往是寒冷的。这就是六气主时的正常气候变化。

厥阴风木之气到来的时候，风气偏盛，草木开始萌芽生长；少阴君火之气到来时，火气偏盛，万物舒展繁荣；太阴湿土之气到来时，天空雨水偏盛，自然界万物充实盈满；少阳相火之气到来时，热气偏盛，万物生发茂盛；阳明燥金之气到来时，肃杀之气偏盛，万物成熟苍老；太阳寒水之气到来之时，寒气偏盛，自然界万物的阳气收敛闭藏。这就是六气主时万物的正常变化情况。

厥阴风木之气的到来，使万物发生，微弱的风开始飘飘而扬；少阴君火之气到来时，万物开始繁化荣外，显露形体；太阴湿土之气来临，万物开始生化繁育，湿气旺盛并且云腾，雨水降落；少阳相火之气到来，万物开始生长成熟，蓄秀茂盛鲜艳；阳明燥金之气到来，万物内收敛合，天空容易出现雾露和昏蒙尘土；太阳寒水之气到来，万物生机封藏，阳气固守周密。这是六气正常生化的状况。

厥阴风木之气到来，风气发生，厥阴之下，金气承之，所以在气结束时出现肃降凋敝之象；少阴君火之气到来，热气发生，少阴之中见太阳，气结束时容易出现寒凉的现象；太阴湿土之气到来，湿气发生，太阴之下，风气承之，气结束时容易出现湿浊蕴盛的现象，大雨倾盆；少阳相火之气来临，火气发生，相火之下，水气承之，气结束时容易出现湿邪和火热之气相互交合在一起的现象；阳明燥金之气来临，干燥之气发生，气结束时容易出现寒冷凉降的现象；太阳寒水之气来临，寒水之气发生，太阳之中见少阴，容易出现温热而化的现象。此六气自然变化的规律和原则。

厥阴风木之气到来，有毛的动物生化繁育；少阴君火之气来临，有翅的动物生化繁育；太阴湿土之气来临，倮体的动物生化繁育；少阳相火之气来临，有翼的虫类动物生化繁育；阳明燥金之气来临，有甲的动物生化繁育；太阳寒水之气来临，有鳞的动物生化繁育。这是六气化育万物的常规。

厥阴风木之气来临，万物生发而生长化养；少阴君火之气到来，万物繁荣；太阴湿土之气来临，万物濡润；少阳相火之气来临，万物茂盛；阳明燥金之气来临，万物表现为坚实收敛；太阳寒水之气来临，万物则闭合封藏。这是六气敷布，万物顺从其变化的一般规律。

厥阴风木之气来临，狂风四起，天气转为大凉；少阴君火之气来临，天气大热，继而转为大寒；太阴湿土之气来临，雷霆、暴雨、狂风交集；少阳相火之气来临，旋风火热如燎，转而凝结成霜；阳明燥金之气来临，万物散落，转而温暖；太阳寒水之气来临，出现寒雪冰雹，白色尘埃之气弥漫。这就是六气反常的变化情况。

厥阴风木之气来临，万事万物扰动，随风往来去留；少阴君火之气来临，火气腾空而起，天空出现黄色和红色；太阴湿土之气来临，阴气沉降迟滞，出现白色的尘埃，昏暗不明；少阳相火之气来临，电闪雷鸣，天上出现红色的云彩，炎热；阳明燥金之气来临，出现烟雾尘埃，冰霜冻结，表现为刚劲急切，并且秋虫凄鸣；太阳寒水之气来临，冰块坚硬，寒风刺骨，万物成熟。这就是此六气行令的一般状况。

厥阴风木之气来临时发病，表现为筋脉拘急；少阴君火之气来临时发病，表现为疮疡、皮疹以及身体发热；太阴湿土之气来临时发病，表现为水饮积聚、壅塞不畅等；少阳相火之气来临时发病，表现为喷嚏和呕吐，甚至疮疡；阳明燥金之气来临时发病，表现为皮肤肿胀；太阳寒水之气来临时发病，表现为身体各个关节的屈伸受到限制。这是六气致病的一般状况。

厥阴风木之气来临时发病，表现为肝气不舒，胸胁胀满疼痛；少阴君火之气来临时发病，表现为心神不安，容易受到惊吓，神志迷乱，甚至出现怕冷打战，神志不清、谵语妄言；太阴湿土之气来临时发病，表现为脾气不能健运，饮食积滞和腹部胀满；少阳相火之气来临时发病，表现为惊恐，甚至烦躁不安、头晕目眩、突然发病；阳明燥金之气来临时发病，表现为鼻孔堵塞，臀部、大腿、膝关节、小腿、双足等部位发生疾病；太阳寒水之气来临时发病，表现为腰痛。这也是六气致病的一般规律。

厥阴风木之气来临时发病，筋脉挛急短缩，肢体屈曲不利；少阴君火之气来临时发病，悲哀狂妄，鼻出血；太阴湿土之气来临时发病，腹胀、霍乱、呕吐泻下；少阳相火之气来临时发病，喉痹、耳鸣、呕逆；阳明燥金之气来临时发病，皮肤粗糙干裂；太阳寒水之气来临时发病，寝汗抽筋。这也是六气引起的常见病症。

厥阴风木之气来临时发病，表现为胁肋部位疼痛，甚至呕吐和泻下并发；少阴君火之气来临时发病，表现为多话且喜笑；太阴湿土之气来临时发病，表现为身体沉重和四肢水肿；少阳相火之气来临时发病，表现为严重且无法治愈的泄泻，四肢肌肉痉挛，严重的突然死亡；阳明燥金之气来临时发病，表现为鼻孔堵塞、喷嚏连连；太阳寒水之气来临时发病，表现为大便泻下、小便不利。这是六气致病的一般状况。

以上十二种变化，说明六气和万物以及人体是一种报应关系。六气为德，万物以德回报；六气为化，万物以化回报；六气为政，万物以政回报。气在上病位就高，气在下则病位低，气在后则病位在后面，气在前则病位在前面，气在中病位就在中，气在外病位就在外。这就是六气发病时的病位状况。所以风气太盛表现为四肢的颤动，热气太盛表现为身体肿胀，燥气太盛则表现为干，寒气太盛表现为身体虚浮，湿气太盛表现为湿邪蕴盛而泄泻，严重者会出现无尿而下肢浮肿。所以可以根据六气所处的位置，判断疾病变化的情况。

【解读】

本部分主要讲述了六气的正常与反常变化，以及六气的气化、异变、胜气、复气、作用和病变的情况。

首先这一段介绍了六气到来时正常的气候变化特征，从初之气的木化特征，循序到终之气的水化特征，都是四时之气正常气候的常见现象。简言之，这就是风、寒、火、热、燥、湿六种气正常的表现特征，也是自然界的特征所在，气候特征紧紧围绕六气自身的特点表现出来。厥阴风木之气降临则出现风之气化，开启都是风化的缘故。少阴为火化所司，事物得到阳气，则出现舒展荣美。太阴化湿，所以为雨府，万物得到土气而生长充实，出现周盈的现象。少阳为相火主司，所以为热府，热盛，阳气盛达，物能尽显于外。阳明为燥金所司，金气化则为杀伐之府，木气之化遇到则变更。太阳为寒水所司，所以为寒府，万物得到其气则归于封藏。接着文中论述了六气主管的一年六个阶段中万物正常的生长情况，岐伯逐一分析了六气对万物的正常影响、六气主时气候变化的一般情况、六气主时影响动物化育的情况，还有万物顺从六气变化的正常情况。这是六气正常情况下所展现的生化之能。

其次讲述了六气给人体带来的病变。从疾病学的角度来看，可以认为这就是"六淫"，也是重要的病因之一。《三因极一病证方论》将"六淫"作为引起疾病的外因。

总括六气的十二种变化，可以看出，六气和万物以及人体是一种互相回应的关系，人体的发病部位也和六气所至的位置相对应，这也是"天人相应"关系的一种体现。

帝曰：愿闻其用也。岐伯曰：夫六气之用，各归不胜而为化。故太阴雨化，施于太阳；太阳寒化，施于少阴；少阴热化，施于阳明；阳明燥化，施于厥阴；厥阴风化，施于太阴。各命其所在以征之也。帝曰：自得其位何如？岐伯曰：自得其位，常化也。帝曰：愿闻所在也。岐伯曰：命其位而方月可知也。

帝曰：六位之气，盈虚何如？岐伯曰：太少异也，太者之至徐而常，少者暴而亡。帝曰：天地之气，盈虚何如？岐伯曰：天气不足，地气随之，地气不足，天气从之，运居其中而常先也。恶所不胜，归所同和，随运归从而生其病也。故上胜则天气降而下，下胜则地气迁而上，多少而差其分，微者小差，甚者大差，甚则位易气交，易则大变生而病作矣。《大要》曰：甚纪五分，微纪七分，其差可见。此之谓也。

帝曰：善。论言热无犯热，寒无犯寒。余欲不远寒，不远热奈何？岐伯曰：悉乎哉问也！发表不远热，攻里不远寒。帝曰：不发不攻而犯寒犯热何如？岐伯曰：寒热内贼，其病益甚。帝曰：愿闻无病者何如？岐伯曰：无者生之，有者甚之。帝曰：生者何如？岐伯曰：不远热则热至，不远寒则寒至。寒至则坚否腹满，痛急下利之病生矣，热至则身热，吐下霍乱，痈疽疮疡，瞀郁注下，瞤瘛肿胀，呕，鼽衄，头痛，骨节变，肉痛，血溢血泄，淋閟之病生矣。帝曰：治之奈何？岐伯曰：时必顺之，犯者治以胜也。

黄帝问曰：妇人重身，毒之何如？岐伯曰：有故无殒，亦无殒也。帝曰：愿闻其故何谓也？岐伯曰：大积大聚，其可犯也，衰其大半而止，过者死。

帝曰：善。郁之甚者，治之奈何？岐伯曰：木郁达之，火郁发之，土郁夺之，金郁泄之，水郁折之。然调其气，过者折之，以其畏也，所谓泻之。帝曰：假者何如？岐伯曰：有假其气，则无禁也。所谓主气不足，客气胜也。

帝曰：至哉圣人之道！天地大化运行之节，临御之纪，阴阳之政，寒暑之令，非夫子孰能通之！请藏之灵兰之室，署曰"六元正纪"，非斋戒不敢示，慎传也。

【语译】

黄帝说：我想听听六气的作用。岐伯说：六气的作用，各自归于被所不胜之气的气化情况。所以太阴湿土的雨化现象，施行于太阳寒水之气；太阳寒水的寒化作用，就施行于少阴君火之气；少阴君火的热化作用，就施行于阳明燥金之气；阳明燥金的燥化作用，就施行于厥阴风木之气；厥阴风木的风化作用，就施行于太阴湿土之气。六气各随这个气所处的位置来预测。黄帝说：六气各自获得其本位是怎样的？岐伯说：六气各自获得其本位是正常气化。黄帝说：我想听听六气所处的位置。岐伯说：明确六气所处的正常位置，就能够知道其所主的方位和时间了。

黄帝说：一年的气的太过和不及是怎样的？岐伯说：太过和不及有非常大的差异。太过之气的到来缓慢并且持续较长，不及之气的到来迅速但是消失也快。黄帝说：司天与在泉之气的太过和不及是怎样的？岐伯说：司天之气不足的时候，在泉之气随之而上迁；在泉之气不足的时候，司天之气从之而下降；岁运之气居司天在泉之中，如果司天之气下降，则岁运之气先下降；如果在泉之气上迁，则岁运之气先上升。岁运不胜司天和在泉之气时，就表现为憎恶两者；岁运之气与司天和在泉之气相同时，就归属于其气化。但相同则助其气，不胜则受其制，都会导致疾病发生。所以司天之气太过的时候天气就下降，在泉之气太过的时候地气就上升，胜气的多少，决定了上升和下降的差异，胜气微则表现为差异较小，胜气甚大则表现为差异较大，差异太大就会使两气相交时的位置改变，而一旦有改变，就会发生大的变化，疾病就会随之而来。《大要》上说：差别大的有五分，差别小的有七分，这种差别是可以看出的。说的就是这个意思。

黄帝说：说得好。经论中说过，用热性药物时不要违背主时之热，用寒凉药物时不要违背主时之寒。我想要不避寒热，应当怎样做呢？岐伯说：你问得很全面啊！发散在表的邪气不避热性药物，攻击在里的邪气不避寒凉药物。黄帝说：

不发表、不攻里并且违犯了寒热禁忌，会怎样？岐伯说：寒热之气会内伤脏腑，使病情加重。黄帝说：我想知道：对于没病的人来说会怎样？岐伯说：没病的人会因此而生病，有病的人他所患的疾病会加重。黄帝说：生病时的情况是怎样的？岐伯说：不避热就容易招致热邪伤害人体，不避寒就容易招致寒邪损害人体。寒邪损害人体会导致腹部坚硬、胃脘部痞闷胀满、剧烈疼痛、下痢；热邪伤害人体会导致发热、呕吐、下痢、霍乱、痈疽疮疡、烦闷、泄泻、身体抽动、关节肿胀、呕吐、鼻塞流涕、鼻出血、头痛、骨节变形、肌肉疼痛、吐血、便血、小便淋沥。黄帝说：应当怎样治疗？岐伯说：必须顺应四时的时序。如果违犯了禁忌，就要用胜气的药物治疗疾病。

黄帝问道：妇女怀孕，如果使用了药性剧烈的药物，会怎样？岐伯说：如果有病，则病受药，母体胎儿就不会受伤。黄帝说：我想知道没有受伤的原因是什么。岐伯说：如果腹部有大积大聚的疾病，是可以用药性剧烈的药物治疗的，但在治疗过程中要注意，在病邪衰减一大半时就要停止用药。如果用药太过，人体不能耐受，就会死亡。

黄帝说：说得好。五气郁滞严重的，怎么治疗？岐伯说：木气郁滞时要通过疏通的办法治疗，火气郁滞时要通过发散的方法治疗，土气郁滞时要通过消化通导的方法治疗，金气郁滞时要通过宣泄的办法治疗，水气郁滞时要通过攻邪克伐的方法治疗，这样就可以调和五脏的气血。在气太过时要减损其多余之气，用其畏惧的相制之药来减损它，这就是我们通常所说的泻法。黄帝说：假借之气导致的疾病怎样治疗？岐伯说：如果是假借之气导致的疾病，就没有什么禁忌了。所谓假借之气，就是主气不足，客气假借其气而化之。

黄帝说：圣人之道太伟大了！天地运行的大道理，五运六气的大规律，阴阳的职能，寒暑的节令，如果不是你，还有谁能明晓呢！我想把它藏在灵兰之室中，命名为六元正纪，如果不经过斋戒沐浴，就不能轻易翻阅它。一定要慎重传授给后人。

【解读】

本部分主要讲述了六气的作用，司天在泉之气太过和不及引起的气机升降变化，表里寒热疾病的治疗法则，孕妇用药、郁病用药的准则等内容。

六气的气化各归所克之气而施行。土克水，太阴湿土之气化施行于太阳寒水之中，其余五气与此相同。六气四时各有所序，客气的方位与月令不能确定。确定的方位和月令，所主之月各有气相应，所以变数和常数可以确定。六阳年叫太，六阴年叫少，太说明气充裕，所以"徐而常"，少说明气虚少，所以"暴而亡"。天气要降，运必先降；地气上升，运必先升。如果运不在相应的位置，则容易出现疾病。上有余则天气有余能降，下有余则地气有余能升。

在疾病的治疗过程中，要根据人体受邪的轻重和内外寒热的差别选择不同的药物来治疗。也就是说，应用热性药物，要避开火热主令的气候，如少阴君火、少阳相火之气主令时，就要避免用附子、干姜等热性突出的药物，以免使疾病加重。应用寒性药物的时候，要避开寒凉之气主令的气候，如太阳寒水之气主令时，就要避免用石膏、寒水石等凉性太重的药物，否则凉药、凉气二者叠加，容易发生变证。在治疗孕妇疾病的过程中，要遵守"有故无殒，亦无殒也"这一重要的治疗原则。有病病受之，无病人受之。在使用药性较强的药物时要在病邪衰减大半时就停止用药，用药过头人就会死亡。

六气之郁（火与热合在一起，故有五种）的治疗，则要依据各气的特点，选择与其相适应的方法，即分别通过达之、发之、夺之、泻之、折之五种方法应对，这也是根据六气在正常状态下的表现所确定的方法。五种治法的确立的最终目的是解除郁滞状态，恢复六气正常的气化状态，所以才会有木郁则条达，火郁则发散，土郁则消导，金郁则开泄，水郁则折损。

刺法论篇第七十二

本篇《刺法论》和下篇《本病论》是《素问》的遗篇，主要讨论五运六气不协调日久而产生的疫疠之气的原理和治疗方法。疫病防治方法涉及针刺、导引、服药、汤浴，又以针刺为主。本篇侧重于对疫病防治方法的阐释。本篇和下篇的内容比较晦涩难懂，读者如果有兴趣深入研究，可以一面反复研习"运气七篇"的解读及名家注释，一面参考一些重要的相关书籍，例如王冰的《素问六气玄珠密语》、刘温舒的《素问入式运气论奥》等。

黄帝问曰：升降不前，气交有变，即成暴郁，余已知之。何如预救生灵，可得却乎？岐伯稽首再拜，对曰：昭乎哉问！臣闻夫子言，既明天元，须穷《刺法》，可以折郁扶运，补弱全真，泻盛蠲余，令除斯苦。帝曰：愿卒闻之。岐伯曰：升之不前，即有甚凶也。木欲升而天柱窒抑之，木欲发郁，亦须待时，当刺足厥阴之井。火欲升而天蓬窒抑之，火欲发郁，亦须待时，君火相火同刺包络之荥。土欲升而天冲窒抑之，土欲发郁，亦须待时，当刺足太阴之俞。金欲升而天英窒抑之，金欲发郁，亦须待时，当刺手太阴之经。水欲升而天芮窒抑之，水欲发郁，亦须待时，当刺足少阴之合。

【语译】

黄帝问岐伯：六气的升令和降迁如果不能正常进行，天地之间就会出现反常的变化，也就是说，可能变成暴烈的邪气，我已经知晓了这个道理。怎样才能预防疾病，挽救百姓的性命？有什么办法能够祛散邪气呢？岐伯叩头拜了两拜，回答说：你提的这个问题很高明啊！我听我的老师说，既已明白了天地之间的六元之气变化，还必须详尽了解针刺的方法，才可以用它削减暴烈的运气，扶助不及的运气，补助虚弱之气，保全真气，泻掉过盛之气，去除多余的邪气，让百姓不必遭受这种痛苦。黄帝说：我希望听你详尽地说一说这方面的道理。岐伯说：客气六气应当升令而不能升时，就可能有严重的凶灾。厥阴风木之气要从在泉之右间气上升为司天之左间气，遭到过盛的金气（天柱）极大压制时就会被郁。想要打破这种被郁的状态，就必须等到风木之气当令的时候。这样的情况下，则应当刺足厥阴肝经的井穴大敦穴，来泻掉被郁的木气。君火、相火之气要从在泉之右间气上升为司天之左间气，遭到过盛的水气（天蓬）极大压制时就会被郁。想要打破被郁的状态，必须等到火气当令的时候。这样的情况下，无论君火还是相火，都应当针刺手厥阴心包经的荥穴劳宫穴，来泻去被郁的火气。太阴湿土之气要从在泉之右间气上升为司天之左间气，遭到过盛的木气（天冲）极大压制时就会被郁。想要打破被郁的状态，必须等到土气当令的时候。这样的情况下，应当针刺足太阴脾经的输穴太白穴，来泻掉被郁的土气。阳明燥金之气要从在泉之右间气上升为司天之左间气，遭到过盛的火气（天英）极大压制时就会被郁。想要打破被郁的状态，必须等到金气当令的时候。这种运气情况下，应当针刺手太阴肺经的经穴经渠穴，来泻掉被郁的金气。太阳寒水之气要从在泉之右间气上升为司天之左间气，遭到过盛的土气（天芮）极大压制时就会被郁。想要打破被郁的状态，必须等到水气当令的时候。这种运气情况下，应当针刺足少阴肾经的合穴阴谷穴，来泻去被郁的水气。

【解读】

现今所见《素问》遗篇，即第七十二篇《刺法论》、第七十三篇《本病论》，尚有一些争议。第一，它们是不是《素问》所缺的篇目？唐代的王冰在注解编次《黄帝内经》时说，《素问》缺失了两篇，未能补充原文，仅列出它们的名字：《刺法论》《本病论》。这两篇的内容首次见于宋代刘温舒所著《素问入式运气论奥》。

不少专家学者从语言、思想、理论、治疗方法等角度进行了考证，认为这两篇可能不是《素问》的遗篇，它们可能是唐代王冰之后才产生的作品。笔者亦认为现有《素问》遗篇极有可能是隋唐以后的作品，如《正统道藏》太玄部所言，可能是宋代刘温舒所著。主要的根据有三点：两篇内容的关联程度、引用的语句，明显具有唐宋佛道融合的色彩。特别是遗篇中具有佛道色彩的用词，可以作为推断其成书时间的依据。

1. 内容相关性

这两篇内容的内在逻辑性较高，表现在协同阐释、特殊词汇等方面的一致性。其一，虽然《刺法论》主要讨论的是中运之气、司天之气、在泉之气的更迭失常，《本病论》主要阐释运气失常引发疫疠之疾的预防治疗手段，但是这两篇的内容可以相互印证，共同探讨运气不得正位的情况，在某种程度上形成了一个相对闭合的体系，具有一定的独立性。以统计学的概念来说，这两篇的相关系数高。从西方逻辑学的角度看，这两篇的内在逻辑性较高，存在一定的非演绎逻辑关系。可以看出，这两篇相对于《素问》其他各篇（"运气七篇"除外）具有一定的独立性，它们的作者可能是经过对《素问》严谨的思考研习后才构思写作的。

再者，仔细审察这两篇的词汇运用可以发现，它们都使用了一些特殊词汇，而《素问》其他篇目（包括"运气七篇"）都没有用过，例如"尸鬼""修真之道""上丹田""太一帝君""泥丸君""神魂"等。后文将对这些概念的出现时间及其具有的佛教、道教色彩进行探讨，它们非常可能是唐宋才出现的概念。

另外，除遗篇外，《素问》的其他篇目（包括"运气七篇"）对于运气失常所致疾病，没有非常具体的治疗方法。这两篇正好补足了这项空白。由此可见，遗篇可能是在"运气七篇"基础上的再次发挥，创作时间应当不早于"运气七篇"。"运气七篇"的创作时间和作者，据专家考证可能是东汉的郑玄。由此推断，遗篇的现有可查记载应该不会早于东汉。遗篇不仅为"运气七篇"的五运六气理论弥补了一些实践方面的欠缺，也升华了运气理论。例如中运之气的太过和不及不是一成不变地根据阴干阳干而定，还需要看具体天数、司天之气与在泉之气的情况。简言之，运气学说有其地域性特点，运用这一理论治病防病时，需要结合天地人三者的实际情况而定。

2. 引用指示性

遗篇中有两处注解曾引用唐代王冰所著《素问六气玄珠密语》（以下简称《玄

珠密语》），并一度混入正文。其一，《刺法论》云："帝曰：五运之至有前后，与升降往来，有所承抑之，可得闻刺法乎？岐伯曰：当取其化源也。是故太过取之，不及资之。太过取之，次抑其郁，取其运之化源，令折郁气。不及扶资，以扶运气，以避虚邪也。"这段话后也有一句曾混入正文的话："资取之法，令出密语。"此处"密语"指的应当是一部名为《密语》的文献，这一点可以在《本病论》注文中找到依据。《本病论》："帝曰：余闻天地二甲子，十干十二支，上下经纬天地，数有迭移，失守其位，可得昭乎？岐伯曰：失之迭位者，谓虽得岁正，未得正位之司，即四时不节，即生大疫。"这段话后面也有一段曾混入正文的注解："《玄珠密语》云：阳年三十年，除六年天刑，计有太过二十四年。除此六年，皆作太过之用，今不然之旨，今言迭支迭位，皆可作其不及也。"这段话就是对《玄珠密语》第六卷大意的概括。《玄珠密语》原文为："天刑运六法，共阳年三十年数，即运当太过而司天刻之，故当盛而不得盛也，故非太过又非不及也，故无灾害，亦无胜复，此非阴年故也……"《玄珠密语》是唐代王冰所著，这一点应该不会有什么争议。因此，遗篇的成文时间很可能不早于唐代王冰所著的《玄珠密语》。

为什么说遗篇可能是宋代刘温舒所著呢？主要依据是前人相关记载。这些记载没有直接说刘温舒写了《素问》遗篇，而是说他写了《内经素问论奥》（又名《素问入式运气论奥》）。关于这一点，较早的文献记载有三处，分别是《郡斋读书志》《宋史》《文献通考》。据《宋史》记载："刘温舒，《内经素问论奥》四卷。"宋元之际马端临撰《文献通考》云："《运气论奥》三卷。晁氏曰：宋朝刘温舒撰。温舒以《素问》气运最为治病之要，而答问纷揉，文辞古奥，读者难知，因为三十论、七十二图，上于朝。"后人由此推测，《素问》遗篇并非《素问》原文，是他人托名而著。《素问》遗篇与刘温舒所著《内经素问论奥》内容非常相似，加上王冰之时未补足所遗篇目，刘温舒之时也没有遗篇现世，但是刘温舒之后的版本就补入了遗篇。

从个人学问修习的角度来说，刘温舒是学医之人，推崇并钻研运气理论。其书《素问入式运气论奥》序云："且以其问气运，最为补泻之要，虽备见黄帝与岐伯、鬼臾区问对，分揉篇章，卒无入法，稍难施用，余性识偏陋，窃慕真风，栖心圣典，稍有岁月，虽吏役尘劳之暇，亦未尝暂舍，笔萃斯文，久以盈轴，莫不究源附说，解惑分图。括上古运气之秘文，撮斯书阴阳之精论，若网之在纲，珠之在贯，集然明白，笺明奥义，咸有指归，诎饰文辞，庶易晓晤，使览者经目，顿知妙道，几过半矣。诅敢沽誉，且畏医药之差误遗人夭殃、绝人长命尔。"从中可以看出，刘温舒在医学研究方面付出了很大的努力，很大程度上具备写出《素问》遗篇的知识素养。当然，还有其他可能，比如刘温舒将他人托名所著之文当成了《素问》遗篇原文，补入《素问》。

3. 用词的时代印记

前文通过对现存《素问》遗篇原文的内容相关性、引用指示性进行考察，推测它成书于唐代王冰之后。我们还发现，现存《素问》遗篇有些特殊的用词具有明显的时代印记，有助于分析判断成书年代。这些特殊的用词一般来自佛教或道教。通过追溯考证这些用词最早出现在哪些文献中，有助于推测《素问》遗篇的成文时间。在佛教方面，《素问》遗篇中的"慈悯""圣念""群生""生灵"等词，均为佛教用语。在道教方面，《素问》遗篇用到了"尸鬼"（赤尸鬼、黑尸鬼、青尸鬼、黄尸鬼、白尸鬼五种尸鬼皆有提到）以及"神光""上丹田""太一帝君""泥丸君""神魂""小金丹方""修真之道"等概念。下面就以"慈悯""上丹田""尸鬼"为例，对其进行简要的时间考证。

"慈悯"，即仁慈怜悯，是一个富有佛教色彩的词汇。根据记载，该词最早出现在唐朝孙思邈所著《千金翼方》一书中（约成书于唐高宗永淳二年）。《千金翼方》卷第二十九云："十善者，一济扶苦难，二行道见死人及鸟兽死者皆埋之，三敬重鬼，四不行杀害、起慈悯心，五不怜富憎贫，六心行平等，七不重贵轻贱，八不食酒、肉、五辛，九不淫声色，十调和心性，不乍嗔乍喜。"通过阅读孙思邈所著《千金要方》和《千金翼方》可以发现，他的医学思想具有非常浓郁的佛道色彩，从侧面反映了那时的医者可能或多或少接受了佛道思想，故而采用相关的用语，进而运用在著作中。此外，虽然唐宋时期"慈悯"一词的使用频率增加，但是宋以后的文献很少用到。"慈悯"亦作"慈愍"。"慈愍"一词的最早出现时间是南北朝早期，见于南朝宋何承天的《重答颜光禄书》："制饰土木，不发慈愍之心；顺时搜狩，未恨惨虐之性。"《梁书·诸夷传·丹丹国》："朝望国执，慈愍苍生，八方六合，莫不归服。""慈愍"一词，到了唐宋时使用频率增高，比"慈悯"的使用频率高很多，例如唐代《法苑珠林》中就大量使用这个词。"慈悯"的近义词是"慈悲"。根据现有文献，"慈悲"一词出现在书中的时间比"慈悯"还早，与"慈愍"几乎同时。"慈悲"现有最早可考记载见于魏晋时期成书的《佛国记》。此书又名《法显传》《佛游天竺记传》《释法显明游天竺记》《历游天竺记传》，成书于义熙十二年，记录了法显与同侣在公元399至413年的旅行经历，是一部具有浓郁佛教色彩的著作。书中有一处提到"慈悲"一词："我今共行诸善，起慈悲心，修行信义，如是各行信义，展转寿倍，乃至八万岁。弥勒出世，初转法轮时，先度释迦遗法中弟子、出家人及受三归五戒斋法供养三宝者，第二、第三次度有缘者。法显尔时欲写此经，其人云：此无经本，我止口诵耳。"此处所言"慈悲"即佛教"所有"之义。其后，《梁书》《魏书》《南史》都各有一两处用到了这个词。根据文献记载，"慈悲"一词在唐宋时期的使用频率远高于"慈愍"。《法苑珠林》《大唐西域记》《唐会要》《唐六典》《旧唐书》等书中也多次使用。通过考察"慈悯""慈愍""慈悲"三个词，可以推测，现有《素问》遗篇的成书时间应当不早于《千金翼方》的成书时间。

"上丹田"是一个富有道教色彩的概念。道教认为，"上丹田"是人体的三个丹田之一，大致在两眉之间，是藏神之府。这个词可追溯到的最早文献记载是《抱朴子·内篇》。《抱朴子·内篇·地真卷十八》中有唯一一处记载："故仙经曰：子欲长生，守一当明；思一至饥，一与之粮；思一至渴，一与之浆。一有姓字服色，男长九分，女长六分，或在脐下二寸四分下丹田中，或在心下绛宫金阙中丹田也，或在人两眉间，却行一寸为明堂，二寸为洞房，三寸为上丹田也。此乃是道家所重，世世歃血口传其姓名耳。"其后，南北朝的一些文献中也出现了这个词，分别见于《褚氏遗书》《金阙帝君三元真一经》《登真隐诀》。《褚氏遗书》云："上丹田穴，最可养性，亦可注念，为藏神之府。运法，旋至鼻柱七窍之宗，斡行入内些些，则耳目口三宝，皆有灵矣。"《金阙帝君三元真一经》云："两眉间，上丹田也，心绛宫，中丹田也，脐下三寸，下丹田也，合三丹田也。赤子居上丹田宫，真人居中丹田宫，婴儿居下丹田宫。两眉间上，却入一寸为明堂，却入二寸为洞房，却入三寸为丹田泥丸宫。却入者，却就项后之背向也。丹田泥丸宫，正四方面各一寸，紫气冲天，外映九万里，覆北斗七星魁为盖，以杓柄前指外向也。"而《登真隐诀》记载："向云常在泥丸，当是上丹田之泥丸宫也，玄丹亦名泥丸。又玄真存月在明堂宫，此皆别用耳。今日既在于心，居真人之府，则月亦应在赤子之房，于事相符，故令存在上丹田也。""上丹田"这一概念出现频率最高的文献是宋代的《云笈七签》。另外，"丹田"这一概念在古代医籍里最早见于《伤寒论》《金匮要略》，各有一处记载。在现存可查的古代医籍中，"上丹田"这一概念的使用频率非常低，仅《褚氏遗书》一处，而"丹田"的使用频率相对较高,《千金要方》《千金翼方》皆曾提到。由此可以推测,现有《素问》遗篇的成书时间不会早于《褚氏遗书》。

原文中的"五尸鬼""尸鬼"(原文中共有赤尸鬼、黑尸鬼、青尸鬼、黄尸鬼、白尸鬼五种),亦是道教色彩浓厚的概念。如果现存《素问》遗篇非《素问》遗失之文而是宋代作品,那么五尸鬼的最早可考文献记载就是它了。宋以后的医籍中,例如《类经》在注解《素问》遗篇时,也提到五色尸鬼的概念。这些概念不好用来判断《素问》遗篇的成书时间。但"尸鬼"是一个泛指的概念,如果考察它是什么时候开始出现的,可能有助于推定《素问》遗篇的成书时间。

"五尸鬼"这一概念的最早见于《证类本草》,该书成书于北宋。书中使用"五尸鬼"之处是在讨论它的治疗方法,"胡洽治五尸鬼疰,百毒恶气等,鲛鱼皮散主之"。在此书之后,《圣济总录》也记载了治疗"五尸鬼"的药方:"治五尸鬼注百毒恶气散方:桂(去粗皮)干姜(炮各一两)上二味,捣罗为散,每服三钱匕,用炒盐半钱匕,温水同调服之。治中五尸,腹痛胀急,不得喘息,上冲心胸及攻两胁,或块踊起,挛缩引腰脊,蒺藜子丸方:蒺藜子(炒去角二两)上一味,捣罗为末,炼蜜丸如小豆大,每服二十丸,食熟水下,日三服。"《三因极一病证方论》记载了此病的脉象特点:"阳邪来见,脉则浮洪;阴邪来见,脉则沉紧。鬼疰客忤,三部皆滑,洪大袅袅,沉沉泽泽,但与证不相符者,皆五尸鬼邪遁疰之所为也。"宋以前文献中,"五尸鬼"的概念尚未得见,那么可以说,这个概念的使用始于宋代。从这一点可以推测,现有《素问》遗篇与上述医籍的成书时间相近,撰写时,作者可能参考了《证类本草》等医书中"五尸鬼"的相关记载。

再进一步考证发现,"尸鬼"或谓"三尸""飞尸""飞尸鬼""鬼疰"等,都是将疾病鬼神化,这些概念最早出现在文献中的时间是晋代。东晋葛洪所著《肘后备急方》有一处提到:"飞尸走马汤,巴豆二枚,杏仁二枚。合绵缠椎,令碎,着热汤二合中,指捻令汁出,便与饮之,炊间顿下饮,瘥。小量之,通治诸飞尸鬼击。"《肘后备急方》中有不少关于尸鬼疾病的记载。此后,唐代《千金要方》《千金翼方》《外台秘要方》,宋代《太平圣惠方》《三因极一病证方论》《类证普济本事方》等,对于"尸鬼"也都有不少记载。总的来看,泛指鬼神致病的"尸鬼"这一概念在唐宋出现的频率比较高,当时的人没有对它进行五行分类。同时,越早出现的概念,形象一般越模糊。"三尸"的形象直到唐代《太上除三尸九虫保生经》中才有图像描绘。另一个要点是,"尸鬼"针灸疗法的早期记载仅见于唐代孙思邈的《千金要方》："扁鹊曰：百邪所病，针有十三穴，凡针先从鬼宫起，次针鬼信，次至鬼垒，又至鬼心，针至五六穴即可知矣。若是邪蛊之精便自言说，论其由男从左起针，女从右起针。若数处不言便遍穴针也，仍须根据掌诀捻目而治之，万不失一。"这里所说的"鬼门十三针"不仅具有道教色彩，也可能是现有《素问》遗篇中针刺治疗尸鬼类疾病的参考。

对现有《素问》遗篇进行简要考证发现，此书中同时使用了佛教和道教概念。一般来说，这些概念的出现时间定然早于此书的成书时间。如果医籍中同时使用佛道概念，那就意味着作者同时接受过这两种思想的熏陶。一般认为道教在东汉末年创立并开始传播，而佛教在东汉末年才传入中国，历经周折，到唐宋时才有了较为理想的社会环境并流行开来，它们的思想也渗透到医学著作里，典型代表就是《千金要方》。由此可见，《素问》遗篇成书时间不会早于唐代。

总的来说，现有《素问》遗篇的成书时间不早于唐代，其作者可能是宋代的刘温舒。无论成书早晚，《素问》遗篇对于运气失常所致疫病的探究非常深入，涉及理论、治疗方法、预防方法，疾病的后期调理，还创造性地提出了"正气存内，邪不可干"的高论，这些都具有很高的理论价值和实践意义。

了解了《素问》遗篇的成书年代，下面就进入内容的探讨。书中的"升降"是一个非常重要概念，指的是客气六气的运转更迭，包括升位和降位。每一年司天之气和在泉之气都有升位和降位，如果这种更迭正常进行，对人的影响可能就比较小。如果出现了司天之气或在泉之气升位或降位失常，就叫"升降不前"。"升降不前"的实质是司天之气或在泉之气与中运之气的运转不协调，一般有两种情况：一种情况是，在泉的右间气升位为司天的左间气，如果遭到中运之气的克制，就会迁位不顺利，导致郁气化邪为患；另一种情况是，去年的司天右间气在今年降位为在泉的左间气，而此时如果遭到中运之气的克制，迁位就会不顺利，导致郁气化邪为患。

举个例子来说，"木欲升而天柱窒抑之"，即地支逢辰或戌之年，前一年的地支逢卯或酉，如果中运之气金气太过，那么就会抑制六气的迁转。实际上，"木欲升而天柱窒抑之"的代表年份就是庚辰、庚戌二年，即己卯—庚辰，己酉—庚戌。可以把庚辰、庚戌二年的主客气描绘出来，如下图。

图中客气的司天左间之气厥阴风木，实际上是前一年己卯或己酉的在泉右间之气，也就是说，把图的外圈逆时针旋转一格，就是下一年的主客六气图了。厥

张其成全解黄帝内经·素问

阴风木五行为木，庚为阳干而主
金运太过，金克木，故厥阴风木
受制，一旦出现了升位和降位失
常，就容易出现木气郁气化邪，
即我们现在所理解的气候不正常，
气候不正常就会引起人们身体不
适。剩下的火、土、金、水的升
位被制也是同样的道理，即欲升
位而逢己不胜的五行之气的克制。
五运六气理论的核心就是五行生
克的灵活运用。

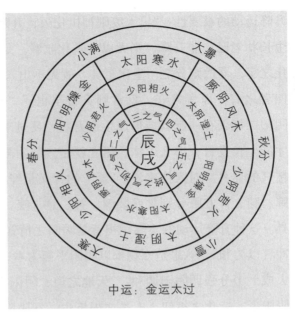

中运：金运太过

戊戌二年主客气模式图

　　"升降"除了直接用于描述
运气运转，其深层含义是反映自
然界的阴阳盛衰变化。自然界的阴阳变化是玄妙复杂的，古人以十二消息卦（复、
临、泰、大壮、夬、乾、姤、遁、否、观、剥、坤），来进行简要描述。

十二消息卦与对应节气

卦象	对应节气	卦象	对应节气
复卦	冬至	姤卦	夏至
临卦	大寒	遁卦	大暑
泰卦	雨水	否卦	处暑
大壮卦	春分	观卦	秋分
夬卦	谷雨	剥卦	霜降
乾卦	小满	坤卦	小雪

　　复卦代表一阳来复，从复至乾，表示阳气逐渐增强，阴气逐渐减弱，为息阴
的过程；从姤至坤，表示阴气逐渐增强，阳气逐渐减弱，为消阳的过程。乾卦和
坤卦分别代表天之阴阳之气增长的顶点，但需要注意的是，对于地来说，冬至和
夏至不是寒热程度的顶点。比如冬至，虽然天之阴气已经不再增长，阳气开始恢
复，但是地球表面还在继续降温，特别是我国北方大部分地区。就像物理学讲物
体运动，当正加速度降为零的时候，物体的速度却不是零。

　　其实，万物都有升降运动。《素问·六微旨大论》就点明了这一点，并强调了

升降运动的重要性："出入废则神机化灭，升降息则气立孤危。故非出入，则无以生长壮老已；非升降，则无以生长化收藏。是以升降出入，无器不有。故器者生化之宇，器散则分之，生化息矣。故无不出入，无不升降。化有小大，期有近远，四者之有，而贵常守，反常则灾害至也。""器"，《说文解字》说："器，皿也。"阴阳二气聚在一起就能形成生命万物，反过来，有形的生命需要吸收阴阳之精气才能生长发育，那么形体、躯壳就是盛装阴阳之气的容器，万物也都是盛放阴阳精气的器具。对人体来说，"器"的含义是经脉血管相连接的众多脏腑。肝、心、脾、肺、肾五脏分别是盛装魂、神、意、魄、精（阴阳精气的进一步演化）的器具。这种升降运动的实际承担者是阴阳之精气。《道德经》说，"万物负阴而抱阳，冲气以为和"，意思是万物都以阴阳平衡为本，古代中医亦持此观点，又如《针灸大成》十分强调阴阳调和："天地之道，阴阳而已矣。夫人之身，亦阴阳而已矣。阴阳者，造化之枢纽，人类之根抵也，惟阴阳得其理则气和，气和则形亦以之和矣。如其拂而庚焉，则赞助调摄之功，自不容已矣。否则，在造化不能为天地立心，而化工以之而息；在夫人不能为生民立命，而何以臻寿考无疆之休哉。此固圣人赞化育之一端也，而可以医家者流而小之耶？"《医源》亦认为："天地之道，阴阳而已矣，阴阳之理，升降而已矣。"

对于人体来说，保持活力的根本在于升降运动正常。人之五脏各有不同的升降特性。例如五脏之中脾主升，体现在三个方面：第一，升输精微。《素问·经脉别论》云："饮入于胃，游溢精气，上输于脾。脾气散精，上归于肺。"升输精微是脾主运化功能的体现。脾气健运，才能将水谷精微向上输送到心肺，充养全身。如果脾失健运，升输无力，导致水谷精微不能向上输送，心肺头目得不到充养，就会出现心悸气短、头晕目眩等病症。如果清气不上升，在中焦阻滞，或清气流于下，就容易出现脘腹胀满、食少纳呆或泄泻便溏等病症，正如《素问·阴阳应象大论》所说："清气在下，则生飧泄。"第二，脾主升清与胃主降浊是相对而言的，二者相互为用，相反相成，正如古语所说，"脾宜升则健，胃宜降为和"。脾胃升降协调，纳运相和，共同完成饮食的消化和水谷精微的吸收转输，维持人体正常的生命活动。故中医临床多以健脾补气、补中益气来恢复脾升清运化的功能。脾气主升还有一个重要作用就是升举内脏，维持内脏位置的相对恒定。如果脾气虚弱、升举无力，就可能会导致内脏下垂，如胃下垂、肾下垂、子宫脱垂、久泻脱肛等，称为中气下陷或脾气下陷。

如果出现脾气不升的情况，该怎么治疗呢？《素问·至真要大论》提纲挈领地指出，"下者举之"，就是益气升提。如明代医家张景岳的药方举元煎，就是解决因脾气不升、气虚下陷而导致淋浊、亡阳、血脱等病症的。如果出现湿浊困阻、脾运不健，或清气不升反下泄而出现泄泻，就需要运脾化湿。脾健湿化，就能恢复升清的功能。《症因脉治·脾虚泄泻》记载了脾虚泄泻的症状："脾虚泄泻之证，身弱怯冷，面色萎黄，手足皆冷，四肢倦怠，不思饮食，时泻时薄。"成人和小儿都可能出现脾虚泄泻。成人五更泄症候为：脾肾阳虚所致的五更泄泻，多在黎明之前腹部作痛、肠鸣即泻、泻后则安，形寒肢冷、腰膝痠软等。治则：温补脾肾。主方：四神丸合附子理中汤加减。药味：补骨脂、吴茱萸、五味子、肉豆蔻、茯苓、白术、干姜、制附片等。小儿脾虚泻症候为：久泻不愈或时泻时止，食欲不振，神疲面黄，睡时露睛等。治则应健脾温中止泻。主方：参苓白术散、六君子汤，药味：人参、白术、黄芪、茯苓、山药、扁豆、砂仁、薏苡仁、桔梗、炙甘草等。

还有一个非常有名的药方叫补中益气汤，出自李东垣所著《脾胃论》。此方具有补中益气、升清降浊之功，可治各种气虚气陷证，临床运用十分广泛。另有补中益气汤的类方升陷汤，是清代名医张锡纯所制，药味是生黄芪、知母、柴胡、桔梗、升麻。此方主治"治胸中大气下陷，气短不足以息。或努力呼吸，有似乎喘。或气息将停，危在顷刻。其兼证，或寒热往来，或咽干作渴，或满闷怔忡，或神昏健忘，种种病状，诚难悉数。其脉象沉迟微弱，关前尤甚。其剧者，或六脉不全，或参伍不调"。方中用升麻、柴胡以升提举陷，用知母之凉润以制黄芪之温，用桔梗载药上行，诸药相配，令胸中下陷之大气升而复也。《医碥》说："盖欲升之，必先降之而后得升也；欲降之，必先升之而后得降也。"升降相因，升降同用，中医临床上有不少这样的配伍，例如以葛根升胃中清气，枳实降肠中浊气，共奏升清降浊止泻之功。桔梗与枳壳，柴胡与前胡，一升一降，调畅上焦气机以止咳开胸。久泻脱肛，中气虚弱，单用补中益气汤升举，效果不佳，于方中佐入少量清泻导滞之品：黄连、枳壳、大黄之类以增效。欲降先升，泌尿系结石嵌顿伴肾积水，常法单用通降排石利尿之剂效欠佳，可适量加入升提之味，如黄芪、白术、升麻、柴胡等。小便闭塞不通，提壶揭盖法亦欲降先升也。

脾气虚的人，平时应节制饮食，不能暴饮暴食、过服寒凉，也不要吃太油腻或不易消化的食物。注意生活规律，不要劳倦过度，还要适当运动，慢跑、晒太阳、散步等都是脾虚者比较适合的运动项目。平时饮食方面可以选择吃些健脾化湿的食物，例如红薯、山药、薏苡仁、大枣、白扁豆等，用它们熬粥、炖肉或单独蒸食均可。例如番薯，俗称甘薯、山芋、红薯，性平，味甘，有补脾和血、益气通便的作用。《随息居饮食谱》中说："煮食补脾胃，益气力，御风寒，益颜色。"《本草纲目拾遗》认为番薯能"补中，暖胃，肥五脏"。脾虚之人可用番薯当主食，常食之。大枣，性温，味甘，有补脾胃、益气血的作用。《神农本草经》有"大枣安中养脾"的记载。李时珍认为"枣为脾之果，脾病宜食之"。脾虚便溏、胃弱食少、气血不足之人，最宜经常服食大枣。山药，又称薯蓣、土薯、山薯蓣、怀山药、淮山、白山药。《神农本草经》谓之"主健中补虚，除寒热邪气，补中益气力，长肌肉，久服耳目聪明"。《日华子本草》指出山药可以"助五脏，活筋骨，长志安神，主治泄精健忘"。《本草纲目》认为山药能"益肾气、健脾胃、止泻痢、化痰涎、润皮毛"。《本草新编》说："山药，味甘，气温平，无毒。入手足太阴二脏，亦能入脾、胃。治诸虚百损，益气力，开心窍，益知慧，尤善止梦遗，健脾开胃，止泻生精。"叶天士所著《本草经解》说："气温平，味甘，无毒，主伤中，补虚羸，除寒热邪气，补中，益气力，长肌肉，强阴，久服耳目聪明，轻身，不饥延年（炒用）……味甘益脾，脾气充则身轻，脾血旺则不饥，气血调和，故延年也。"薏苡仁也是一味非常重要的健脾利湿的药物，同时也是重要的日常食材，药食同源。《本草纲目》记载，薏苡仁可"健脾益胃，补肺清热，祛风胜湿"，炎热的长夏可以选择用适量的薏苡仁熬成稀粥，或做成羹汤。

气交也是一个非常重要且内涵丰富的概念。《素问·六微旨大论》提出气交概念："言天者求之本，言地者求之位，言人者求之气交。帝曰：何谓气交？岐伯曰：上下之位，气交之中，人之居也。""气交"第一层含义是天气和地气交合的空间，即人与万物所居之处，类似我们现在所说的大气圈。《素问·四气调神大论》认为天地之气交合是万物生发的根本："天地气交，万物华实。"《素问·宝命全形论》也强调："天覆地载，万物悉备，莫贵于人，人以天地之气生，四时之法成。"自然界的一年四季变化、每年的气候变化都各有特点。人类处在自然环境中，不得不受其影响。《道德经》说："人法地，地法天，天法道，道法自然。"《素问·气交变大论》专门讨论了自然环境对人和万物的影响，还结合了天上的星辰运转。

"气交有变"的"气交"，除了指有天地之气交互的地方，还有另一层含义，即六气交互之处。六气的四之气所处是"气交"，它承接司天之气，具有枢机的作用；六气的初之气亦是"气交"，它承接在泉之气，亦有枢机的作用。一般认为，枢机作用类似枢纽，是天气下降和地气上升的中间站。其实，六气六步的交接之处都可以算作气交，毕竟自然界的变化虽有大致规律可供参考，但详细信息目前还不可能全部预测。一般气交衔接之处，变化都比较大，容易出现紊乱。

"臣闻夫子言"中"夫子"指的是岐伯的老师，也就是黄帝的师爷，名叫"僦贷季"。《素问·移精变气论》中的"先师"讲的也是他："岐伯曰：色脉者，上帝之所贵也，先师之所传也。"唐王冰注："先师谓岐伯祖世之师僦贷季也。"僦贷季是一位上古名医，明清官方都会在庙宇中祭祀他。明代沈德符所著《万历野获编补遗·兵部·武庙》说："嘉靖间，世宗修举旷典，无不明备，至诏修太医院、三皇庙，仍厘正祀典，正位以伏羲、神农、黄帝，配位以勾芒、祝融、风后、力牧四人，其从祀，僦贷季天师、岐伯、伯高、鬼臾区、俞跗、少俞、少师、桐君、太乙雷公、马师皇十人，盖拟十哲，复增伊尹、神应王扁鹊、仓公淳于意、张机、华佗、王叔和、皇甫谧、抱朴子葛洪、巢元方真人、孙思邈药王、韦慈藏启玄子、王冰、钱乙、朱厷、刘完素、张元素、李杲、朱彦修十八人，从祀两庑，殿曰景惠，门曰咸济，牲用太牢，器用笾豆簠簋，以仲春仲冬上甲日，遣大臣行礼，著为令。"现在北京地区祭祀医药之神的庙宇主要是道教宫观，又以药王庙为主。

"天元"，即前文《天元纪大论》。此篇主要介绍了五运六气的基本知识，梳理了五运六气与四时气候变化、万物生长壮老已的关系，讲了太过、不及、平气，天符、岁会、三合等概念。

"折郁扶运，补弱全真，泻盛蠲余"，这句话非常重要，是整个运气治疗学的灵魂。这句话中"全真""蠲余"两个概念需要特别加以剖析。"全真"不是大家常说的"全真派"，而是动词加名词，"全"意为使不受损伤，指保全人体的真气（精气）。《出师表》中"苟全性命于乱世"的"全"字，意义与之类似，也是"保全"之意。"蠲"读 juān，意为除去、免除。"蠲"在《后汉书·虑植传》中也是这个意思："宜弘大务，蠲略细微。""蠲"还有个有意思的记载，《晋书·皇甫谧传》云："剖腹以蠲肠。"这里"蠲"的意思是"使清洁"。"折郁扶运，补弱全真，泻盛蠲余"就是将人体紊乱的五行调理为相对平衡的状态，太过的需要泻掉一些，不足的需要补益一些。

天芮，芮读 ruì，属于奇门遁甲九星。奇门遁甲九星

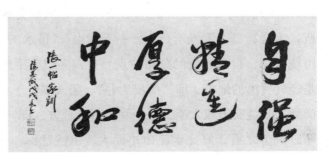

指的是天蓬星、天芮星、天冲星、天辅星、天禽星、天心星、天柱星、天任星、天英星这九星，源于远古时代古人对星辰的自然崇拜，是天文学和古代神话融合的产物。

奇门遁甲九星的原始宫位排列与后天八卦（或称文王八卦）方位一一对应。坎一宫是天蓬星（五行属水）、坤二宫是天芮星（五行属水）、震三宫是天冲星（五行属木）、巽四宫是天辅星（五行属木）、中五宫是天禽星（五行属火）、乾六宫是天心星（五行属金）、兑七宫是天柱星（五行属金）、艮八宫是天任星（五行属土）、离九宫是天英星（五行属火），具体如下表。

刘恒注解奇门遁甲九星

天辅星 4		天英星 9		天芮星 2	
巽卦	东南	离卦	正南	坤卦	西南
天冲星 3		天禽星 5		天柱星 7	
震卦	正东	中宫与离同宫		兑卦	正西
天任星 8		天蓬星 1		天心星 6	
艮卦	东北	坎卦	正北	乾卦	西北

了解了奇门遁甲九星的五行属性，就可以找到原文中天冲、天英、天芮、天柱、天蓬分别对应五行木、火、土、金、水。因此，"木欲升而天柱窒抑之""火欲升而天蓬窒抑之""土欲升而天衝窒抑之""金欲升而天英窒抑之""水欲升而天芮窒抑之"，这五种情况的共同之处是本身想要升发，但是遇到"己不胜"之五行的过分克制。五行相克关系是透过这些现象一窥本质的钥匙。从此也可以看出，中医和术数有着某种联系。

五种不同运气失常而导致的人体紊乱，其治疗方法是不同的，这里用的是针刺。针刺需要根据不同的情况选择穴位，这里选择的穴位是"五输穴"。五输穴指五种特定的穴位，基本在肘膝关节以下，其名依次为"井、荥、输、经、合"，如《灵枢·九针十二原》所说，"所出为井，所溜为荥，所注为腧（输），所行为经，所入为合，二十七气所行，皆在五腧也"，借水的流动来比喻人体经络从小至大、由浅入深、自远而近的分布特点。井穴多位于手脚末端（手指），好比水之源头，是经气冒出的地方，即"所出为井"。荥穴多位于掌、跖趾关节的前方，好比水流尚微，萦绕而未成大流，是经气流行的地方，即"所溜为荥"。输穴多位于掌指或跖趾关节之后，好比水流由小而大，由浅注深，是经气渐盛、经气注入的部位，即"所注为输"。经穴多位于腕踝关节以上，好比水流变大，河流奔腾前进，是经气正盛和经气运行经过的地方，即"所行为经"。合穴位于肘膝关节附近，好比江河水流汇入湖海，是经气集中进而会合于脏腑的地方，即"所入为合"。单侧十二经脉，每一条都有五个腧穴，共计六十个腧穴。

五输穴表

	肺	大肠	胃	脾	心	小肠	膀胱	肾	心包	三焦	胆	肝
井	少商	商阳	厉兑	隐白	少冲	少泽	至阴	涌泉	中冲	关冲	窍阴	大敦
荥	鱼际	二间	内庭	大都	少府	前谷	通谷	然谷	劳宫	液门	侠溪	行间
输	太渊	三间	陷谷	太白	神门	后溪	束骨	太溪	大陵	中渚	足临泣	太冲
经	经渠	阳溪	解溪	商丘	灵道	阳谷	昆仑	复溜	间使	支沟	阳辅	中封
合	尺泽	曲池	足三里	阴陵泉	少海	小海	委中	阴谷	曲泽	天井	阳陵泉	曲泉

五输穴有五行属性，阳经的五输穴五行次序为金水木火土；阴经的五输穴五行次序为木火土金水。

五输穴各有靶点，《难经·六十八难》指出："井主心下满，荥主身热，输主体重节痛，经主喘咳寒热，合主逆气而泄。""木欲升而天柱窒抑之，木欲发郁，亦须待时，当刺足厥阴之井"，即木气将要升发而遇到金气抑制时，治疗就应选择针刺足厥阴肝经的井穴大敦穴，开解木气之源，帮助木气升发，其余四种情况同理："火欲升而天蓬窒抑之"，君火相火五行皆属火，应选择针刺手厥阴心包经的荥穴劳宫穴（五行属火）；"土欲升而天冲窒抑之"，应选择针刺足太阴脾经的俞穴太白穴（五行属土）；"金欲升而天英窒抑之"，应选择针刺手太阴肺经的经穴经渠穴；"水欲升而天芮窒抑之"，应选择针刺足少阴肾经的合穴阴谷穴。

前文已经说过，按照规律，运气每六十年循环一次，但不是简单地回到原点，而是从另一个新的起点开始。

帝曰：升之不前，可以预备。愿闻其降，可以先防。岐伯曰：既明其升，必达其降也。升降之道，皆可先治也。木欲降而地晶窒抑之，降而不入，抑之郁发，散而可得位，降而郁发，暴如天间之待时也，降而不下，郁可速矣。降可折其所胜也，当刺手太阴之所出，刺手阳明之所入；火欲降而地玄窒抑之，降而不入，抑之郁发，散而可入，当折其所胜，可散其郁，当刺足少阴之所出，刺足太阳之所入；土欲降而地苍窒抑之，降而不下，抑之郁发，散而可入，当折其胜，可散其郁，当刺足厥阴之所出，刺足少阳之所入；金欲降而地彤窒抑之，降而不下，抑之郁发，散而可入，当折其胜，可散其郁，当刺心包络所出，刺手少阳所入也；水欲降而地阜窒抑之，降而不下，抑之郁发，散而可入，当折其胜，可散其郁，当刺足太阴之所出，刺足阳明之所入。

帝曰：五运之至有前后，与升降往来，有所承抑之，可得闻刺法乎？岐伯曰：当取其化源也。是故太过取之，不及资之。太过取之，次抑其郁，取其运之化源，令折郁气。不及资之，以扶运气，以避虚邪也。

【语译】

　　黄帝说：六气客气的间气应当升位而不能正常升位，而成郁气为患，这是可以提前预防的。我想听你说一说，六气的客气间气应当降位而不降位的，是不是也可以事先预防呢？岐伯说：你既然明白了六气客气间气升位的道理，必然也能通晓六气客气间气降位的道理。六气的客气间气升位和降位失常导致的身体疾患，都可以提前调理防治。六气的客气厥阴风木之气将要从司天之气的右间气降位至在泉之气的左间气，恰逢过盛金气的极大压制，想要降位却不得正常降位。金气过分压制，木之郁气就会发作为患，只能等到木之郁气发散的时候，木气才可以得位。六气客气间气应降位而不得顺利降位，从而出现郁气发作，其暴烈的情形与六气客气的间气要升位不得升，从而出现郁气在特定时间发作的情况相似，应当降位而不得下降，就会很快地形成郁气。想要六气的客气正常降位，就应折减克制郁气的胜气金气。此时应当针刺手太阴肺经的井穴少商穴和手阳明大肠经的合穴曲池穴。六气的客气少阴君火、少阳相火将要从司天之气的右间气降位至在泉之气的左间气，恰逢过盛水气的极大压制，想要降位却不得正常下降。水气过分压制，火之郁气就会发作为患，只能等到君火、相火之郁气发散的时候，火气才可以得位。应当折减火气的胜气水气，从而发散火之郁气。此时应当针刺足少阴肾经的井穴涌泉穴和足太阳膀胱经的合穴委中穴。六气的客气太阴湿土之气将要从司天之气的右间气降位至在泉之气的左间气，恰逢过盛木气的极大压制，想要降位却不得正常下降。木气过分压制，土之郁气就会发作为患，只能等到土之郁气发散的时候，土气才可以得位。应当折减土气的胜气木气，从而发散土之郁气。此时应当针刺足厥阴肝经的井穴大敦穴和足少阳胆经的合穴阳陵泉穴。六气的客气阳明燥金之气将要从司天之气的右间气降位至在泉之气的左间气，恰逢过盛火气的极大压制，想要降位却不得正常下降。火气过分压制，金之郁气就会发作为患，只能等到金之郁气发散的时候，金气才可以得位。应当折减土气的胜气火气，从而发散金之郁气。此时应当针刺手厥阴心包经的井穴中冲穴和手少阳三焦经的合穴天井穴。六气的客气太阳寒水之气将要从司天之气的右间气降位至在泉之气的左间气，而逢过盛土气的极大压制，想要降位却不得正常下降。土气过分压制，水之郁气就会发作为患，只能等到水之郁气发散的时候，水气才可以入正位。应当折减水之气的胜气土气，从而发散水之郁气。此时应当针刺足太阴脾经的井穴隐白穴和足阳明胃经的合穴足三里穴。

黄帝说：五运的临御有提前和延后，六气有升位和降位的循环，五运与六气有相承和相抑的关系，可以给我讲讲它们导致疾病时所用的针刺方法吗？岐伯说：应当选择治疗六气的生化之源。所以气太过的就用泻法，气不足的就用补法。针对过盛的气就需要泻掉它，然后抑制导致郁气的气，再进一步补助运气的生化之源，使得郁气折减。针对不及的气就要使用扶助滋养的办法，来扶助运气的不足，来避免虚邪之气为患。

【解读】

前一段介绍过在泉之右间气升位异常的情况，接下来，本段介绍司天之右间气降位失常的情况。在泉之右间气升位为司天之左间气的过程中，如果受到中运之气的过度压制，就有可能出现邪气；而司天之右间气降位为在泉之左间气的过程中，之所以会产生不正常的邪气，亦是因为受己不胜的中运之气抑制。这些因客气六气降位紊乱所导致的疾病也是可以预先调理防范的，使用的依然是针刺疗法。

这段又涉及一些指代五行的词汇，分别是地晶、地玄、地苍、地彤、地阜。地晶五行对应金，地玄五行对应水，玄为黑色；地苍五行对应木，苍为青色；地彤五行对应火，彤为红色；地阜五行对应土，阜，《说文解字》云，"大陆，山无石者"，即土山。

客气六气的降位失常，以"木欲降而地晶窒抑之"为例，即厥阴风木之气从司天右间位降位为在泉左间位。六十甲子中，庚子、庚午年转辛丑、辛未年可能是这样的情况。厥阴风木是庚子、庚午年的司天右间气，又是来年辛丑、辛未年的客气初之气，在迁位为来年初之气的过程中，遇到庚子、庚午年的中运之气金

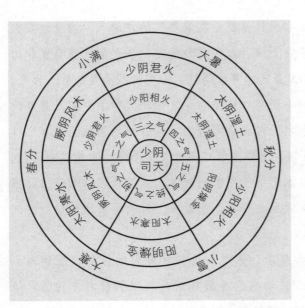

少阴司天六气的客主加临图

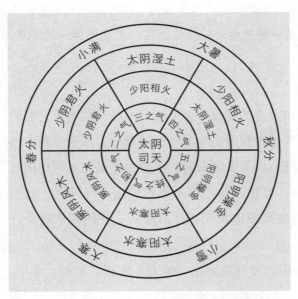

太阴司天六气的客主加临图

气的过分压制，就可能出现春日客气春木之气的到来被阻滞的情况。前面《五行运大论》中介绍过，年份天干逢乙或庚，中运之气为金运，一般来讲，逢乙为金运不及，逢庚为金运太过。其余四种情况大致同理，君火、相火降位失常的年份可能是辛丑、辛未（同岁会）转庚寅、庚申，癸卯、癸酉转甲辰、甲戌（湿土晦火）；太阴湿土之气降位失常的年份可能是壬寅、壬申转癸卯、癸酉；金气降位失常的年份可能是戊辰、戊戌转己巳、己亥；水气降位失常的年份可能是己巳、己亥（同岁会）转庚子、庚午。

这里需要说明一个问题，阴干之年的中运之气不是绝对的不足，可以通过司天之气、在泉之气的同五行的补益而变得相对平和，甚至略有过之。例如同岁会年份，同岁会指年支属阴（阴年），且值年大运与同年在泉之气的五行属性相同。在六十甲子中，逢同岁会者，计有辛未、辛丑、癸卯、癸酉、癸巳、癸亥六年。在同岁会年份，中运之气可以得到补足。这也提醒我们，在认识不同年份的实际运气时，不可拘泥、生搬硬套，需要结合实际评估当年的运气，在此基础上决定治疗策略，及时总结新的经验。

至于客气降位失常所致疾病的治疗方法，这里还是采用针刺。针刺的指导理论还是五行相克，即损有余、补不足。具体做法是选择过盛之气的表里脏腑之经，针刺脏之经络所出之处（井穴）、腑之经络所入之处（合穴）。木气降位被金气严重抑制时，需要同时针刺手太阴肺经的井穴"少商"，手阳明大肠经的合穴"曲池"，其余四种情况同理。针灸选穴，可以采用合井配穴的方法。井穴是脉气所发之处，合穴可以调整本经的气机。经脉气机运行不畅之时，便可以取合井配穴，有泻实、疏导气机的作用。例如：肝经气机闭阻、胁肋撑胀时，可用曲泉配大敦；阳明经有实热时，可用曲池配商阳。

黄帝问曰：升降之刺，以知其要，愿闻司天未得迁正，使司化之失其常政，即万化之或其皆妄，然与民为病，可得先除，欲济群生，愿闻其说。岐伯稽首再拜曰：悉乎哉问！言其至理。圣念慈悯，欲济群生。臣乃尽陈斯道，可申洞微。太阳复布，即厥阴不迁正，不迁正，气塞于上，当泻足厥阴之所流。厥阴复布，少阴不迁正，不迁正即气留于上，当刺心包络脉之所流。少阴复布，太阴不迁正，不迁正即气留于上，当刺足太阴之所流。太阴复布，少阳不迁正，不迁正则气塞未通，当刺手少阳之所流。少阳复布，则阳明不迁正，不迁正则气未通上，当刺手太阴之所流。阳明复布，太阳不迁正，不迁正则复塞其气，当刺足少阴之所流。

帝曰：迁正不前，以通其要。愿闻不退，欲折其余，无令过失，可得明乎？岐伯曰：气过有余，复作布正，是名不退位也。使地气不得后化，新司天未可迁正，故复布化令如故也。巳亥之岁，天数有余，故厥阴不退位也，风行于上，木化布天，当刺足厥阴之所入。子午之岁，天数有余，故少阴不退位也，热行于上，火余化布天，当刺手厥阴之所入。丑未之岁，天数有余，故太阴不退位也，湿行于上，雨化布天，当刺足太阴之所入。寅申之岁，天数有余，故少阳不退位也，热行于上，火化布天，当刺手少阳之所入。卯酉之岁，天数有余，故阳明不退位也，金行于上，燥化布天，当刺手太阴之所入。辰戌之岁，天数有余，故太阳不退位也，寒行于上，凛水化布天，当刺足少阴之所入。故天地气逆，化成民病，以法刺之，预可平痾。

【语译】
黄帝问道：关于六气的客气升位降位失常所导致疾病的针刺方法，我已经知晓要领了。我想听一听，如果客气的司天之气不能迁居正位，使得司天之气的气化失去了正常布施政令的能力，也就是万物的生化都可能因此变成虚妄。那么司天之气失常就会使百姓患病，这种情况可否预防避免呢？我想要挽救百姓的性命，请你讲一讲这其中的道理。岐伯叩首拜了两拜，回答说：你问得非常全面啊！你谈到的这些高深的道理，昭显了圣王的仁慈怜悯之心，想要救济千万百姓的生命，我一定详尽地讲述这些道理，尽可能申明其中蕴藏的深奥微妙之义。上一年司天之气太阳寒水继续布施政令，那么此年厥阴风木之气就不能迁居司天正位，不能迁居正位就会导致木气郁塞于上，应当泻足厥阴肝经的荥穴行间穴。上一年司天之气厥阴风木布继续施政令，那么此年少阴君火之气就不能迁居司天正位，不能迁居正位就会导致火气郁塞于上，应当针刺手厥阴心包经的荥穴劳宫穴。上一年司天之气少阴君火继续布施政令，那么此年太阴湿土之气就不能迁居司天正位，太阴湿土之气不能迁居正位就会导致火气留居于上，应当针刺足太阴脾经的荥穴大都穴。上一年司天之气太阴湿土继续布施政令，那么此年少阳相火之气就不能迁居司天正位，不能迁居正位就会导致火气闭塞而不能通畅，应当针刺手少阳三焦经的荥穴液门穴。上一年司天之气少阳相火继续布施政令，那么此年阳明燥金之气就不能迁居司天正位，不能迁居正位就会导致金气不能通达于上，应当针刺手太阴肺经的荥穴鱼际穴。上一年司天之气阳明燥金继续布施政令，那么此年太阳寒水之气就不能迁居司天正位，不能迁居正位就会导致水气再一次被郁塞，应当针刺足少阴肾经的荥穴然谷穴。

黄帝说：关于六气的司天之气应迁居正位而不能迁正所导致疾病的针刺方法，我已经通晓要领了。我还希望听一听六气的司天之气不退位的问题，要想折减有余之气，不要让使它太过而造成疾患，你能给我讲明白这个问题吗？岐伯说：如果上一年的岁气太过而有余，继续居于司天正位，施布气化政令，这就叫不退位。这样会使得在泉之气也不能向后退位而行间气之化，新一年的司天之气没能迁居正位，所以新一年布施气化政令的岁气与上一年一样。地支逢巳、亥的年份，司天之气有余，那么司天之气厥阴风木就不会退位。因此，到了来年地支逢子、午的年份，厥阴风木之气流行在司天之气的位置上，木气的气化政令布施于天地之间。这种情况下，应当针刺足厥阴肝经的合穴曲泉穴。地支逢子、午的年份，司天之气有余，那么司天之气少阴君火就不会退位。因此，到了来年地支逢丑、未的年份，火热之气流行在司天之气的位置上，火气余气的气化政令布施于天地之间。这种情况下，应当针刺手厥阴心包经的合穴曲泽穴。地支逢丑、未的年份，司天之气有余，那么司天之气太阴湿土就不会退位。因此，到了来年地支逢寅、申的年份，太阴湿土之气流行在司天之气的位置上，雨气的气化政令布施于天地之间。这种情况下，应当针刺足太阴脾经的合穴阴陵泉穴。地支逢寅、申的年份，司天之气有余，那么司天之气少阳相火就不会退位。因此，到了来年地支逢卯、酉的年份，火热之气流行在司天之气的位置上，火气的气化政令布施于天地之间。这种情况下，应当针刺手少阳三焦经的合穴天井穴。地支逢卯、酉的年份，司天之气有余，那么司天之气阳明燥金就不会退位。因此，到了来年地支逢辰、戌的年份，阳明燥金之气流行在司天之气的位置上，燥气的气化政令布施于天地之间。这种情况下，应当针刺手太阴肺经的合穴尺泽穴。地支逢辰、戌的年份，司天之气有余，那么司天之气太阳寒水就不会退位。因此，到了来年地支逢巳、亥的年份，太阳寒水之气流行在司天之气的位置上，寒冽之水气的气化政令布施于天地之间。这种情况下，应当针刺足少阴肾经的合穴阴谷穴。所以说，司天之气和在泉之气出现异常的变化，就会导致百姓患病，用上述办法进行针刺，就可以提前防范，使百姓免受病痛之苦了。

【解读】

挽救生命、消除疾患是医生的天职，黄帝也不例外，他悲悯天下百姓，故有岐黄之术。本篇所言"圣念慈悯，欲济群生"正是对医德的高度概括。后世医家孙思邈更提出了"大医精诚"的医德标准。可以说，比西方的希波克拉底誓言更精彩。

前文先后探讨了在泉之右间气升位失常和司天之右间气降位失常的情况及其针刺方法，接下来讨论司天之气不迁正和不退位的情况及其针刺方法。"所流"即"所溜"，皆指五输穴的荥穴；"所入"即五输穴的合穴，《灵枢·九针十二原》说："所出为井，所溜为荥，所注为腧（输），所行为经，所入为合，二十七气所行，皆在五腧也。"

荥穴多分布在指（趾）、掌（跖）关节附近。《灵枢·顺气一日分为四时》中记载了荥穴的作用："病变于色者，取之荥。"《难经·六十八难》又说："荥主身热。"在四季来说，夏季多取治荥穴。"所入为合"，合穴多分布在肘膝关节附近，经气由此深入，进而于脏腑会合。脉气从四肢末端（井穴）流到肘膝关节的时候，最为盛大，就像水流汇入大海。《灵枢·顺气一日分为四时》提到合穴的作用是："经满而血者，病在胃及以饮食不节得病者，取之于合。"《难经·六十八难》又曰："合主逆气而泄。"指取治合穴主要适用于六腑的病症。根据天人合一的思想，冬季多会取治合穴。

　　预防六种不同的司天之气不迁正导致的身体气机阻塞，所选用的穴位皆为"所溜"，即五输穴的荥穴。预防六种不同的司天之气不退位导致身体气机阻塞所选用的穴位皆为"所入"，即五输穴的合穴。总的治疗法则是补不足而损有余，谨慎审察阴阳五行紊乱的所在，将之调整至正常。

　　这一段原文还体现了一个重要的中医理论，即"不治已病治未病"。学习五运六气理论的目的，就是"治未病"。把握疾病的发生规律及趋势，提前采取相应措施，可以起到四两拨千斤的效果，或是阻断疾病的发生，或是减轻程度、缩短病程。

　　司天之气不迁正的情况有六种，以"太阳复布，即厥阴不迁正，不迁正，气塞于上，当泻足厥阴之所流"为例，张景岳解释了导致疾病的原因和针刺的具体手法："辰戌岁太阳司天之后，厥阴继之。若寒水既退而复布，则巳亥之厥阴不得迁正，风化不行，木气郁塞于上，人病在肝，故当泻足厥阴之所流，行间穴也。刺六分，留七呼，气至急出之。"辰年、戌年的司天之气太阳寒水延续到巳年、亥年，导致巳年、亥年的司天之气厥阴风木不能迁正，进而引起人体脏腑失调，需要疏泄足厥阴肝经，补益不足的木气。张景岳还说明了针刺的手法：针刺深度是六分，大概是 1 至 2 厘米，根据病人身体的胖瘦来调整；留针的时间是 7 次呼吸，与现在中医留针 15 分钟大有不同。

　　张景岳对其余五种不迁正的情况及针刺方法分别作了说明。少阴不迁正："巳亥岁厥阴司天之后，少阴继之。若风气既退而复布，则子午之少阴不得迁正，火化不行，热气郁塞于上，人病在心主，故当泻包络之所流，劳宫穴也。刺三分，留六呼，气至急出之。"太阴不迁正："子午岁少阴司天之后，太阴继之。若君火复布，则丑未之太阴不得迁正，雨化不行，土气留滞于上，人病在脾，故当刺足太阴之所流，大都穴也。刺三分，留七呼，气至急出之。"少阳不迁正："丑未岁太阴司天之后，少阳继之。若湿气复布，则寅申之少阳不得迁正，火化不行，热气郁塞，人病在三焦，故当刺手少阳之所流，液门穴也。刺二分，留三呼，气至急出之。"阳明不迁正："寅申岁少阳司天之后，阳明继之。若相火复布，则卯酉之阳明不得迁正，金化不行，燥气郁滞，人病在肺，故当刺手太阴之所流，鱼际穴也。刺二分，留三呼，得气急出之。"太阳不迁正："卯酉岁阳明司天之后，太阳继之。若燥气复布，则辰戌之太阳不得迁正，水化不行，寒气复塞，人病在肾，故当刺足少阴之所流，然谷穴也。刺三分，留三呼，得气急出之。"

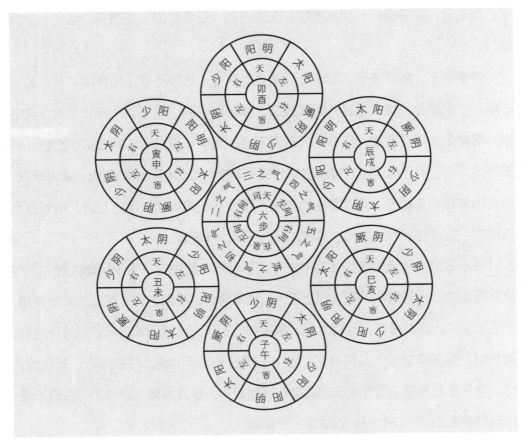

六气司天图

司天之气不退位的情况也有六种，以"巳亥之岁，天数有余，故厥阴不退位也。风行于上，木化布天，当刺足厥阴之所入"为例，六十甲子中符合条件的也就丁巳、丁亥两年。这两年的司天之气是厥阴风木，中运之气虽然是木运不及，但是得司天之气厥阴风木补益。而且这两年的天干也是火，木火同气相求。这样一综合，反而可能出现"气过有余"，导致司天之气复作。司天之气不退位必然导致下一年新的司天之气不能正常升位，这样一来，气候异常在人体的对应表现就是足厥阴肝经的经气异常，治疗的办法还是针刺调理经气，应选择足厥阴肝经的合穴。其余五种司天之气不退位的情况也可以依此类推，在此仅点出其余五种司天之气不退位的情况：子午—戊子、戊午，丑未—己丑、己未，寅申—壬寅、壬申，卯酉—辛卯、辛酉，辰戌—丙辰、丙戌。

黄帝问曰：刚柔二干，失守其位，使天运之气皆虚乎？与民为病，可得平乎？岐伯曰：深乎哉问！明其奥旨。天地迁移，三年化疫，是谓根之可见，必有逃门。

　　假令甲子，刚柔失守，刚未正，柔孤而有亏，时序不令，即音律非从，如此三年，变大疫也。详其微甚，察其浅深，欲至而可刺，刺之，当先补肾俞，次三日，可刺足太阴之所注。又有下位己卯不至，而甲子孤立者，次三年作土疠，其法补泻，一如甲子同法也。其刺已毕，又不须夜行及远行，令七日洁，清净斋戒，所有自来肾有久病者，可以寅时面向南，净神不乱思，闭气不息七遍，以引颈咽气顺之，如咽甚硬物，如此七遍后，饵舌下津，令无数。

　　假令丙寅，刚柔失守，上刚干失守，下柔不可独主之，中水运非太过，不可执法而定之。布天有余，而失守上正，天地不合，即律吕音异，如此即天运失序，后三年变疫。详其微甚，差有大小，徐至即后三年，至甚即首三年，当先补心俞，次五日，可刺肾之所入。又有下位地甲子辛巳，柔不附刚，亦名失守，即地运皆虚，后三年变水疠，即刺法皆如此矣。其刺如毕，慎其大喜，欲情于中，如不忌，即其气复散也。令静七日，心欲实，令少思。

　　假令庚辰，刚柔失守，上位失守，下位无合，乙庚金运，故非相招，布天未退，中运胜来，上下相错，谓之失守，姑洗林钟，商音不应也。如此即天运化易，三年变大疫。详其天数，差有微甚，微即微，三年至，甚即甚，三年至，当先补肝俞，次三日，可刺肺之所行。刺毕，可静神七日。慎勿大怒，怒必真气却散之。又或在下地甲子乙未失守者，即乙柔干，即上庚独治之，亦名失守者，即天运孤主之，三年变疠，名曰金疠，其至待时也。详其地数之等差，亦推其微甚，可知迟速耳。诸位乙庚失守，刺法同，肝欲平，即勿怒。

　　假令壬午，刚柔失守，上壬未迁正，下丁独然，即虽阳年，亏及不同，上下失守，相招其有期，差之微甚，各有其数也。律吕二角，失而不和，同音有日，微甚如见。三年大疫，当刺脾之俞。次三日，可刺肝之所出也。刺毕，静神七日，勿大醉歌乐，其气复散，又勿饱食，勿食生物，欲令脾实，气无滞饱，无久坐，食无太酸，无食一切生物，宜甘宜淡。又或地下甲子丁酉失守其位，未得中司，即气不当位，下不与壬奉合者，亦名失守，非名合德，故柔不附刚，即地运不合，三年变疠，其刺法一如木疫之法。

假令戊申，刚柔失守，戊癸虽火运，阳年不太过也。上失其刚，柔地独主，其气不正，故有邪干，迭移其位，差有浅深，欲至将合，音律先同，如此天运失时，三年之中，火疫至矣。当刺肺之俞。刺毕，静神七日，勿大悲伤也。悲伤即肺动，而真气复散也。人欲实肺者，要在息气也。又或地下甲子癸亥失守者，即柔失守位也，即上失其刚也，即亦名戊癸不相合德者也。即运与地虚，后三年变疠，即名火疠。

是故立地五年，以明失守，以穷法刺。于是疫之与疠，即是上下刚柔之名也，穷归一体也。即刺疫法只有五法，是总其诸位失守，故只归五行而统之也。

【语译】

黄帝说：岁运太过和不及，刚干于柔干失守其司天在泉之位，也就是没有正常地升位和降位，会使司天之气与中运之气都虚弱吗？给人们带来的疾患可以平息吗？岐伯说：你所问的问题很深刻啊！这需要明白五运六气的奥妙旨趣，司天之气和在泉之气逐年更迭迁移，如果刚柔失守，其气被窒，积聚三年之后就会化为疫气。这就是说，疫病的根源是可以预见的，必定有逃脱的法门。

如果是甲子年，阳刚的司天之气和阴柔的在泉之气没有居守正位，阳刚的司天之气少阴君火没有迁居正位，阴柔的在泉之气阳明燥金孤立而亏虚，四季气候的秩序失常，也就是土运太过，就像音律中的宫音不能相从，如此这样，三年之后就可能会演变为严重的疫病。需要详察运气所致疾病的轻重深浅。疫气到来引发的疾病，如果可以针刺，那就针刺治疗它。应当首先针刺补益肾俞，过三日之后，可以针刺足太阴脾经的输穴太白穴。还有土运不及的己卯年，如果此年的在泉之气不能迁居正位，且甲子年的在泉之气（即己卯年的司天之气）孤立，过三年之后就可能变作土疠。针对这样的疾病，治疗它的补泻方法与上面治疗甲子年司天之气不迁正所致疾病的方法是一样的。针刺之后，病人不可夜晚行走以及远行、七日之内务必保持身体洁净、内心清净、食素。一向有肾脏疾病的人，可在寅时面向南方站立，净化心神，去除杂念，不要胡思乱想，吸气后屏气一段时间，重复七次，伸直脖颈用力咽气，就像吞咽非常硬的东西一样，这样连做七次之后，咽下舌头下面的津液，不用拘泥于次数。

如果是岁运太过的丙寅年，阳刚的司天之气和阴柔的在泉之气没有居守正位，阳刚的司天之气少阳相火没能居守正位，那么在泉之气厥阴风木就不能单独主持此年的气化。丙寅年虽然水运太过，但实际上不是水运太过，不可以拘泥于寻常规律来论定它。司天之气虽然有余，但失去居守司天之正位，司天之气和在泉之气不能协调发挥气化作用，就像音乐中的律吕其音各异。像这样，司天和在泉之气的运行失常，过了三年左右就可能演变成疫气。需要详尽地审察运气失常所致疾病的轻重、大小的差异。如果疫气到来缓慢，再过三年左右才会导致疫病；如果疫气到来迅速，就会在起先的三年左右发病。这样的情况下，应当首先补益心俞，过五日，可以针刺足少阴肾经的合穴阴谷穴。再者，像水运不足的辛巳年，阴柔的在泉之气不能依附阳刚的司天之气迁居正位，也是没有居守正位，也就是在泉之气和中运之气都亏虚。再过三年左右就可能演变成水疠，那么针刺方法与上述丙寅年司天之气异常所致疾病的针刺方法一样。针刺结束后，病人应谨防心中大喜、情欲过度。如果不注意这些禁忌，就会导致身体真气再次耗散，必须让病人静养七天。病人要想心神充实，就必须不能多思多虑。

如果是岁运太过的庚辰年，阳刚的司天之气和阴柔的在泉之气没有居守正位，司天之气太阴湿土没有居守正位，因此在泉之气不能配合司天之气主持气化。天干逢乙和庚的年份就是金运所主，假如己卯年的天数有余，那么下一年乙未的司天之气和在泉之气不能相互协调，司天之气没有正常退位，下一年的中运之气为胜来临，就会导致司天之气和在泉之气的相互错位，这就叫没有居守正位。就像音律里面的太商阳律姑洗和少商阴律林钟，商音不相合。像这样发展，那么司天之气和中运之气变化失常，三年左右就可能演变成严重的疫气。详察司天之气异常变化的规律、差异的大小，差异小疫气就小，再过三年左右疫气就会到来；差异大的疫气严重，头三年左右就可能到来。应当首先补益肝俞，过三天之后，可以针刺手太阴肺经的经穴经渠穴。针刺结束，病人要宁神静心七天，注意不要过度愤怒，愤怒一定会导致正气消退耗散。再者，甲子年的在泉之气有余，接下来乙未年的在泉之气没有居守正位，缘由是乙属阴干，金运不足，那么司天之气阳明燥金独胜，统治气化，这也叫没有居守正位，也就是司天之气独胜，主持气化。如此三年左右就可能演变成金疠。它的到来需要等待特定的时间，必须详察在泉之气异常变化的程度差异，据此也可以推测疫气的轻重，如此一来就能够知晓疫气到来的快慢了。凡是上述地支逢乙或庚的年份，司天之气和在泉之气没能居守正位所致疾病的针刺方法是相同的。要保持肝气平和，就不宜发怒。

如果是木运太过的壬午年，阳刚的司天之气和阴柔的在泉之气没有居守正位。丁壬本化为木运，木运太过的壬年的司天之气未能迁居正位，或者木运不及的丁年，在泉之气独行而无司天之气相应，也就是说，即使壬午是阳干的木运太过之年，岁运的亏虚和司天在泉之气的差异程度也是不一样的。司天之气和在泉之气可能失去正位，但有可能会有上下相合的状态，它们的差异大小各有定数。就像音律角音的阳律阴吕失去正常音调，进而不相和合，但总有一天会协调。只要详察司天之气和在泉之气的异常差异，无论差异的大小，过三年左右都可能出现大规模的疫气。这样的情况应当针刺脾俞，三日之后，可以针刺足厥阴肝经的井穴大敦穴。针刺完毕，病人要宁神静心七天，不要过度饮酒、沉迷歌舞享乐，否则刚恢复的正气又会再次耗散，还有不要吃得过饱，不要吃生冷的食物。想要使得脾气充实，就不要使脾气因饮食过饱而壅滞，不能长时间坐着，也不要吃得太酸，更不要吃一切生冷的食物，宜食用甜味和清淡的食物。再者，像丙申年在泉之气有余，丁酉年的在泉之气没有迁守正位，没能与中运之气、司天之气相应，也就是在泉之气没有迁居正位，在泉之气不能与司天之气奉行谐和，这也叫没能迁守正位，而不能叫天地上下合德。所以阴柔的在泉之气不能依附于阳刚的司天之气，也就是说在泉之气和中运之气不相合，如此过三年左右就可能演变成疫疠之气。疫疠之气所致疾病的针刺方法和前面木疫的治法是一样的。

如果是戊申年，阳刚的司天之气和阴柔的在泉之气没有居守正位。天干逢戊、癸的年份即是火运所主，戊年为阳年，本是火运太过，但实际上并不太过。司天之气不能迁居正位，在泉之气独自主持气化，司天在泉之气不能迁居正位，所以有了邪气的干扰。司天在泉之气更迭迁移位置，它们的差异程度有深有浅。刚柔之位变化将要相合，就像音律的阳律阴吕有相和合的趋势。像这样，运气的运转失去了恰当时机，三年之内，火疫就可能到来。这样的情况下，应当针刺肺俞。针刺结束后，病人需要宁静心神七天，不要过度悲伤。过度悲伤就会扰动肺气，刚恢复的正气就会再次耗散。想要充实病人的肺气，就需要让他调息真气。再者，像岁运不及的癸年，如癸亥年的在泉之气没有迁守正位，就是说，阴柔的在泉之气失去正常位置，也就是说，司天之气失去主持气化的地位，也就是戊和癸合化火不相合德，中运之气和在泉之气亏虚，过三年左右就可能演变成火疠。

因此，用五运之气分立五年，来阐明司天和在泉之气未能迁守正位的规律，来详尽地阐释针刺的方法。这样一来，疫和疠就是根据司天和在泉之气迁居失常所致邪气的名字，实际上就是一病多名。也就是说，针刺疫疠之气的办法其实只有五种，都是总括这些刚柔失守的情况，因此都可以简单地用五行规律进行总结归纳。

【解读】

在中国哲学中，刚柔是一对重要的概念，常与阴阳相互替换使用。《周易》最基础的爻就是阴爻和阳爻，也称柔爻和刚爻。刚柔相错，演变成八卦和六十四卦，可推演万事万物的规律。乾卦全部是由阳爻构成，为纯阳卦，主刚健；坤卦全部是由阴爻构成，为纯阴卦，主柔和；正如《周易·系辞传下》所说，"刚柔相推，变在其中矣"。儒家尚刚，乾卦提出君子的修养："天行健，君子以自强不息。"这种阳刚文化在古往今来的仁人志士身上多有体现，舍生取义、杀身成仁。道家尚柔，《道德经》一书中就多次用了"柔"："天下之至柔，驰骋天下之至坚""抟气致柔，能如婴儿乎""天下莫柔弱于水，而攻坚强者莫之能胜，以其无以易之""弱之胜强，柔之胜刚，天下莫不知，莫能行"等。其实，无论道家还是儒家，刚柔相济才是理想的状态，刚柔相济的意思是刚强和柔和相互补充，恰到好处。在《周易》中，水火既济卦代表和谐，在中医看来，刚柔相济就意味着心肾相交，身体状态平和。

何谓"刚柔二干"？十天干之中，单数者为阳，其气刚，为刚干，包括甲、丙、戊、庚、壬；双数者为阴，其气柔，为柔干，包括乙、丁、己、辛、癸。每一年的运气特点需要结合实际的气候判断，不能拘泥于定律，本部分想要告诉大家一个道理：虽然从理论上来说阳干所主之年是中运太过，阴干所主之年是中运不及，但实际的运气变化，阳干和阴干所主之年都可能出现相反的情况，特别是在司天之气和在泉之气不能正常升迁的情况下，例如本部分建立了五种疫病发生的模型。疫病多会迁移几年才发作，三年是疫病发生的时限。为什么说"三年化疫"？"三年"多是虚指，不一定是准确的三年。今天说的传染病，甲戊相见、丙庚相见、壬丙相见、戊壬相见都叫"毒旺"。现将五种运气失守的年份在六十甲子中标注出来，如下。

六十甲子中五种运气失守的年份

1甲子	2乙丑	3丙寅	4丁卯	5戊辰
6己巳	7庚午	8辛未	9壬申	10癸酉
11甲戌	12乙亥	13丙子	14丁丑	15戊寅
16己卯	17庚辰	18辛巳	19壬午	20癸未
21甲申	22乙酉	23丙戌	24丁亥	25戊子
26己丑	27庚寅	28辛卯	29壬辰	30癸巳
31甲午	32乙未	33丙申	34丁酉	35戊戌
36己亥	37庚子	38辛丑	39壬寅	40癸丑
41甲辰	42乙巳	43丙午	44丁未	45戊申
46己酉	47庚戌	48辛亥	49壬子	50癸丑
51甲寅	52乙卯	53丙辰	54丁巳	55戊午
56己未	57庚申	58辛酉	59壬戌	60癸亥

律吕，是古代声律的统称，阳者为律，阴者为吕，合为十二律。凡属奇数的六种律称阳律，包括黄钟、太簇、姑洗、蕤宾、夷则、无射；属偶数的六种律称阴律，包括大吕、夹钟、仲吕、林钟、南吕、应钟。"昔先王之作乐也，以振风荡俗，飨神佐贤，必协律吕之和，以节八音之中。"考古发现我国的音乐起源很早，1987年，在河南省发掘的贾湖遗址中，发现了世界上同时期遗存中最完整而丰富的骨笛，长22.7厘米，7孔，磨制精细，保存完好，为竖笛，经测音有七阶高低阶音域。它的发现改写了中国音乐史，在中国乃至世界音乐史上都具有重要的意义。《史记·五帝本纪》提到了音乐的起源，舜"以夔为典乐，教稚子，直而温，宽而栗，刚而毋虐，简而毋傲；诗言意，歌长言，声依永，律和声，八音能谐，毋相夺伦，神人以和"。本篇中多次提到音律相关的词，用以形容运气的和谐与不和谐的状态。

预防五行疫病的方法主要是针刺、导引、情志调节。针刺之法还是根据五行生克，调平致和。"所注"即"井、荥、输、经、合"五输穴的第三种，输穴，如水流由浅入深，故称输，脉气较盛，这种穴多位于腕踝关节附近。预防针刺选穴主要是五输穴和五脏六腑的背俞穴。

五输穴在前文中已经做了简要介绍，此处介绍一下五脏的背俞穴。背俞穴指脏腑之气输注于背部的一些特定穴位。脏腑有病时，其相应的背俞穴往往会出现异常反应，如敏感、压痛等。刺灸这些穴位，就能治疗对应脏腑的病变。当然，背俞穴也可泛指背部的穴位，也有说法认为专指五脏六腑的背部腧穴。《灵枢·背腧》讲了五脏的背俞穴的定位和针刺的注意事项："黄帝问于岐伯曰：愿闻五脏之腧，出于背者。岐伯曰：胸中大腧在杼骨之端，肺腧在三焦之间，心腧在五焦之间，膈腧在七焦之间，肝腧在九焦之间，脾腧在十一焦之间，肾腧在十四焦之间。皆挟脊相去三寸所，则欲得而验之，按其处，应在中而痛解，乃其腧也。灸之则可，刺之则不可。气盛则泻之，虚则补之。以火补者，毋吹其火，须自灭也；以火泻之，疾吹其火，传其艾，须其火灭也。"综合《难经》《黄帝内经》的说法，列出五脏六腑的背俞穴表供参考：

五脏六腑背俞穴表

脏腑	背俞穴	椎数	脏腑	背俞穴	椎数
肺	肺俞	3	胃	胃俞	12
心包	厥阴俞	4	三焦	三焦俞	13
心	心俞	5	肾	肾俞	14
肝	肝俞	9	大肠	大肠俞	16
胆	胆俞	10	小肠	小肠俞	18
脾	脾俞	11	膀胱	膀胱俞	19

针刺之后有什么要注意的呢？这里创造性地提出了针刺后给病人的医嘱，或是饮食节制，或是行动方面有所禁忌，或是情志方面不可过度思虑、不可发怒、保持心情平和等。今天的疾病多与人们自身情志不畅有关，临床上肝郁气滞的情况非常普遍，不分男女老少。就北京来说，工作节奏快，压力大，许多人都处于亚健康状态，需要做好自我情绪疏导。饮食调摄上主要应固护后天之本脾胃，避免大醉、生冷等。人体的先天之本和后天之本是相互促进的，人在脱离母体之后，先天之本的肾主要靠后天之本的脾胃来供养。古代有位医家李杲就特别重视脾胃的作用，有著作《脾胃论》，值得拜读。行动方面需要注意不可房事过度、辛苦远行。

本篇还创造性地提出了"肾久病"的非药物针石疗法——导引，这是《素问》其他篇目（除遗篇外）从未涉及的。精气神是人体之本，人只有固护好自身的精气神才能有好的状态。至于调摄的总则，早在《黄帝内经》的开篇《上古天真论》就明确提出："上古之人，其知道者，法于阴阳，和于术数，食饮有节，起居有常，不妄作劳，故能形与神俱，而尽终其天年，度百岁乃去。"而且《上古天真论》篇末还介绍了上古之人遵循天地之道能达到的养生高度，从高到低依次为真人、至人、圣人、贤人。在道教观念中，真人是对修行深厚的道教徒的尊称。内丹导引是一种重要的道教修行方法，有益于强身养生。相较于金石类外丹，内丹导引是比较适用于大众的。一般来说，静修有一定的讲究，需要安静的环境，例如静室或是幽静的自然环境；一般是向东或向南而坐，取生生不息之义；心神虚静，收敛思绪，不恋一物而万物皆纳于胸；吞咽金精玉液，舌抵上腭，与气一起送至丹田；修行时段一般是清晨，也有子午修行的。

黄帝曰：余闻五疫之至，皆相染易，无问大小，病状相似，不施救疗，如何可得不相移易者？岐伯曰：不相染者，正气存内，邪不可干，避其毒气。天牝从来，复得其往，气出于脑，即不邪干。气出于脑，即室先想心如日。欲将入于疫室，先想青气自肝而出，左行于东，化作林木；次想白气自肺而出，右行于西，化作戈甲；次想赤气自心而出，南行于上，化作焰明；次想黑气自肾而出，北行于下，化作水；次想黄气自脾而出，存于中央，化作土。五气护身之毕，以想头上，如北斗之煌煌，然后可入于疫室。

又一法，于春分之日，日未出而吐之。又一法，于雨水日后，三浴以药泄汗。又一法，小金丹方：辰砂二两，水磨雄黄一两，叶子雌黄一两，紫金半两，同入合中，外固，了地一尺筑地实，不用炉，不须药制，用火二十斤煅之也，七日终。候冷七日取，次日出合子，埋药地中七日，取出顺日研之三日，炼白沙蜜为丸，如梧桐子大。每日望东吸日华气一口，冰水下一丸，和气咽之，服十粒，无疫干也。

黄帝问曰：人虚即神游失守位，使鬼神外干，是致夭亡，何以全真？愿闻刺法。岐伯稽首再拜曰：昭乎哉问！谓神移失守，虽在其体，然不致死，或有邪干，故令夭寿。只如厥阴失守，天以虚，人气肝虚，感天重虚，即魂游于上，邪干，厥大气，身温犹可刺之，刺其足少阳之所过，次刺肝之俞。人病心虚，又遇君相二火司天失守，感而三虚，遇火不及，黑尸鬼犯之，令人暴亡。可刺手少阳之所过，复刺心俞。人脾病，又遇太阴司天失守，感而三虚，又遇土不及，青尸鬼邪犯之于人，令人暴亡，可刺足阳明之所过，复刺脾之俞。人肺病，遇阳明司天失守，感而三虚，又遇金不及，有赤尸鬼干人，令人暴亡，可刺手阳明之所过，复刺肺俞。人肾病，又遇太阳司天失守，感而三虚，又遇水运不及之年，有黄尸鬼干犯人正气，吸人神魂，致暴亡，可刺足太阳之所过，复刺肾俞。

【语译】

黄帝说：我听说五种疫疠之气发病时，人与人容易互相传染，无论大人还是小孩，症状都是相似的。如果不加以治疗，怎样才能让他们不至于互相传染呢？岐伯说：疫气发病时候，不受其感染的人，是因为身体内正气充实，邪气不能侵入，需要规避运气异常所致的毒烈气。邪气从鼻孔入，又从鼻孔出。正气出于脑，那么邪气就不能干犯。所谓正气出于脑，就是说在屋室里首先要集中神思，想象自心如太阳一样光明。进入有疫气的病室之前，首先想象青气从肝脏发出，向左运行于东方，化成繁茂的树林，来诱导肝气壮实。其次想象白气从肺脏发出，向右运行于西方，化成金戈金甲，来诱导肺气壮实。其次想象赤气从心脏发出，向南运行于上方，化成火焰光明，来诱导心气壮实。其次想象黑气从肾脏发出，向北运行于下方，化成寒冷的水，以诱导肾气壮实。其次想象有黄气从脾脏发出，留存在中央，化成黄土，以诱导脾气壮实。有这五脏之气护身之后，还要想象头上有北斗七星光辉闪耀，这样神思一番之后，才可以进入有疫气的病室。

还有一种方法，就是在春分那天太阳没有出来的时候吐息，使得阳气振奋。还有一种方法，就是在雨水那天之后多次用药水沐浴来开泄汗液。还有一种方法是服用小金丹方：朱砂二两，水磨雄黄一两，叶子雌黄一两，紫金半两；把它们一同放入盒子，外面封严；在地上挖一个一尺深的坑放入药盒，夯实，不需要用火炉来炼，也不需要其他药物，用火炭二十斤煅烧它，七天之后结束。等它冷却，七天之后取出，过一天打开盒子，将药埋藏在地里七天，取出之后顺势研磨三天，炼白沙蜜来将药和成蜜丸，做成像梧桐子那样的大小。每天清晨日出之际，望向东方，吸一口太阳精华之气，再用冷水送服一颗丸药，和着吸入的精气一起咽下，服用十粒之后，疫气就无法侵犯人体了。

黄帝问道：人体虚弱，就会元神游离而失去常位，让邪气从外侵入，从而导致早死、横死，怎样才能保全真气呢？我想听一听这类疾病的针刺方法。岐伯低头拜了两拜回答说：你提的这个问题很高明啊！所谓元神游移而失其常位，只要元神还在人的身体里，就不会导致死亡，如果再有邪气侵犯，便会造成减寿而死亡。例如司天之气厥阴风木没有迁守正位，就会造成运气亏虚而演化成邪气。如果人体的肝气素来亏虚，又感受到运气失常所致虚邪，这就叫重虚，神魂便会游离于上，不归神窍。邪气侵犯人体造成大气厥逆时，如果身体是温暖的，就还可以针刺治疗，首先针刺足少阳胆经的原穴丘墟穴，然后针刺背部肝脏的俞穴肝俞穴。如果人体素来心气虚弱，又遇到少阴君火、少阳相火之气不得迁守正位，又感受外界邪气，这就叫三虚。这样一来，遇到火运不及的年份，水疫之邪就会侵入，使人突然死亡，可以先针刺手少阳三焦经的原穴阳池穴，再刺背部心脏的俞穴心俞穴。如果人体素来脾气虚弱，又遇到司天之气太阴湿土不得迁守正位，还感受了外来邪气，这就叫三虚。这样一来，遇到土运不及的年份，木疫之邪就会侵犯人体，使人突然死亡，可以先针刺足阳明胃经的原穴冲阳穴，再针刺背部脾脏的俞穴脾俞穴。如果人体素来肺气虚弱，又遇到司天之气阳明燥金不得迁守正位，还感受了外来邪气，这就叫三虚。这样一来，遇到金运不及的年份，火疫之邪就会侵犯人体，使人突然死亡，可以先针刺手阳明大肠经的原穴合谷穴，再刺背部肺脏的俞穴肺俞穴。如果人体素来肾气虚弱，又遇到司天之气太阳寒水不能迁守正位，还感受了外来邪气，这就叫三虚。这样一来，遇到水运不及的年份，土疫之邪就会侵犯人体，伤及正气，吸取人的神魂，导致人突然死亡，可以先针刺足太阳膀胱经的原穴京骨穴，再针刺背部肾脏的俞穴肾俞穴。

【解读】

疫病，指感受疫疠之邪气而引起的、具有传染性并能流行的一类疾病，属于外感病的范畴。中医学认为，瘟疫的病因是疫毒，与"非时暴寒""非节之气"密切相关，多是人体受到"时行乖戾之气"也就是不正常的邪气侵袭所致。古代典籍中有许多关于疫病的记载，较早的例如《诗·小雅·节南山》中："天方荐瘥，丧乱弘多。"汉代郑玄笺曰："天气方今，又重以疫病，长幼相乱而死丧甚大多也。"二十四正史中，不止有大量人疫记载，还有动物疫情记载。在古代，疫病是一种非常危险的疾病，因其发病骤急而易传染，动则造成数以万计的人死亡，也很容易造成社会的动荡。医圣张仲景的家族可能就因为感染了寒疫，死伤十之有七。中世纪横扫欧洲的黑死病就是一种极其凶险的疫病。当今时代疫病的代表是 2003 年的"非典"，抗击"非典"的过程中，中医药也曾大放异彩。

"不相染者，正气存内，邪不可干，避其毒气"是中医名言"正气存内，邪不可干"的完整版。"干"的意思是侵入、侵犯、损坏，所谓正气，就是对各种致病因素的抵抗力以及人自身的调节能力和适应能力，所谓邪气，指的是各种致病因素，例如风、火、暑、湿、燥、寒这外感六邪，还有细菌病毒等。一方面要注意巩固正气、提高抵抗力，另一方面也要注意阻断致病因素，双管齐下。只要身体正气强盛，外邪就不容易侵犯人体导致疾病。

为什么说"气出于脑"呢？这里的"气"是指神气、正气。脑为元神之府，五脏六腑之精气，皆上注于头，而成七窍之用，故为精明之府。《黄帝内经》说："人始生，先成精，精成而脑髓生。"道教将脑称为"泥丸"，《黄庭内景经》说："泥丸百节皆有神，脑神精根字泥丸。"而头部的百会穴与脑联系密切，是沟通天地的渠道，是神寄居的处所。

"天牝"，人体部位名，鼻之别名，本篇出现的"天牝"代指自然界的天气。"牝"，雌性的鸟或兽，与"牡"相对，早在《周易》坤卦的卦辞中就有相关记载："元亨，利牝马之贞。君子有攸往，先迷后得主，利。"另有"玄牝"一词，或称"元牝"，是道教关于内丹的术语。至于"玄牝"具体所指，众说纷纭，有天与地、鼻与口、上与下、父精与母血和肾、元神、黄庭中丹田、心之左右二窍等观点。"元牝"的源头是《道德经》："谷神不死，是谓玄牝。玄牝之门，是谓天地根。绵绵若存，用之不勤。"这句话在后世演化为修炼的指导思想。《道书十二种·象言破疑》："元为阳，为刚，为动；牝为阴，为柔，为静。元牝之门乃阴阳之窍，刚柔之门，动静之关，无方无所，无形无象，仿佛曲肖。虚悬一窍，在五行不到之处，四大不着之境。至无而含至有，至虚而含至实。乃阴阳相合之中一窍。"中医的"元牝"指的大概是命门，清代名医赵献可对"命门"有非常深入的研究，著有《医说》，值得一观。

众所周知，疫病非常危险，感染的人可能会有生命危险。对于医者来说，即使危险也不能见死不救，在进入有疫病的屋室之前，需要先进行个人防护，防止没有意义的牺牲。本篇介绍了疫病的四种不同的防治手段：祝由、吐息、沐浴、小金丹方（结合食气）。第一种方法是祝由，人需要心无所惧，这是一种富有道教色彩的方法，想象身体五脏的五行之气旺盛，化为五方护卫神，上有北斗七星神护持。祝由术在我国由来已久，可以远溯至上古时代。《古今医统大全》记载："上古神医，以菅为席，以刍为狗。人有疾求医，但北面而咒，十言即愈。古祝由科，此其由也。"《素问》除本篇外，《移精变气论》也记载了以祝由治病的方法："黄帝问曰：余闻古之治病，惟其移精变气，可祝由而已。"吐息，即吞吐呼吸炼气的办法。沐浴防疫一般选择特殊节气，例如雨水。本篇中没说明沐浴的药物、药方，但根据沐浴的目的来看，可能会用到一些杀虫、解毒、开窍醒神的药物。《正统道藏》中记载了不少祛除邪气的沐浴药方，多采用芳香类药材，例如白芷、青木香、薰陆香、艾草、菖蒲、桃木、桃叶等，民间多以芳香药材装入小袋，随身佩带或悬挂于居室，以预防瘟疫。

重点介绍一下第四种方法：服小金丹方。本篇所载小金丹方是《黄帝内经》中唯一出现的丹方。小金丹方由辰砂二两、水磨雄黄一两、叶子雌黄一两、紫金半两等药物组成，辅料白蜜。服用时需要每日清晨望东吸日华之气，也就是取生生不息之义。辰砂、雄黄、雌黄是中医比较常用的药材。辰砂又称朱砂、丹砂、赤丹、汞沙，是矿物硫化汞（HgS），含汞 86.2%，是炼汞最主要的矿物原料。中国是世界上出产辰砂最多的国家之一，道地产地是贵州东部和湖南西部，古人多用辰砂提炼水银。炼丹家对辰砂如痴如狂，给辰砂赋予了某种神性。作为中药材的辰砂，性微寒，味甘，有毒，归心经，是一味重镇安神药，具有清心镇惊、安神解毒的功效。但用药剂量不可过大，一般为 0.1 至 0.5 克，多入丸、散，不宜入煎剂，外用应适量，可用于治疗心悸易惊、失眠多梦、癫痫发狂、小儿惊风、视物昏花、口疮、喉痹、疮疡肿毒等疾病。雄黄，别名石黄、雄精、黄食石、黄金石、鸡冠石、黄石、天阳石，性温，味辛，有毒，归肝经、大肠经。雌黄，又名黄安，《石药尔雅》言其味辛、苦，温，有毒，具有去燥湿、杀虫、解毒的功能，能治疗疥癣、恶疮、蛇虫蜇伤、癫痫、寒痰咳喘、虫积腹痛等疾病。《本经》云，"味辛，平""主恶疮头秃痂疥，杀毒虫虱、身痒、邪气诸毒"。虽然辰砂、雄黄、雌黄有一定毒性，但有些疾病非用它们治疗不可。紫金在中医临床运用极少，倒是有一些方剂名带有"紫金"二字，例如紫金丹。

本段涉及一个重要的道教概念——尸鬼。这里的"尸鬼"分黑、青、赤、黄四种，分别对应四行。按照本篇所说，不同颜色的尸鬼因不同司天之气失守而产生，仅厥阴风木司天失守时没说会有尸鬼出现，按照五行相克原理，那时产生的应该是白尸鬼。前文考证时提到过，"尸鬼"或谓"三尸""飞尸""飞尸鬼""鬼疰"等，是一种将疾病鬼神化、人格化的概念。东晋葛洪所著《肘后备急方》中曾提到一个药方"飞尸走马汤"，并有不少相关记载。泛指鬼神致病的"尸鬼"这一概念在唐宋频繁出现，但关于"尸鬼"的针灸疗法，仅在唐代孙思邈《千金药方》中出现过，不仅具有道教色彩，也可能是现有《素问》遗篇中针刺治疗尸鬼类疾病的参考。

"全真"即保全生命。如何在"人虚"的情况下"全真"呢？本篇也讨论了用针刺"全真"的方法。针刺主要选择原穴和五脏的背俞穴。"所过"即原穴。"原"为本原、元气之意，指十二经脉在腕、踝关节附近各有一个重要腧穴，是脏腑元气经过或留止的部位。《灵枢·九针十二原》中详细论述了原穴。《难经·六十六难》中阐述了原穴的意义和作用，"脐下肾间动气者，人之生命也，十二经之根本也，故名曰原""五脏六腑之有病者，皆取其原也"。张景岳《类经图翼》将其解释为"阴经之输并于原"。阴经的原穴即本经五输穴的输穴，阳经于输穴之外另有原穴。为了方便记忆，可以背诵《十二原穴歌》，一般情况下原穴和络穴可一起记忆，可参考《十五原络穴歌》。

黄帝问曰：十二脏之相使，神失位，使神彩之不圆，恐邪干犯，治之可刺，愿闻其要。岐伯稽首再拜曰：悉乎哉！问至理，道真宗，此非圣帝，焉究斯源？是谓气神合道，契符上天。

心者，君主之官，神明出焉，可刺手少阴之源。肺者，相傅之官，治节出焉，可刺手太阴之源。肝者，将军之官，谋虑出焉，可刺足厥阴之源。胆者，中正之官，决断出焉，可刺足少阳之源。膻中者，臣使之官，喜乐出焉，可刺心包络所流。脾为谏议之官，知周出焉，可刺脾之源。胃为仓廪之官，五味出焉，可刺胃之源。大肠者，传道之官，变化出焉，可刺大肠之源。小肠者，受盛之官，化物出焉，可刺小肠之源。肾者，作强之官，伎巧出焉，刺其肾之源。三焦者，决渎之官，水道出焉，刺三焦之源。膀胱者，州都之官，精液藏焉，气化则能出矣，刺膀胱之源。凡此十二官者，不得相失也。

是故刺法有全神养真之旨，亦法有修真之道，非治疾也，故要修养和神也。道贵常存，补神固根，精气不散，神守不分。然即神守而虽不去，亦能全真，人神不守，非达至真。至真之要，在乎天玄，神守天息，复入本元，命曰归宗。

【语译】

黄帝问道：人体内十二脏腑的功能相通关联，相互为用，如果脏腑的神气失守其本位，就会让神气色泽不能充实润泽，恐怕邪气就会伺机侵犯，可以用针刺的办法来治疗，我想听一听这些针刺治法的要点。岐伯叩首拜了两拜、回答说：

你问得真详尽啊！问到这些高深的道理、真正的宗旨，如果不是圣明的帝王，怎么能探究这些根源呢？这就叫真气和神志合乎正道，与天地之道契合。

心就好比是一国的君主，主宰人的神明就是从这里产生的，如果它有疾病，可以针刺手少阴心经的原穴神门穴。肺就好比是一国的相国，治理与调节的功能就是从这里产生的，如果它有疾病，可以针刺手太阴肺经的原穴太渊穴。肝就好比是一国的将军，深谋远虑就是从这里产生的，如果它有疾病，可以针刺足厥阴肝经的原穴太冲穴。胆就好比是一国的中正官员，是非判断就是从这里产生的，如果它有疾病，可以针刺足少阳胆经的原穴丘墟穴。膻中就好比是一国的臣使，欢喜快乐就是从这里产生的，如果它有疾病，可以针刺手厥阴心包经的荥穴劳宫穴。脾就好比是一国的谏议官员，周密的智慧就是从这里产生的，如果它有疾病，可以针刺足太阴脾经的原穴太白穴。胃就好比是一国主管仓库的官员，饮食五味精华就是从这里产生的，如果它有疾病，可以针刺足阳明胃经的原穴冲阳穴。大肠就好比是传导的官员，传导和变化糟粕就是在这里进行的，如果它有疾病，可以针刺手阳明大肠经的原穴合谷穴。小肠就好比是受盛的官员，精微的化生就是在这里进行的，如果它有疾病，可以针刺手太阳小肠经的原穴腕骨穴。肾就像作强的官员，技艺和巧慧就是从这里产生的，如果它有疾病，可以针刺足少阴肾经的原穴太溪穴。三焦就像管理水道流通的官员，水液隧道就是由它疏通调节的，如果它有疾病，可以针刺手少阳三焦经的原穴阳池穴。膀胱就像州郡官员，精液的储藏和升发就在这里进行，如果它有疾病，需要经过气化才能排出，可以针刺膀胱足太阳膀胱经的原穴京骨穴。以上这十二脏腑的功能不能失调。

所以需要修养和调和神气。针刺既能保全精神、调养真元，也能修养真气，并不单纯是为了治疗疾病。调养神气之道，贵在持之以恒，补养神气，巩固根本，就能使精气不散失，元神内守而不会离分。只要精神内守而不失，就可以保全真气。如果人的精神不能内守，就不能达到至真之道。至真的要领，在于肾精饱满。必须精神持守吐纳，把它炼化返归成先天之气，这就叫作归宗。

【解读】

中医认为心为五脏六腑之大主，《素问·灵兰秘典论》就清楚地说明了心的重要性："凡此十二官者，不得相失也。故主明则下安，以此养生则寿，殁世不殆，以为天下则大昌。主不明则十二官危，使道闭塞而不通，形乃大伤，以此养生则殃，以为天下者，其宗大危，戒之戒之！"虽然心是君主，但是其余脏腑也并非无足轻重，它们各有特殊功能，相辅相成，五脏六腑只有做到君臣协调、各司其职，才能使人体这个国家安宁健康。这种协同关系也适用于国家的治理，各部门、各职业虽有门类的不同和功能的差异，但没有高低贵贱之分。

中医认为，人体首先是一个整体，然后可分为相联系的各个部分，各部分之间有着多种联系，而在西医看来，人体可以解构还原成最小的细胞单位，然后如机械般构成了人。中西医思维的差异来自中西哲学的不同，中医以"整体论"为指导，西医奉"原子论"为圭臬。对于今天的医学来说，由于发展尚有限，人体的奥秘尚未被全部揭露，但可以肯定的是，人体构成不是简单的"1+1=2"，将人作为整体来认识其生理和病理，是一个比较重要的角度。

精、气、神是人之三宝。精，泛指有形状态的精微物质；气，泛指无形状态的精微物质；神，泛指精气之活力。较早的记载可见于《周易·系辞传上》："精气为物，游魂为变，是故知鬼神之情状。"《寿亲养老新书》中说："人由气生，气由神往，养气全神，可得其道。"精、气、神三者之间是相互滋生、相互助长的，关系很密切。中医学认为，人的生命起源是"精"，维持生命的动力是"气"，而生命的体现就是"神"的活动。《素问·金匮真言论》说："夫精者，身之本也。"精一般呈液态，贮藏于脏腑之中，正如《灵枢·本神》所说："是故五脏者，主藏精。"精气神三者中，神最能体现一个人的状态，因此在养生时需要特别注重守神。《素问·移精变气论》指出："得神者昌，失神者亡。"对于医者来说，在针刺的时候更要注重守神，《素问·针解》提出："必正其神者，欲瞻病人目，制其神，令气易行也。"《灵枢·九针十二原》说："粗守形，上守神。神乎神，客在门。"

"修真"，本篇指修炼真气，也可指道教的学道修行。修真之名由来已久，俗曰修道，可分为动以化精、炼精化炁、炼炁化神、炼神还虚、还虚合道、位证真仙等不同阶段。《道德经》云："道生一，一生二，二生三，三生万物。"丹道即三返二、二返一、一合于道，《周易参同契》为丹经之祖。在隋唐以后，内丹修行慢慢受到重视。到元明时出现了一个非常有名的修真派别，叫全真教。开宗祖师王嚞，道号重阳子。还有一个有名的人物是丘处机，他以74岁高龄，自山东昆嵛山西游35000里，在中亚遇"一代天骄"成吉思汗，成就了"一言止杀"的佳话。

"天玄"，即天元，天道运行之理。《史记·历书》："王者易姓受命，必慎始初，改正朔，易服色，推本天元，顺承厥意。""天息"指修炼呼吸之法。"本元"指元气，是先天之本，即人的精神、生命力。唐代吕岩诗云："万物皆生土，如人得本元。""归宗"，即复归，指归于太极、修行有成的状态。《道德经》云："常德不离，复归于婴儿。"修真就是一个复归于婴儿的无限生机的过程。本篇最后强调，养生是一项终生的事业，"路漫漫其修远兮，吾将上下而求索"，与君共勉。

　　本篇将人体的五脏六腑比作一个国家的各种官职，体现了一种身国同构的观点。身国同构是身国同治的前提。身与国二者的联系可追溯至先秦，《道德经》说，"故贵以身为天下，若可寄天下；爱以身为天下，若可托天下"。这句话是道家论述身国关系的先声。陈鼓应先生注释说："以贵身的态度去为天下，才可以把天下寄付给他；以爱身的态度去为天下，才可以把天下托交给他。"到了西汉，"身国同治"有了发展，有第一次国家实验——汉初的"休养生息"政策，有了黄老之学。西汉董仲舒在《春秋繁露》中深入探讨了身与国的关系，《抱朴子·内篇·地真》也明确指出："一人之身，一国之象也。"在今天，"身国同治"的指导意义在于提倡保持人与社会的和谐、人与自然的和谐，继承和发扬《道德经》的观点，爱天下如爱自己。

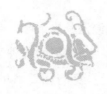

本病论篇第七十三

本，意为根本、根源、核心，本病论，就是探讨疾病的根本与核心问题。本篇内容仍然围绕五运六气展开，依据运气学说，探讨疫病流行的根源。

黄帝问曰：天元九窒，余已知之，愿闻气交，何名失守？岐伯曰：谓其上下升降，迁正退位，各有经论，上下各有不前，故名失守也。是故气交失易位，气交乃变，变易非常，即四时失序，万化不安，变民病也。

【语译】

黄帝说：天元之气因为气机壅滞不畅而出现抑制的情况，我已经知道了，请你讲讲气机相交发生变化的情况，什么情况才叫失守呢？岐伯说：所有包括司天之气和在泉之气分别运行到三之气和终之气（迁正），顺利运行到二之气和五之气（退位）以及左右间气升降的问题，各有经文论述，其运行规律是固定不变的。司天之气和在泉之气不能够正常发生迁正和退位这种变化，通常就叫失守。当司天之气和在泉之气这种更替变换不能够正常进行的时候，自然界的气机交互往往就会发生异常，四季的气候、节令的秩序也会不正常，万物当然也不能正常生化，人们也会出现相应的疾病。

【解读】

本部分主要讲了气交发生的基本概念以及变化所遵循的基本规律。按照明代医家张景岳的描述，《天元玉册》中记载，六气常常有三气在天、三气在地，每一气升天成为左间气，一气入地成为右间气，一气迁正作司天，一气迁正作在泉，一气退位作天之右间气，一气退位作地之右间气。气交有序，要有合适的位置、适当的时机。天地气交而有序，如果不正不迁，天地之气不交，就容易发生疾病。本部分很好地解释了左右间气、迁正、退位等具体概念。司天之气、在泉之气、左间气以及右间气，分别是对六气处于不同位置的解释和说明。那么，什么叫迁正呢？就是指前一年的左间气（即四之气），在新的一年能有规律地运行到司天之气的正位（即三之气）。前一年在泉的初之气（左间气），在新的一年能有规律地运行到在泉的终之气，也是迁正。退位就是指前一年的三之气、终之气能有规律地运行到二之气和五之气。

帝曰：升降不前，愿闻其故，气交有变，何以明知？岐伯曰：昭乎哉问！明乎道矣。气交有变，是为天地机，但欲降而不得降者，地窒刑之。又有五运太过，而先天而至者，即交不前。但欲升而不得其升，中运抑之，但欲降而不得其降，中运抑之。于是有升之不前，降之不下者，有降之不下，升而至天者，有升降俱不前。作如此之分别，即气交之变，变之有异，常各各不同，灾有微甚者也。

【语译】

黄帝说：关于一年之中的气机不能正常地上升和下降这个问题，想听你讲讲其中的道理，天地上下的气机交互变化的原理，如何才能弄明白呢？岐伯说：这问题提得很高明！这当中的规律必须弄清楚。气机交互变化之所以会发生，是天地的运行规律所决定的，在天之气想要下降而不能下降，从而发生变化，主要是在地的五之气相互抑制、同时克制所引起的。如果又遇上五运之气过于强烈并且提早到来，天地之间的这种气机交互就不能正常进行，一年的主气要下降而不能降，要上升而不得升，都是中运之气的阻隔和抑制所导致的。这样就会有不能上升的气运，有不能下降的气运，有因为不能下降反而上升的气运，也有既不能上升也不能下降的气运。做了这样的区分，就能够说明气机交互异常所引起的变化了。异常的变化往往自身也会有差别，这就导致，给天地自然万物所造成的灾难，会有轻微和严重之分。

【解读】

这部分主要讲述了气交变化异常的原因。升降出入是天地之气的主要运行规律，升降是天地的机栝，不可不察。简单地说，天气下降，如果地气太胜，则不能下降；如果地气上升，天气太胜，也不能上升。如果五阳年中运之气太过，也能抑制升降之气的交互。那么，什么是中运呢？中运通常是十天干所统摄的运气的简称，天气浮在上，地气沉在下，运则居于天地之间，统领和主司一年之气，所以叫中运。比如，甲年土运太过旺盛，就会抑制水气的升降。再比如，丙年水运太过旺盛，就会抑制火气的升降。其余的也可依此类推。所以说，在天气窒塞在天上、地气窒塞在下、中运窒塞在中间的时候，就容易发生气交的异常。

帝曰：愿闻气交遇会胜抑之由，变成民病，轻重何如？岐伯曰：胜相会，抑伏使然。

是故辰戌之岁，木气升之，主逢天柱，胜而不前。又遇庚戌，金运先天，中运胜之，忽然不前。木运升天，金乃抑之，升而不前，即清生风少，肃杀于春，露霜复降，草木乃萎。民病温疫早发，咽嗌乃干，两胁满，肢节皆痛；久而化郁，即大风摧拉，折陨鸣紊。民病卒中偏痹，手足不仁。

【语译】

黄帝说：请你讲讲天地之气相遇、交会、相胜或抑制的原因，以及演变成疫病的轻重程度是怎样的。岐伯说：气机发生交互，如果相胜之气到来，就要抑制和潜伏了。

所以，在辰戌年，太阳寒水司天，太阴湿土在泉，那么厥阴风木就要从上一年在泉的右间气，升为今年司天的左间气，如果遇到天柱金气过于亢盛，木气就不能够上升为司天的左间气。如果又遇到庚戌年，金运之气提前到来，中运的金气过于亢盛，那么厥阴风木之气也不能上升为司天的左间气。木气想要上升为司天的左间气，但是因为金气亢盛而受到抑制，上升不能够完成，就会出现清凉的气候，刮风也会减少，肃降敛杀的秋天之气盛行在春天，露和霜再次降下，于是导致草木枯萎。人们容易早发瘟疫，并出现咽喉干燥、两胁胀满、肢节皆痛等症状。木气不能上升，时间长了就会成为郁滞之气，郁滞时间过长就要爆发出来，这时就容易出现大风摧拉折损、鸣声紊乱。人们容易出现卒中、半身麻痹、手足麻木不仁等症状。

【解读】

这部分首先讲述了天地之气升降时遇到的异常。首先讲的是相胜之气相遇的情况，突出了两点：相胜，即亢奋之气；抑制，即抑郁之气。其次，说明了在辰戌年，厥阴风木之气上升的时候，遇到金气过盛，就容易出现异常情况，特别详细地说明了庚戌年，上升的气机正常，但因为此年是金运之年，金气过于亢盛，所以金克木。金气旺盛的时候，例如春天，是金气所主的时令，金克木，则肺金之气盛，克伐肝木之气，所以会出现咽喉干燥、胁痛等阳明燥金的燥气和肝木受克的病症。如果风木之气过度抑郁而爆发，会出现风气过盛的病症，如中风、身麻、手足麻等。总的来说，这些变化仍然离不开六气的本气特征和五行生克、相胜相侮的关系。

是故巳亥之岁，君火升天，主窒天蓬，胜之不前。又厥阴未迁正，则少阴未得升天，水运以至其中者，君火欲升，而中水运抑之，升之不前，即清寒复作，冷生旦暮。民病伏阳，而内生烦热，心神惊悸，寒热间作；日久成郁，即暴热乃至，赤风肿翳，化疫，温疠暖作，赤气彰而化火疫，皆烦而躁渴，渴甚，治之以泄之可止。

【语译】

所以在巳亥年，厥阴风木司天，少阳相火在泉。少阴君火要从上一年在泉的右间气，上升成为今年司天的左间气，如果遇到水气过于亢盛，那么君火就不能完成上升的过程，因为水运在中间起到了阻隔和抑制的作用。少阴君火想要上升到司天的左间气，却受到水运的阻抑而不能顺利升迁，清凉寒冷的气候就会再度来临，特别是早晚出现冷气流。百姓容易得阳气伏郁在内的疾病，出现烦热、心神惊悸、寒热反复的病症。少阴君火不能够上升，时间长了就会成为郁滞之气，郁极而暴热发作，火热之气积聚而不散，容易覆盖在万物的上面，异化成为瘟疫之气，温暖之时就会发作。如果火气暴发成为火热时疫，则会导致内心烦躁以及口渴等病症，口渴严重的时候，要通过治疗泄去病的火热之气，这样疫病就可以痊愈了。

【解读】

这部分主要讲述了巳亥年运气异常会出现的气候和病症。少阴君火要上升，但因为水运的阻隔，水克火，未能成功，所以会出现寒水太盛的天气和病症。火郁发作，出现热疫。

是故子午之岁，太阴升天，主窒天冲，胜之不前。又或遇壬子，木运先天而至者，中木运抑之也。升天不前，即风埃四起，时举埃昏，雨湿不化。民病风厥涎潮，偏痹不随，胀满。久而伏郁，即黄埃化疫也。民病夭亡，脸肢腑黄疸满闭，湿令弗布，雨化乃微。

【语译】

所以在子午年，少阴君火司天，阳明燥金在泉，太阴湿土之气要从上一年在泉的右间气，上升为今年司天的左间气，如果遇到五行属木的天冲星木气过于亢盛，那么太阴湿土就不能完成上升的过程。又或是遇到壬子年，木运之气提前到来，中运的木气亢盛，抑制土气，使之不能上升，则容易出现风卷着尘埃四处翻飞，尘埃时常遮蔽天空，使之昏暗不光明，雨湿气候不能到来。百姓容易得风厥、涎液上涌，身体单侧麻痹而不能随意移动，腹部胀满等。如果湿土之气不能上升，时间长了就会成为郁滞之气，达到极限就会爆发出来，土气尘埃容易转化成为疫病。百姓容易猝死，容易出现面部、四肢以及六腑胀满、闭塞的情况，严重的可出现黄疸等病症。湿气候不能布化，所以雨水也会少。

【解读】

本部分主要讲述了子午年运气异常会出现的气候和疾病。子午之年，木气过盛，木克土，所以木气上升的过程会受到抑制，特别是壬子年。湿土受到亢盛木气的抑制，出现肝木之气旺盛、肝木克伐脾土的病症，简而言之，百姓容易得肝强脾弱的疾病。脾土之气郁滞到极限爆发出来，就会出现脾胃湿热之气旺盛的疾病，如腹部胀满、黄疸、大小便闭塞，等等。

是故丑未之年，少阳升天，主窒天蓬，胜之不前。又或遇太阴未迁正者，即少阳未升天也，水运以至者。升天不前，即寒雾反布，凛冽如冬，水复涸，冰再结，暄暖乍作，冷复布之，寒暄不时。民病伏阳在内，烦热生中，心神惊骇，寒热间争。以久成郁，即暴热乃生，赤风气肿翳，化成郁疠，乃化作伏热内烦，痹而生厥，甚则血溢。

【语译】

所以在丑未年，太阴湿土司天，太阳寒水在泉。少阳相火要从上一年在泉的右间气升为本年司天的左间气，如果遇到五行属水的天蓬星水气过盛，那么少阳相火就不能完成上升的过程。如果又遇到太阴司天之气，也不能到达正确位置，那么少阳相火也就不能上升为司天的左间气，这是水运从中阻隔导致的。这样，寒冷的雾露降临，气候凛冽得像冬季一样，河水干涸或水面又会结冰，偶尔会突然出现温暖的天气，但是接着又会出现寒冷之气的反复，天气容易忽冷忽热，这种情况时发时止，没有规律。百姓容易得阳热之气郁结在内的病症，如心中烦热、心神容易受到惊吓、寒热交加等。如果相火之气不能正常发散，时间长了就成为郁滞之气，郁滞至极就会爆发，容易出现暴热的天气，风火之气聚积并且覆盖在万物之上，容易转化为疫气，百姓容易出现热郁而心内烦闷不适、肢体麻痹、四肢逆冷，严重的时候会出血。

【解读】

本部分主要讲述了丑未年运气异常会出现的气候和疾病。丑未年因为水气过盛，水克火，少阳相火受水气阻隔不能正常上升。寒水之气过甚，百姓容易出现寒凉以及阳气被郁滞的疾病，如果少阳相火爆发出来，会表现为热证和相应的疫病。

是故寅申之年，阳明升天，主窒天英，胜之不前。又或遇戊申戊寅，火运先天而至；金欲升天，火运抑之，升之不前，即时雨不降，西风数举，咸卤燥生。民病上热，喘嗽血溢。久而化郁，即白埃翳雾，清生杀气，民病胁满悲伤，寒鼽嚏嗌干，手拆皮肤燥。

【语译】

所以在寅申年，少阳相火司天，厥阴风木在泉，阳明燥金要从上一年在泉的右间气，升为本年司天的左间气，如果遇到五行属火的天英星火气过盛，金气就不能完成上升的过程。如果又遇到戊申、戊寅年，那么中运之火提前到来，金气要上升成为司天的左间气，中运的火气就会从中阻隔，导致金气不能正常上升，于是应该在这个时令出现的雨水不能降下来，西风频繁地吹，土地容易干燥，大地渗出咸卤。百姓容易得上部的热证如气喘、咳嗽、出血等。如果燥气不能够上升，时间长了就成为郁滞之气，郁滞达到极点就会爆发出来，容易出现白色埃雾笼罩天空，清冷而肃杀的气候到来，百姓容易出现胁下胀满，容易悲伤，感受风寒而鼻塞、打喷嚏，咽喉干燥，手部干裂，皮肤干燥等。

【解读】

本部分主要讲述了寅申年运气异常会出现的气候和疾病。寅申年，火运为一年的主运，火克金，金气无法顺利完成上升过程。火热旺盛就会出现身体上部火热的病症，以及火胜则肺金受伤的病症。金气郁结而最终爆发出来的时候，会出现肺金蕴盛、肺金克伐肝木的病症。

是故卯酉之年，太阳升天，主室天芮，胜之不前。又遇阳明未迁正者，即太阳未升天也。土运以至，水欲升天，土运抑之，升之不前，即湿而热蒸，寒生两间。民病注下，食不及化。久而成郁，冷来客热，冰雹卒至。民病厥逆而哕，热生于内，气痹于外，足胫酸疼，反生心悸懊热，暴烦而复厥。

【语译】

所以在卯酉年，阳明燥金司天，少阴君火在泉，太阳寒水要从上一年在泉的右间气升为本年司天的左间气，如果遇到五行属土的天芮星土气过盛，那么太阳寒水就不能顺利上升。如果又遇到阳明燥金司天，太阳寒水就不能上升为司天的左间气。中运的土运按时到来，寒水之气的上升受到土运的阻隔，不能完成上升的过程，容易出现湿热交互的气候，寒气容易出现在天地间。百姓容易得严重的泄泻、饮食不易消化等病症。如果寒水之气不能够上升，时间长了就成为郁滞之气，郁滞到了极点就会爆发出来，寒凉气候战胜了热气，会突然落下冰雹。百姓容易四肢抽搐逆冷，热病生于内，阳气痹于外，患上足胫酸疼，反而会出现心悸烦热、暴烦而又厥逆等病症。

【解读】

本部分主要讲述了卯酉年的运气异常变化以及疾病，这样的年份土运主运，土克水，那么寒水之气不能顺利上升，百姓容易得上湿下寒的病。待到水郁爆发时，百姓容易患上寒气外束、热邪内蕴的病症。

黄帝曰：升之不前，余已尽知其旨。愿闻降之不下，可得明乎？岐伯曰：悉乎哉问也！是谓天地微旨，可以尽陈斯道，所谓升已必降也。至天三年，次岁必降，降而入地，始为左间也。如此升降往来，命之六纪者矣。是故丑未之岁，厥阴降地，主窒地晶，胜而不前。又或遇少阴未退位，即厥阴未降下，金运以至中，金运承之，降之未下，抑之变郁，木欲降下，金承之，降而不下，苍埃远见，白气承之，风举埃昏，清燥行杀，霜露复下，肃杀布令。久而不降，抑之化郁，即作风燥相伏，暄而反清，草木萌动，杀霜乃下，蛰虫未见，惧清伤脏。

【语译】

黄帝说：六气不能完成上升的过程，我已经清楚了。想请你讲讲六气不能完成下降的过程，可以为我讲明白吗？岐伯说：你问得很全面啊！这讲的是天气与地之气变化的精妙道理，我能够全面地讲述它。六气上升到司天位置之后，必然会下降。六气中的每一气在天三年，到了第四年就要下降入地，从成为左间气开始，又会在地三年。这样升降往来的过程总共需要六年的时间，所以就叫六纪。所以，丑未年的时候，太阴湿土司天，太阳寒水在泉，厥阴风木之气从上年司天的右间气，下降成为本年在泉的左间气，如果遇到地晶金气过盛，厥阴风木之气下降的过程就不能顺利完成。如果又遇到少阴君火司天，不退其司天之位，那么厥阴风木之气就不能下降为在泉的左间气，而居中的金运按时到来。金运位于司天之气之下，承其气，这样就会导致厥阴风木之气不能完成下降的过程，就会出现青色的尘埃，并且白气在下，大风不定时地吹，尘埃漫天，天空昏暗，出现清爽肃杀的气候，又会降下霜露，肃降敛杀的气候主导时令。如果厥阴风木之气长时间不能下降，成为郁滞之气，风气与燥气就会潜伏下来，气候转暖之后，反而容易出现清冷的天气，草木开始萌芽生长，严寒和霜冻又会突然到来，蛰虫不能出现，百姓也怕这种清凉之气伤害脏气。

本病论篇第七十三

这部分主要讲述了六纪的含义以及六气不能下降的原因。首先，什么是六纪？要从六气的升降循环过程说起。《类经》："每气在天各三年，凡左间一年，司天一年，右间一年，三年周尽。至次岁乃降而入地，为在泉之左间，亦周三年而复升于天也。"也就是说，六气之一在天三年，在地三年，要完成这一轮的循环共需要六年时间，这就叫六纪。纪在这里当作年来讲，正好是循环一周回到原来的位置所需要的时间。其次，讲述了丑未年厥阴风木之气不能为什么不能正常完成下降的过程，有三个原因：其一，前一年在泉的阳明燥金之气过于旺盛，金克木；其二，司天的少阴君火过于旺盛，不能退出其位置；其三，乙丑、乙未年中运是金，金克木，金气阻隔，所以厥阴风木也不能完成下降的过程。气候随着旺盛和主导的气发生相应变化。金克木，金气盛，燥金之气凉而收敛，导致气候也会变凉。肝木之气受到克伐，所以肝脏容易受到凉冷的邪气侵犯。

是故寅申之岁，少阴降地，主窒地玄，胜之不入。又或遇丙申丙寅，水运太过，先天而至。君火欲降，水运承之，降而不下，即彤云才见，黑气反生，暄暖如舒，寒常布雪，凛冽复作，天云惨凄。久而不降，伏之化郁，寒胜复热，赤风化疫，民病面赤心烦，头痛目眩也，赤气彰而温病欲作也。

【语译】

所以在寅申年，少阳相火司天，厥阴风木在泉，少阴君火之气要从上一年司天之右间气下降为本年在泉的左间气，如果遇到地玄水气过盛，少阴君火之气就不能完成下降的过程。如果再遇到丙申、丙寅年，中运为水运，太过旺盛，并且提前到来，这时少阴君火想要下降，但水运从中间阻隔，那么少阴君火之气也不能完成下降的过程，天空中容易出现红色的云彩，没过多长时间，黑色的云彩又会出现，温暖的气候让万物舒展发育，但又会突然出现寒冷的雨雪天气，严寒又突然到来。少阴君火之气郁滞潜伏，到极点就会爆发出来，寒气过于亢盛之后，往往进一步出现热气的爆发，火热之气容易化为疫气，百姓容易出现颜面发红、心中烦闷、头痛目眩等病症，火气爆发出来之后，温病就会发作。

【解读】

这部分主要讲的是寅申年少阴君火之气不能下降而出现的异常气候和疾病。

张其成全解黄帝内经·素问

少阴君火之气不能从司天的右间气降为在泉的左间气，主要有两个原因：其一，前一年在泉的太阳寒水之气过于旺盛，不能退出其位置；其二，丙申、丙寅年，中运是水运，寒水之气过于旺盛，水克火，所以少阴君火不能够完成下降。寒水之气旺盛的时候，气候也会寒凉，火气郁结发作就会出现温病。

是故卯酉之岁，太阴降地，主窒地苍，胜之不入。又或少阳未退位者，即太阴未得降也，或木运以至，木运承之，降而不下，即黄云见而青霞彰，郁蒸作而大风，雾翳埃胜，折陨乃作，久而不降也。伏之化郁，天埃黄气，地布湿蒸，民病四肢不举，昏眩肢节痛，腹满填臆。

【语译】

所以在卯酉年，阳明燥金司天，少阴君火在泉，太阴湿土之气要从上一年司天的右间气上升成为本年在泉的左间气，如果遇到地苍木气过于旺盛，那么太阴湿土之气就不能完成下降的过程。如果再遇到少阳相火司天，不能退出其位置，那么太阴湿土之气就不能完成下降的过程。或者遇到木运按时到来，中运为木运，从中阻隔，就会出现黄色的云彩中夹杂有青色的云彩，云气郁滞而产生大风，尘埃飞扬，草木容易折断损伤。如果太阴湿土之气长时间不下降，潜伏不能布散，就会成为郁滞之气，那么天空中就会有黄色的尘土弥漫，地上湿气开始蒸腾，百姓容易得四肢活动受限、头目晕眩、关节痛、胸腹满闷等病症。

【解读】

这部分主要讲述了卯酉年太阴湿土之气不能下降所出现的异常气候和疾病。为什么太阴湿土之气不能下降？主要有三个原因：其一，上一年的在泉之气厥阴风木之气过于旺盛，木克土；其二，司天的少阳相火之气不能顺利退出其位置；其三，丁卯、丁酉年是木运之年，木克土，所以太阴湿土不能完成下降的过程。木气亢盛，于是会出现与厥阴风木之气相对应的气候。百姓容易得脾胃相关的疾病，出现肝木克伐脾土的病症。

是故辰戌之岁，少阳降地，主窒地玄，胜之不入。又或遇水运太过，先天而至也。水运承之，降而不下，即彤云才见，黑气反生，暄暖欲生，冷气卒至，甚即冰雹也。久而不降，伏之化郁，冷气复热，赤风化疫，民病面赤心烦，头痛目眩也，赤气彰而热病欲作也。

所以在辰戌年，太阳寒水司天，太阴湿土在泉，少阳相火之气从上一年司天的右间气，下降成为本年在泉的左间气，如果遇到地玄水气过于旺盛，那么少阳相火就不能完成下降的过程。如果同时遇到水运过于旺盛并且提前到来，水运从中阻隔，少阳相火之气想下降而不能完成下降的过程，那么天空容易出现红色的云彩，没过多久又会出现黑色的云彩，温暖的气候刚刚到来，寒冷的空气突然间就开始出现，严重的会出现冰雹。如果少阳相火之气长时间不能完成下降的过程，潜伏郁滞，就会成为郁滞之气，在寒冷天气过后又容易出现火热天气，火热之气转为疫气，百姓容易得颜面潮红、内心烦热、头晕目眩的病症，火气显露的时候，热病就容易发作。

【解读】

这部分主要讲述了辰戌年少阳相火不能下降所出现的异常气候和疾病。少阳相火不能完成下降的过程，主要原因有两个：其一，前一年司天的左间气是太阳寒水，过于旺盛，水克火；其二，丙戌、丙申年是水运之年，水气过于旺盛，水克火，所以少阳相火不能下降。同时容易出现与太阳寒水旺盛相关的气候，同时火热之气爆发出来的时候容易出现热病。

是故巳亥之岁，阳明降地，主窒地彤，胜而不入，又或遇太阳未退位，即阳明未得降，即火运以至之。火运承之，降而不下，即天清而肃，赤气乃彰，暄热反作。民皆昏倦，夜卧不安，咽干引饮，懊热内烦，大清朝暮，暄还复作。久而不降，伏之化郁，天清薄寒，远生白气。民病掉眩，手足直而不仁，两胁作痛，满目睆睆。

【语译】

所以在巳亥年，厥阴风木司天，少阳相火在泉，阳明燥金之气要从上一年司天的右间气下降为本年在泉的左间气，如果遇到地彤火气过于旺盛，阳明燥金就不能完成下降的过程。如果遇到前一年的司天之气太阳寒水不能退出其位置，那么阳明燥金之气就不能完成下降的过程，火运则按时到来。火运居于司天之下，承接其气。如果火运之年从中阻隔，阳明燥金之气就不能完成下降的过程，这样就容易出现天气清冷、气候敛降，火热之气出来的时候就容易出现炎热的天气。百姓容易感到昏沉和困倦，夜晚睡觉不得安宁，咽喉干燥，口渴想饮水，出现心胸憋闷、烦躁发热等病症。本来早上和晚上的天气就比较寒冷，温热的气候却又出现。如果阳明燥金之气长时间不能下降，潜伏郁滞成为郁滞之气，那么天气会变得清凉而又寒冷，远处可以看见白气。百姓容易患头晕目眩、手足强直痉挛而麻木不仁、两胁阵阵作痛、双眼视物不清等病症。

【解读】

这部分主要讲述了巳亥年阳明燥金之气不能完成下降所出现的异常气候和疾病。阳明燥金之气不能下降的原因有三：其一，前一年的少阳相火之气是在泉的右间气，火克金，所以金气不能完成上升；其二，前一年的司天之气太阳寒水过于旺盛，不能退出位置；其三，癸巳、癸亥年的时候中运是火运，火气旺盛，火克金，所以阳明燥金不能下降。同时气候容易出现火热旺盛的表现，肺金之气过于旺盛，金克木，人容易出现肝木受损生病的情况。

是故子午之年，太阳降地，主窒地阜胜之，降而不入。又或遇土运太过，先天而至，土运承之，降而不入，即天彰黑气，暝暗凄惨，才施黄埃而布湿，寒化令气，蒸湿复令。久而不降，伏之化郁，民病大厥，四肢重怠，阴痿少力，天布沉阴，蒸湿间作。

【语译】

所以在子午年，少阴君火司天，阳明燥金在泉，太阳寒水之气从上一年司天的右间气，下降成为本年在泉的左间气，如果遇到地阜土气过盛，那么太阳寒水之气就不能完成下降的过程。如果遇到土运过于旺盛并且提前到来，土运居于司天之气的下方，从中阻隔，太阳寒水之气想下降而不能完成下降的过程，那么天空中就容易出现黑气，天空昏暗并且呈现凄淡惨暗之色，黄色的灰尘才会出现，湿气马上又弥漫开来，本来要出现寒凉的气候，但是却表现为湿气和热气结合的气候。如果太阳寒水之气长时间不能完成下降的过程，潜伏郁结成为郁滞之气，发作出来，百姓就容易患上严重的厥冷之证，四肢沉重倦怠，甚至阴痿乏力，天会持续阴沉，热气与湿气交替出现。

【解读】

这部分主要讲述了子午年太阳寒水之气不能完成下降所出现的气候异常和疾病。太阳寒水之气不能完成下降的原因有两个：其一，前一年在泉的右间气为太阴湿土，并且过于旺盛；其二，甲子、甲午年为土运之年，土气过于旺盛，土克水，所以太阳寒水之气不能完成下降的过程。同时，因为土气旺盛，容易出现与太阴湿土相对应的天气，土又克水，人们容易患脾肾方面的疾病。

帝曰：升降不前，晰知其宗，愿闻迁正，可得明乎？岐伯曰：正司中位，是谓迁正位，司天不得其迁正者，即前司天以过交司之日，即遇司天太过有余日也，即仍旧治天数，新司天未得迁正也。厥阴不迁正，即风暄不时，花卉萎瘁。民病淋溲，目系转，转筋喜怒，小便赤。风欲令而寒由不去，温暄不正，春正失时。少阴不迁正，即冷气不退，春冷后寒，暄暖不时。民病寒热，四肢烦痛，腰脊强直。木气虽有余，位不过于君火也。太阴不迁正，即云雨失令，万物枯焦，当生不发。民病手足肢节肿满，大腹水肿，填臆不食，飧泄胁满，四肢不举。雨化欲令，热犹治之，温煦于气，亢而不泽。少阳不迁正，即炎灼弗令，苗莠不荣，酷暑于秋，肃杀晚至，霜露不时。民病痎疟骨热，心悸惊骇，甚时血溢。阳明不迁正，则暑化于前，肃杀于后，草木反荣。民病寒热鼽嚏，皮毛折，爪甲枯焦，甚则喘嗽息高，悲伤不乐。热化乃布，燥化未令，即清劲未行，肺金复病。太阳不迁正，即冬清反寒，易令于春，杀霜在前，寒冰于后，阳光复治，凛冽不作，雾云待时，民病温疠至，喉闭嗌干，烦燥而渴，喘息而有音也。寒化待燥，犹治天气，过失序，与民作灾。

【语译】

黄帝说：有关六气不能正常上升和下降的情况，我已经完全明白了。我想知道关于六气上升到司天正位的情况，能请你给我讲明白吗？岐伯说：一年之主气，上升到这一年的中位，叫迁正位。如果司天之气不能迁居于正位，那么就是上一年的司天之气错过了正常交接的时间节点。如果上一年的司天之气过于旺盛，那么它主持时令的日子就会延长，仍然能够治理这一年，所以就容易导致新一年的司天之气不能上升到司天正位。已亥年的时候，上一年的司天之气太阳寒水不退位，这一年的厥阴风木之气就不能迁居于司天正位，温暖的风木之气就不能主持时令，那么花草容易枯萎，百姓容易出现泌尿系感染、瞪眼斜视、小腿抽筋、喜怒无常、小便黄赤等病症。风气要主持时令但是寒气不撤退，温暖的气候就不能按时到来，春天的气候就会失常。子午年的时候，如果上一年的司天之气厥阴风木不退位，这一年的司天之气少阴君火就不能迁居于司天本位，寒冷气候不撤退，春天就容易先冷而后寒凉，温暖的气候不能应时出现。百姓容易出现寒热交加、四肢烦热疼痛、腰脊强直等病症。上一年厥阴风木之气有余而不能退位，但其不退位所导致的异常气候不会超过主气二之气少阴君火当令的时候。丑未年时候，如果上一年的少阴君火不能退出司天的位置，那么今年的司天之气太阴湿土就不能迁居于司天的正位，雨水不能及时到来，万物会因为干燥出现枯焦，应当生长的不能生长。百姓容易出现手足关节肿胀、腹水、四肢水肿、胸满不能饮食、严重的泄泻、胁肋胀满、四肢活动受限等病症。雨水气候想发挥作用，却因为少阴君火仍然在司天本位而受到限制，所以温暖的气候持续出现，导致缺少雨水。寅申年的时候，如果上一年的太阴湿土之气不能退出司天的位置，那么这一年的少阳相火之气就不能迁居于司天本位，炎热的气候就不能主持时令，草木发芽但不能生长、繁茂、成熟，少阳之气不能迁正，那么酷暑气候就会在秋天到来，肃降敛杀的秋天气候也会推迟到来，霜露不能按时降下。百姓容易出现寒热往来、鼻塞喷嚏、汗毛脆弱易损、指甲枯萎不润泽等病症，严重的会出现咳喘、容易悲伤。这是因为火热气候持续主持时令，燥令之气不能到来，清冷急切之气不能到来，又要出现肺金的疾病。辰戌年的时候，如果上一年的司天之气阳明燥金不能退出位置，那么这一年的司天之气太阳寒水就不能迁居于司天正位，导致冬季寒冷的气候推迟出现，出现在下一年的春天，会出现霜冻、严寒、冰雪，如果二之气到来，寒凉的气候仍然没有退去，百姓就容易患上瘟疫、咽喉闭阻、咽干舌燥、烦躁口渴、喘息哮鸣等病症。太阳寒水之气要等到燥气过后，才能到达司天之位，如果燥气不退，时令就会失常，对人们来说就容易发生灾害。

【解读】

这部分主要讲述了六气不能够上升到司天正位所出现的气候异常和疾病。简单说来，从已亥年来看，太阳寒水过于旺盛而没有退出本位，那么厥阴风木之气就不能按时接替司天正位，木气失去正常的功能则肝经容易发生病变。春天推迟，气候寒凉，太阳寒水之气不能撤退，则太阳膀胱腑易发生疾病，肝木之气受到压制，肝脏容易出现疾病。其余各气依此类推，不再赘述。

帝曰：迁正早晚，以命其旨，愿闻退位，可得明哉？岐伯曰：所谓不退者，即天数未终，即天数有余，名曰复布政，故名曰再治天也，即天令如故而不退位也。厥阴不退位，即大风早举，时雨不降，湿令不化。民病温疫，疵废风生，民病皆肢节痛，头目痛，伏热内烦，咽喉干引饮。少阴不退位，即温生春冬，蛰虫早至，草木发生。民病膈热咽干，血溢惊骇，小便赤涩，丹瘤疹疮疡留毒。太阴不退位，而取寒暑不时，埃昏布作，湿令不去。民病四肢少力，食饮不下，泄注淋满，足胫寒，阴痿闭塞，失溺小便数。少阳不退位，即热生于春，暑乃后化，冬温不冻，流水不冰，蛰虫出见。民病少气，寒热更作，便血上热，小腹坚满，小便赤沃，甚则血溢。阳明不退位，即春生清冷，草木晚荣，寒热间作。民病呕吐暴注，食饮不下，大便干燥，四肢不举，目瞑掉眩。太阳不退位，即春寒复作，冰雹乃降，沉阴昏翳，二之气寒犹不去。民病痹厥，阴痿失溺，腰膝皆痛，温疠晚发。

【语译】

黄帝说：关于司天之气迁居正位的早晚，你已将它的意义告知了我，我还想听听有关司天之气退位的情况，可以给我讲明白吗？岐伯说：六气不退位是因为司天之数没有结束，司天之数有余，这就是复布政，也叫再治天。因为司天之数有余，所以之前的司天之气不能退出本位。子午年的时候，如果厥阴风木之气不能退出司天本位，那么大风会提前到来，雨水不能降下，湿润的气候不能到来。百姓容易得温病，皮肤出现黑斑，四肢萎缩不能活动，风病发作，普遍出现四肢关节疼痛、头目疼痛，热邪潜伏在体内，心中烦躁，咽喉干燥，口渴想喝水。丑未年的时候，如果少阴君火之气不能退出司天正位，那么温暖的气候会在冬天和春天同时出现，蛰虫会提早出现，草木提前发芽生长。百姓容易患上胸膈中热、咽喉干燥、出血，容易受惊吓，出现小便短少黄赤以及红色的肿痛疮疡等病症。

寅申年的时候，如果太阴湿土之气不能退出司天正位，那么寒冷与炎热的气候会毫无规律地出现，尘埃弥漫在整个天空，湿土之气不退去。百姓容易四肢乏力、食欲下降，严重的会泄泻，患上小便淋漓不畅，腹部胀满，足和小腿寒凉，阴萎，大便闭塞不通、小便失禁或小便频繁等病症。卯酉年的时候，如果少阳相火之气不能退出司天本位，那么炎热的气候就会在春天出现，暑热气候会推迟出现，冬季温暖不冷，流水也不结冰，蛰虫出现。百姓容易得少气、寒热交加、大便出血、心胸发热、小腹硬满、小便短赤等病症，严重的会出血。辰戌年的时候，阳明燥金之气不能退出司天本位，那么春天就会出现清冷的气候，草木繁茂的时间推迟，寒凉和温暖的气候交替出现。百姓容易出现呕吐、突发泄泻、吃喝不下去，大便干燥、四肢活动受限、头目眩晕。巳亥年的时候，太阳寒水之气不能退出司天本位，那么春季又会出现寒冷的气候，严重的时候会出现冰雹，天气阴沉昏暗并且覆盖整个天际。如果到二之气的时候，寒气还没有退去，百姓就容易得寒痹四肢逆冷、阴痿不能发挥功能、小便失禁、腰部和膝关节疼痛的病症，温疠的发生也会推迟。

【解读】

本部分主要讲述了六气司天不退出司天本位时出现的气候和疾病。首先讲了两个名词，复布政和再治天，这是上一年司天之气不能退出司天本位，仍然主持这一年司天之气的专有名词。其次，具体说明了六气不退位的情况，因为上一年的司天之气推迟退位，所以这一年的司天之气不能主持气候，仍然是上一年的司天之气主持气候。容易出现扰乱四季气候的特征，疾病会被不退位的这种气所诱发。比如太阳寒水不退位，人体会有实寒证的表现。其余各气依此类推。

帝曰：天岁早晚，余以知之，愿闻地数，可得闻乎？岐伯曰：地下迁正、升天及退位不前之法，即地土产化，万物失时之化也。帝曰：余闻天地二甲子，十干十二支，上下经纬天地，数有迭移，失守其位，可得昭乎？岐伯曰：失之迭位者，谓虽得岁正，未得正位之司，即四时不节，即生大疫。

【语译】

黄帝说：司天之气的早晚问题，我已经知道了。我还想听听在泉之气的情况，能讲给我听吗？岐伯说：在泉的三气，每年有一气迁正，一气升天，一气退位。

如果这种循环不能正常进行，那么就是和地不相应的三种气的生化，万物就不能在正常的时令生长化育。黄帝说：我听说天地二甲子、十干与十二支之间相互搭配。司天在泉之气相合并且主持天地间的气候，其中六气的主位能多次相互转化，有的会失守其位置，能详细讲讲吗？岐伯说：失守其位置就是说，虽然已经得到了这一年主气的正位，但是不能主持这种正位相对应的气候，就会发生四季气候异常，就会发生大瘟疫。

【解读】

这一部分说明了在泉之气变化和异常情况的影响。如果六气应司天而不司天，应在泉而不在泉，未得正位，或者已得司天在泉的正位却不能发挥作用，那么气候就会不正常，大瘟疫就会到来。

假令甲子阳年土运太窒，如癸亥天数有余者，年虽交得甲子，厥阴犹尚治天，地已迁正，阳明在泉，去岁少阳以作右间，即厥阴之地阳明，故不相和奉者也。癸己相会，土运太过，虚反受木胜，故非太过也。何以言土运太过？况黄钟不应太窒，木即胜而金还复，金既复而少阴如至，即木胜如火而金复微，如此则甲己失守，后三年化成土疫。晚至丁卯，早至丙寅，土疫至也，大小善恶，推其天地，详乎太一。又只如甲子年，如甲至子而合，应交司而治天，即下己卯未迁正，而戊寅少阳未退位者，亦甲己未合德也。即土运非太过，而木乃乘虚而胜土也，金次又行复胜之，即反邪化也。阴阳天地殊异尔，故其大小善恶，一如天地之法旨也。

【语译】

假设甲子年为阳年，土运过于旺盛而受到抑制，如果上一年癸亥年的司天之气过于旺盛而有余，虽然在时间上已经过渡到了甲子年，但是气候上，上一年的厥阴风木之气仍在司天正位上，本年的阳明燥金在泉之气也得到正位，上一年的少阳相火在泉之气成为这一年的在泉右间气，上一年的厥阴风木之气不能退出司天本位，这一年的阳明燥金之气已经成为在泉本位之气，这样两者就不能协调。同时，在上的癸和在下的己反而能够合在一起，本应该太过的土运就变得微弱了，被在天旺盛的风木之气而克制，这样就会出现土运不旺盛的现象，就像黄钟之声和太宫之声不能相和。木气胜土气，土之子气燥金之气出来报复，如果少阴君火随之出来了，厥阴风木之气就会随着少阴君火之气，这样金的报复之气就相对微弱，那么上甲和下己就会失去本来的位置，之后的三年就会转化成土性瘟疫，在丙寅年到丁卯年一定会发生，瘟疫发作的轻重和善恶，要由疫情发生这一年司天之气和在泉之气的强弱和北极星的方位决定。再比如甲子年的时候，甲和子配合，少阴君火司天正位，在下的己卯没能迁居在泉的正位，前一年戊寅年的少阳相火在泉之气未处于正位，也在上甲和下己不能相和的范畴。土运不旺盛，那么木克土，土之子气金气出来报复压制，以反其邪气之化，司天之气和在泉之气的阴阳属性不一样，那么转化成瘟疫的轻重程度也有区别，这和司天之气和在泉之气失守其本位的变化规律是一致的。

【解读】

这一部分主要讲述了甲子年的气候和疫病的发生情况。首先，我们先来了解一下天干和地支推算运气的方法。按十天干、十二地支来推算运气，天干推算五运，地支推算六气，也可以用来推算司天之气和在泉之气处于正位和失去本位的情况，通常认为，阳干过于旺盛，阴干则为不足。其次，我们来看甲子年，天干和地支失去本来的位置从而发生土性瘟疫，原因有三：其一是癸亥年的影响在甲子年持续，亥年厥阴风木司天而不退出司天之位，那么甲子的少阴君火不能得到司天的正位，土运受到厥阴风木之气的抑制，最终形成了厥阴风木司天和阳明燥金在泉的错位对应，金木之气不能相合。其二是癸己相遇的情况，前面说了，土运受到抑制而不足，甲己均是土运之年，甲为太过，己为不足，所以甲子年遇到了癸亥年的时候，本来是土运旺盛反而变为不足，所以癸己相遇其实说的是甲子年受到木气抑制而出现土运不及的情况，因为癸、己均属于十天干，是不会相遇的。木气胜出，所以这一年的气候还是以厥阴风木为主，而不是土运，这是之后一切变化的基础。其三，甲己相合的情况，上面的癸己相遇，其实指代的是癸亥年司天之气不退出本位而发生的变化，那么甲己年相合指代的就是甲子年少阴君火司天，发展到己卯年的时候，己卯年前一年的少阳相火之气不能退出本位，在泉的厥阴风木之气克伐土气，己卯年的阳明燥金之气又出现胜气和报复之气的情况，气候会出现异常。

假令丙寅阳年太过，如乙丑天数有余者，虽交得丙寅，太阴尚治天也。地已迁正，厥阴司地，去岁太阳以作右间，即天太阴而地厥阴，故地不奉天化也。乙辛相会，水运太虚，反受土胜，故非太过，即太簇之管，太羽不应，土胜而雨化，木复即风，此者丙辛失守其会，后三年化成水疫。晚至己巳，早至戊辰，甚即速，微即徐，水疫至也。大小善恶，推其天地数及太乙游宫。又只如丙寅年，丙至寅且合，应交司而治天，即辛巳未得迁正，而庚辰太阳未退位者，亦丙辛不合德也，即水运亦小虚而小胜，或有复，后三年化疠，名曰水疠，其状如水疫。治法如前。

假令庚辰阳年太过，如己卯天数有余者，虽交得庚辰年也，阳明犹尚治天，地已迁正，太阴司地，去岁少阴以作右间，即天阳明而地太阴也，故地不奉天也。乙己相会，金运太虚，反受火胜，故非太过也。即姑洗之管，太商不应，火胜热化，水复寒刑，此乙庚失守，其后三年化成金疫也。速至壬午，徐至癸未，金疫至也。大小善恶，推本年天数及太一也。又只如庚辰，如庚至辰，且应交司而治天，即下乙未未得迁正者，即地甲午少阴未退位者，且乙庚不合德也，即下乙未柔干失刚，亦金运小虚也，有小胜或无复，后三年化疠，名曰金疠，其状如金疫也。治法如前。

【语译】

假设丙寅年是阳年，水运太过，如果上一年乙丑年司天之气过于旺盛而有余的情况，时间上已经到了丙寅年，但是上一年的太阴湿土还处于司天本位，这一年的厥阴风木之气已经处于在泉之气的正位，上一年在泉的太阳寒水之气已经退为本年在泉的右间气，这样上一年司天的太阴湿土之气就不能退出司天正位，本年在泉正位的厥阴风木之气已经到位，所以在泉的厥阴风木之气不能和司天之气相互迎合，那么在上的乙和在下的辛相遇，本应该旺盛的水运变得不足，被土气所克制，所以就算不上是水运太过了，就像是太簇之律管和太羽之声不能相合。土气旺盛就会有雨水湿气降落，水之子气木气出来报复，上丙和下辛失去本位，那么在之后的三年会出现水性瘟疫，时间在戊辰到己巳年之间，严重的发作较快，轻微的发作较慢。水疫发作的轻重善恶，要参考这一年的司天之气和在泉之气的强弱情况以及北极星的方位。又如丙寅年的时候，上丙和下寅相合，少阳相火在司天本位，在下的辛巳厥阴风木之气不能到达在泉的本位，上一年的太阳寒水司天不能退位到本年司天的右间气，在上的丙和在下的辛无法配合，水运因为小虚而有胜复的情况出现，在这之后的三年里会化作水疠，和水性瘟疫的症状一样，治疗方法和前面一样。

假设庚辰年为阳年，金运太过，如果上一年的己卯年司天之气的阳明燥金过于旺盛而有余，虽然在时间上已经进入庚辰年，但是阳明燥金之气仍然居于司天正位，本年的太阴湿土之气已经到达在泉正位，上一年在泉的少阴君火之气成为在泉的右间气，这样上一年的阳明燥金之气司天，太阴湿土之气在泉，太阴湿土之气和司天的太阳寒水之气不搭配。上己与下乙相遇，本应太过的金运不旺盛而被火气抑制，就像姑洗之律管和太商之声不相搭配。火之胜气为热，金之子气水气出来报复，气候就出现先热后寒的现象，上庚和下乙失去本来的位置不能相合，那么在之后三年会化成金性瘟疫，会在壬午年至癸未年发生，发作的轻重善恶要按照这一年司天和在泉之气的情况和北极星的位置决定。又如庚辰年的时候，庚和辰相互配合，太阳寒水司天正位，在下的乙未不能回到正位，就是说上一年的少阴君火不退司天之位，属于上庚和下乙不能配合，金运小虚而又小胜，或虽有胜气而无报复之气，之后三年会化为金性瘟疫，治疗方法和前面所说的一样。

【解读】

这一部分主要讲述了丙寅年、庚辰年的气候和疫病的发生情况。丙寅年的情况，其一是乙丑年产生的影响，太阴湿土司天，鸠占鹊巢，真正司天的少阳相火不能回到司天本位；其二是这一年的厥阴风木之气已经到达在泉的正位，这样就出现太阴湿土之气和厥阴风木之气错位搭配；其三是乙辛问题，和前面一样，土克水，本来应该旺盛的水运因为土气的克伐变得不足；其四是水运不足，土气旺盛，水生木，水之子气木气出来报复；其五是丙寅问题，最终引起水疫。

庚辰年的情况是，天干和地支失去本位，发生金疫，原因有五：其一，己卯年的阳明燥金司天，鸠占鹊巢，不退出司天本位；其二，这一年的太阴湿土之气已经回到在泉之气的正位，司天与在泉之气不搭配；其三，乙己相遇，金运应该旺盛，反而因为火热之气克伐，变为不足；其四，火气胜，金生水，水气出来报复，胜气和复气交替出现；其五，庚辰会。

假令壬午阳年太过，如辛巳天数有余者，虽交得壬午年也，厥阴犹尚治天，地已迁正，阳明在泉，去岁丙申少阳以作右间，即天厥阴而地阳明，故地不奉天者也。丁辛相合会，木运太虚，反受金胜，故非太过也。即蕤宾之管，太角不应，金行燥胜，火化热复，甚即速，微即徐。疫至大小善恶，推疫至之年天数及太一。又只如壬午，如壬至午，且应交司而治天，即下丁酉未得迁正者，即地下丙申少阳未得退位者，见丁壬不合德也。即丁柔干失刚，亦木运小虚也，有小胜小复，后三年化疠，名曰木疠，其状如风疫也，治法如前。

【语译】

假设壬午年为阳年，木运过于旺盛，如果上一年辛巳年的司天之气过于旺盛而有余，虽然在时间上已经到了壬午年，但是厥阴风木之气仍然在司天的正位，本年的阳明燥金之气已经到了在泉的正位，上一年的少阳相火之气已经成为今年的在泉右间气，这样上一年的厥阴风木之气不退出司天本位，本年的阳明燥金之气已经归到在泉本位，所以金气不能和本应司天之气相配合。上辛和下丁相遇，木运本应该旺盛，此时却变得微弱，被金气所克制，就像蕤宾之律管和太角之声不能配合。金气胜，那么木之子气火气出来报复而热化，瘟疫发作严重就迅速，瘟疫发作轻微就缓慢，瘟疫的轻重善恶要根据这一年司天之气和在泉之气的强弱以及北极星的位置决定。又如壬午年的时候，在上的壬和在下的午相遇，在泉应该和司天之气正位相合，在下的丁酉没有进入在泉的正位，上年丙申在泉的少阳未得退位，就是上壬和下丁不能搭配，下丁柔干与上壬刚干不配合，也会使木运微弱有胜复之气，之后三年会出现木疠，发作症状和风疫一样，治疗方法和之前一样。

【解读】

这一部分主要讲述了壬午年的气候和疫病的发生情况。天干地支失去本来的位置，发生木疫，原因有五：其一，辛巳年的厥阴风木司天而不退位，鸠占鹊巢；其二，是本年的阳明燥金之气已经回归到在泉本位，司天在泉之气不相合；其三，辛丁会，木运本应该旺盛而受到金气克伐反而变成不足；其四，金气相胜，木生火，火气出来报复；其五，壬午会。

假令戊申阳年太过，如丁未天数太过者，虽交得戊申年也，太阴犹尚治天，地已迁正，厥阴在泉，去岁壬戌太阳以退位作右间，即天丁未，地癸亥，故地不奉天化也。丁癸相会，火运太虚，反受水胜，故非太过也，即夷则之管，上太徵不应，此戊癸失守其会，后三年化疫也。速至庚戌，大小善恶，推疫至之年天数及太一。又只如戊申，如戊至申，且应交司而治天，即下癸亥未得迁正者，即地下壬戌太阳未退位者，见戊癸未合德也，即下癸柔干失刚，见火运小虚，有小胜或无复也，后三年化疠，名曰火疠也，治法如前。治之法可寒之泄之。

【语译】

假设戊申年是阳盛之年，火运过于亢盛，如果上一年的司天之气太阴湿土之气过于旺盛，那么在时间上虽然已经是戊申年，但是上一年的司天之气仍然在司天正位，上一年的太阳寒水之气已经成为本年在泉的右间气。上一年的司天之气太阴湿土不能退出司天正位，本年的在泉之气厥阴风木已经归于本位，所以本年在泉的厥阴风木之气和司天的太阴湿土之气不能配合。上丁和下癸相遇，就会导致本应该旺盛的火运变微弱，被水气所克制，火运无法旺盛，就像夷则之管和太徵之声不能相合，上戊和下癸因为失去本来的位置而不能相遇，之后三年会化为瘟疫，快的话会出现在庚戌年，瘟疫的轻重善恶要看这一年司天之气和在泉之气的强弱以及北极星的位置。又如戊申年，上戊和下申相遇，应该在司天之气的正位出现，但是在下的癸亥不能处于在泉的正位，壬戌年在泉的太阳寒水之气没有退出本位，于是上戊下癸不能配合，也就是下癸的柔干与上戊的刚干不相配，火运小虚而出现胜气，或虽有胜气而无报复之气，之后三年化为火疠，治法和前面一样，也可以应用寒凉和疏泄的方法治疗。

【解读】

这一部分主要讲述了戊申年的气候与疫病的情况。这一年容易发生火疫，原因有五：其一，丁未年的司天之气太阴湿土不能退出正位，鸠占鹊巢；其二，厥阴风木之气已经归到在泉之本位，司天与在泉之气不能相互配合；其三，丁癸相遇，本应火运旺盛，但水克火，火运不足；其四，火运虚弱，没有报复之气；其五，戊申会。

黄帝曰：人气不足，天气如虚，人神失守，神光不聚，邪鬼干人，致有天亡，可得闻乎？岐伯曰：人之五脏，一脏不足，又会天虚，感邪之至也。人忧愁思虑即伤心，又或遇少阴司天，天数不及，太阴作接间至，即谓天虚也，此即人气天气同虚也。又遇惊而夺精，汗出于心，因而三虚，神明失守。心为君主之官，神明出焉。神失守位，即神游上丹田，在帝太一帝群泥丸宫下。神既失守，神光不聚，却遇火不及之岁，有黑尸鬼见之，令人暴亡。人饮食劳倦即伤脾，又或遇太阴司天，天数不及，即少阳作接间至，即谓天虚也，此即人气虚而天气虚也。又遇饮食饱甚，汗出于胃，醉饱行房，汗出于脾，因而三虚，脾神失守。脾为谏议之官，智周出焉。神既失守，神光失位而不聚也，却遇土不及之年，或己年或甲年失守，或太阴天虚，青尸鬼见之，令人卒亡。人久坐湿地，强力入水即伤肾，肾为作强之官，伎巧出焉。因而三虚，肾神失守，神志失位，神光不聚，却遇水不及之年，或辛不会符，或丙年失守，或太阳司天虚，有黄尸鬼至，见之令人暴亡。人或恚怒，气逆上而不下，即伤肝也。又遇厥阴司天，天数不及，即少阴作接间至，是谓天虚也，此谓天虚人虚也。又遇疾走恐惧，汗出于肝。肝为将军之官，谋虑出焉。神位失守，神光不聚，又遇木不及年，或丁年不符，或壬年失守，或厥阴司天虚也，有白尸鬼见之，令人暴亡也。已上五失守者，天虚而人虚也，神游失守其位，即有五尸鬼干人，令人暴亡也，谓之曰尸厥。人犯五神易位，即神光不圆也，非但尸鬼，即一切邪犯者，皆是神失守位故也。此谓得守者生，失守者死。得神者昌，失神者亡。

【语译】

黄帝说：人身正气不足，如果又遇到天气失常，神志就容易失去本来的位置，神光不能够收敛，邪气容易伤人，导致人猝死，可以给我讲讲这是什么原因造成的吗？岐伯说：人的五脏，如果有一脏的气血不充足，再遇上这一年主气虚弱不足，就容易感受邪气。人如果过度忧虑，就会损伤心脏，同时如果恰好遇到少阴司天的年份，少阴君火之气微弱，太阴湿土之气接着出现，这就是所谓的天虚，也就是人气与天气同时虚损。如果又受到惊吓，伤及精血，同时出汗，损伤心液，就称为三者合虚，则神明失去本位。心为一身的主宰，神由此而出，心之神失去本来的位置，就会游离在上丹田的地方，即泥丸宫下。心之神失去本来的位置而不能够聚敛，同时遇到火运不及的年份，就一定会出现水疫，人容易猝死。人如果饮食不节制，同时劳倦过度，就会对脾脏造成损伤，如果又遇到太阴湿土司天的年份，在天之气不足，那么少阳相火就会出来主持气候，这就是所谓的天虚，也就是人体的正气和在天之气一同虚损。如果饮食过饱，出汗损伤到胃液，或者饮酒饱食之后有性生活，出汗损伤脾液，就是三者合虚，脾之意就会失去本来的位置。脾为检举审议的脏腑，思虑周密，如果脾之意失去本来的位置，就会不能聚合，又遇到土运不足的年份，或者己年和甲年失守其位不能配合，或太阴湿土司天之气不足，就会出现风疫，百姓容易猝死。人如果长期在潮湿的地方生活，或者过劳而又感受到水湿之气，就会损伤肾脏，肾是主强壮体能的脏腑，技巧和智慧由此生发，如果出现三者合虚，肾之志就失去本来的位置而不能聚合，如果遇到水运不足的年份，或者上辛与下丙不相配合，或者上丙与下辛失去本来的位置，或者太阴湿土司天之气不足，就会发生土疫，会出现猝死的现象。人如果愤怒，气机上逆而不下，就会伤及肝脏，如果遇到厥阴风木之气司天不足，少阴君火接着出来主持时令，就是天虚，这就是天人两虚。又因快走、受惊吓出汗而损伤肝液。肝脏的功能就像是将军，人的谋略在肝脏产生，如果肝之魂失去了本来的位置，那么神光就不能聚合，如果遇到水运不足的年份，或者丁年上丁与下壬不符，或者上壬与下丙失去本来的位置，或厥阴风木之气司天而不足的年份，必然发生金疫，百姓就会猝死。以上五种丧失本来位置的情况，是由于天虚和人虚两种因素，导致神志脱离了原来的位置，邪气随之侵入，人就会猝死，这就是所谓的尸厥。如果人体的五脏之神不能维持在本来的位置，那么神光就不能够圆满聚合，不止疫气，所有的邪气都能损伤人体，这都是神志失守其位造成的。所以只要神志能够内收、收藏在体内，人就能活着；如果神志失守、无法内敛，人就会死亡。精神充足饱满的人容易保持健康，精神衰弱的人容易猝死。

【解读】

这部分主要讲述了人体内在因素在疫病发作过程中所起的作用。首先提出了"三虚"的概念。那什么是三虚呢？一虚是人体正气不足，二虚是司天之气不足，三虚是五脏的神志离开本来的位置。其次，我们可以看到，人之所以会感染疫疠之气并且猝死，最初的主因是五脏之气的虚损，虚损最主要的因素是一个"过"字，过犹不及，太过就容易出现脏腑的损害。这部分还强调了"神失其位"这个概念，五脏藏神，心藏神，肺藏魄，肝藏魂，脾藏意，肾藏志，如果哪一个脏器之神发生虚损，及时补充即可，如果未得到及时补充而导致五脏之神离开本来的位置，人就容易死亡，即所谓"得神者昌，失神者亡"。每一脏所主的神都不能失去，失神再加上邪气侵袭，人就会猝死。最后强调，人的神光要圆满，圆满就是充满和旺盛的意思，如果神光不能够充满，就容易发生疾病，人气和天气失去本来的位置，阳神不能聚敛则阴邪干扰人体，致人死亡。如果一个脏器之气不足，恰好又遇到司天之气不足，两种不足相合，会出现邪气更加严重的现象，如肝脏遇到木气虚，心脏遇到火气虚。神光是什么意思呢？主要是指主导人体生命活动的阳性的先天精微物质，阳气不足，阴性邪气就容易侵入，按照五脏之色出现各种阴邪。正心以壮气，虚明以定神，神定则邪气自退，神全则灵明圆聚，神散则五脏之神分离。阳气为神，阳气盛则神气全。古人有五尸鬼的说法，我们认为它指的是偏于阴性的、发展迅速的疫疠之气，这是古人对于致病因素的一种认识，而不是单纯的迷信，要科学地看待。

本篇详细介绍了五运六气的升降变化、迁正退位的情况，并且根据这些变化推演在气候、疾病方面将会出现的变化，指出了疫病流行的先决条件是运气的变化，认为运气的变化是导致疫病流行的关键因素，并且人之气、天之气、神之气共同决定了疫病的流行。同时也强调了"正气存内、邪不可干"这一中医关于人体正气和外在邪气相互关系的重要理论。本篇篇名"本病论"的"本"，强调的是根本，也是指正气的盛衰，这是疾病是否发作的关键，也是治病求本的核心要义。

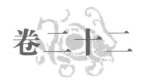

卷二十二

至真要大论篇第七十四

"至"是"最大"的意思，"至真要"就是"最真实、最正确的纲要"。本篇主要讲的是六气的气候特征及其引起的疾病情况、用药方法、治疗原则等，重点在于气候对人的生理、病理的影响以及如何治疗相应的疾病，对临床有非常实用的指导意义，为历代医家所重视。

黄帝问曰：五气交合，盈虚更作，余知之矣。六气分治，司天地者，其至何如？岐伯再拜对曰：明乎哉问也！天地之大纪，人神之通应也。帝曰：愿闻上合昭昭，下合冥冥奈何？岐伯曰：此道之所主，工之所疑也。帝曰：愿闻其道也。岐伯曰：厥阴司天，其化以风；少阴司天，其化以热；太阴司天，其化以湿；少阳司天，其化以火；阳明司天，其化以燥；太阳司天，其化以寒。以所临脏位，命其病者也。帝曰：地化奈何？岐伯曰：司天同候，间气皆然。帝曰：间气何谓？岐伯曰：司左右者，是谓间气也。帝曰：何以异之？岐伯曰：主岁者纪岁，间气者纪步也。帝曰：善。岁主奈何？岐伯曰：厥阴司天为风化，在泉为酸化，司气为苍化，间气为动化。少阴司天为热化，在泉为苦化，不司气化，居气为灼化。太阴司天为湿化，在泉为甘化，司气为黅化，间气为柔化。少阳司天为火化，在泉为苦化，司气为丹化，间气为明化。阳明司天为燥化，在泉为辛化，司气为素化，间气为清化。太阳司天为寒化，在泉为咸化，司气为玄化。间气为藏化。故治病者，必明六化分治，五味五色所生，五脏所宜，乃可以言盈虚病生之绪也。

【语译】

黄帝问：五运之气的交会、太过与不及，是交替发生的，这一点我已经知道了。但是风寒暑湿燥火这六气是怎样分时主治的？司天在泉之气是怎样到来的，又会引起哪些变化？岐伯叩拜并回答说：你问得真是太明晰了。这是天地变化的基本规律，也是人与天地相互沟通、适应的规则。黄帝说：我想听听司天之气与天气相配合、在泉之气与地气相配合的情况，是怎样的呢？岐伯说：司天、在泉之气与天地相配合，是医道的关键所在，也是医生最易疑惑不解的问题。黄帝说：我希望详细地听你说一说。岐伯说：厥阴司天，气化为风；少阴司天，气化为热；太阴司天，气化为湿；少阳司天，气化为火；阳明司天，气化为燥；太阳司天，气化为寒。并且用客气所临的五脏来命名相对应的疾病。黄帝说：在泉之气的气化是怎样的？岐伯说：命名方法和司天之气是一样的，间气也是这样。黄帝说：什么叫间气？岐伯说：处于司天和在泉之气的左右之间的气，称为间气。黄帝说：怎样区别这几种气？岐伯说：司天和在泉之气的主岁之气主一年的气化，间气主要负责六十天的气化。黄帝说：一年的主气是怎样的？岐伯说：厥阴司天时，上半年多风；厥阴在泉时，下半年多风，产生酸味；厥阴风木如果主持年运，那么全年的青苍颜色就和它对应；如果厥阴是四个间气，那么四间气主持的四个阶段就多风，这时万物都会动摇不定。少阴司天时，上半年天气炎热；少阴在泉时，下半年天气炎热，产生苦味，如果不主持一年的年运而是作为间气的时候，它主持的时令则表现为火热高温；太阴司天时，上半年气候多雨潮湿，如果太阴在泉，那么下半年多雨潮湿，出现甘甜的味道。主一年的年运时，容易出现黄色，作为四间气主持的四个阶段，气候柔润温和。少阳司天时，上半年气候炎热，少阳在泉时，下半年气候炎热，出现苦味；主一年的年运时，颜色出现红色，作为四间气主持的四个阶段出现晴朗的天气。阳明司天时，上半年气候容易干燥，阳明在泉时，下半年气候干燥，出现辛辣的味道；如果主一年之年运，颜色会出现清淡之色，作为四间气所主持的阶段也容易出现干净清洁的气候；太阳司天时，上半年容易气候寒凉，太阳在泉时，容易表现为味道的咸化，主一年的年运时，颜色表现为黑色，作为四间气所主持的四个阶段表现为收藏之性。所以治病的医生必须明确六气主持时令的不同情况，以及五味五色产生的变化和五脏所适宜的气候，这样才能清楚了解气化的盈虚与疾病的发生之间的关系。

【解读】

本部分主要讲述了六气分别为司天、在泉以及间气时的情况。首先讲了六气最大的气化特征、气候特征：厥阴司天，气化为风，是说如果是巳年、亥年，就是厥阴风木司天，气化当然就是风；少阴司天，气化为热；太阴司天，气化为湿；少阳司天，气化为火；阳明司天，气化为燥；太阳司天，气化为寒；可以根据客气所对应的脏腑，来判断病变所发生的位置，从而确定疾病的名称。

其次是六气所对应的气候、味道（五味）、颜色（五色）。以厥阴风木司天为例："厥阴司天为风化，在泉为酸化，司气为苍化，间气为动化。"厥阴如果司天，上半年的气候就多风；厥阴如果在泉，下半年的气候就多风，产生酸味；厥阴风木如果主持年运，那么全年青苍的颜色就和它对应；如果厥阴作为四个间气，那么四间气主导的四个阶段就会多风，此时万物都将动摇不定。

再次将一年的实践分成六步，即六个阶段，每个阶段是六十天又八十七刻半，每个阶段都有自己的气候特征，称为六步气。六步气包括司天之气、在泉之气，还有四个间气。它们之间有什么不同呢？这里岐伯说了一句话："主岁者纪岁，间气者纪步也。"就是说，司天和在泉，主管一年的气候变化，其中司天主管上半年，在泉主管下半年，而四个间气各自只主管六十天的气候变化。岐伯讲了厥阴风木主管司天、在泉、年运、间气的情况后，又分析了少阴君火、太阴湿土、少阳相火、阳明燥金、太阳寒水的情况，都是从每一种气分别主管司天、在泉、年运、间气这种四个方面来分析的。在分析完六气的气化特征之后，岐伯又强调，医生治病一定要明确六气主持时令的情况、五味五色的变化、五脏与气候的对应关系，只有从源头上把握六气的这些特征，才能通盘把握疾病产生的根源，高明的医生一定要掌握六气的根源，从而了解疾病产生的源头，这就向医者提出了更高的要求。

帝曰：厥阴在泉而酸化，先余知之矣。风化之行也何如？岐伯曰：风行于地，所谓本也，余气同法。本乎天者，天之气也，本乎地者，地之气也，天地合气，六节分而万物化生矣。故曰：谨候气宜，无失病机。此之谓也。帝曰：其主病何如？岐伯曰：司岁备物，则无遗主矣。帝曰：先岁物何也？岐伯曰：天地之专精也。帝曰：司气者何如？岐伯曰：司气者主岁同，然有余不足也。帝曰：非司岁物何谓也？岐伯曰：散也。故质同而异等也。气味有薄厚，性用有躁静，治保有多少，力化有浅深。此之谓也。

【语译】

黄帝说：厥阴风木在泉主下半年气运的时候，味道容易发酸，我已经知道了，那么风气的运行是怎样的呢？岐伯说：风气在地上的运行，下半年风气偏胜，这是地面本来的运行气化规律，其他的气也是如此。六气的根本归属于天的，是天之气，六气的根本归属于地的，是地之气，天地之气相互和合，在一年之中分成六步气的时候，万物就开始化生。所以说，要认真观测气候的变化，才能够观察到气机的变化，而不会错失人体疾病的变化机理，就是这个道理。黄帝说：那么治这些病的药物又是怎样的呢？岐伯说：必须依据一年的年运来储备药物，这样就不会产生疏漏。黄帝说：要怎样储备符合这一年年运的药物？岐伯说：不符合此年年运的药物，就得不到天地自然所造就的专一精华之气。黄帝说：符合六气的药物是怎样的？岐伯说：符合六气的药物和符合年运的药物一样，但是也存在年运太过和不足的差异。黄帝说：不符合年运的药物又是怎样的？岐伯说：不符合年运的药物，天地之气外散。符合和不符合的药物，虽然从外表上看是相同的，但按药物的标准评判，优劣却是有差别的，气味有厚薄的差异，药性有缓急的分别，疗效有多少的不同，药力也有浅深的差异，说的就是这个道理。

【解读】

本部分主要讲述了气化运行以及主司之气和药物的关系。

首先，讲述了观察病机的变化要以天地之气的交合来判断。天地之气相合相交，则六节之气产生，万物开始化生，观察病机也要通过观察天地气交来认真辨别。

其次，药物的选择要根据运气的厚薄差异。六气司天、在泉，怎么根据这套规律去选择不同性味的药物来治病？文中提出了一个重要观点，叫"司岁备物"。什么是"司岁备物"？简单地说就是根据每一年的气候特点来储备相应的药物。比如在厥阴风木主持气化的年份，就要储备酸性的药物；在少阴君火主持气化的年份，就要储备苦味的药物，依此类推。按照一年的气候特征，采集储备相应的药物，确保药物的气味醇厚，药力精而专，否则，药物的气味就不醇厚，药力就散而不专，由此可见"司岁备物"的重要性。一年之中的司气存在有余和不足的变化，药物秉天地之精华而生，在生长过程中也会受其影响，所以在采摘药物的过程中，要考虑到运气的变化，明确药材的等次、气味厚薄、性能静躁、疗效多少、药力深浅等差别，才能在治病过程中很好地遣药组方。

帝曰：岁主脏害何谓？岐伯曰：以所不胜命之，则其要也。帝曰：治之奈何？岐伯曰：上淫于下，所胜平之，外淫于内，所胜治之。帝曰：善。平气何如？岐伯曰：谨察阴阳所在而调之，以平为期，正者正治，反者反治。帝曰：夫子言察阴阳所在而调之，《论》言人迎与寸口相应，若引绳小大齐等，命曰平，阴之所在寸口何如？岐伯曰：视岁南北，可知之矣。帝曰：愿卒闻之。岐伯曰：北政之岁，少阴在泉，则寸口不应；厥阴在泉，则右不应；太阴在泉，则左不应。南政之岁，少阴司天，则寸口不应；厥阴司天，则右不应；太阴司天，则左不应。诸不应者，反其诊则见矣。帝曰：尺候何如？岐伯曰：北政之岁，三阴在下，则寸不应；三阴在上，则尺不应。南政之岁，三阴在天，则寸不应；三阴在泉，则尺不应。左右同。故曰：知其要者，一言而终，不知其要，流散无穷。此之谓也。

【语译】

黄帝说：岁主之气损害五脏是怎么回事？岐伯说：司天的气所导致的病，要用该气所不胜之气主导的药物进行治疗，这才是关键。黄帝说：怎么治疗？岐伯说：司天之气亢盛于下的，就用克制它的药物来平调；在泉之气亢盛于内的，就要用克制它的药物来治疗。黄帝说：好。岁气平和时患的病怎么治疗？岐伯说：详细观察阴阳所处的位置而加以调理，以恢复正气为目的，并且达到阴阳平和、平衡，症状和本质相同的，要用寒药治热病，用热药治寒病。症状和本质相反的，就要用寒药治寒病，用热药治热病。黄帝说：你说要观测阴阳所处的位置来进行调理，但是有人说，人迎和寸口的脉象要相互适应，就像从两头牵着绳索，两头受力相等才是平衡。那么我们常说的五脏阴经所对应的寸口脉象，应该是怎么样的？岐伯说：按照这一年主一年之气是南政（六气之中，司天位于南面，在泉位于北面，故南政之年，人面朝南行使职能）还是北政（北政之年，人面朝北行使职能），就能知道具体的情况了。黄帝说：我希望听你详细说说。岐伯说：如果这一年是面北治理的年份（除了甲己土运之年），少阴君火在泉，寸口脉沉细而伏，不应于指；厥阴风木在泉，则右侧寸口脉沉细而伏，不应于指；太阴湿土在泉，则左侧寸口脉沉细而伏，不应于指。面南治理的年份（甲己土运之年），少阴君火司天，则寸口脉沉细而伏，不应于指；厥阴风木司天，则右侧寸口脉沉细而伏，不应于指；太阴湿土司天，则左侧寸口脉沉细而伏，不应于指。但凡出现寸口脉不应的情况，就要在与其气运相反的时间段诊看，就可以发现问题。黄帝说：尺部的脉又是怎样的？岐伯说：除了甲己土运之年，太阴、少阴、厥阴在泉时，寸口不应；太阴、少阴、厥阴司天时，尺部不应。甲己土运之年，太阴、少阴、厥阴司天时，寸口不应；太阴、少阴、厥阴在泉时，尺部不应。左侧和右侧脉象不应的情况和上面所说的情况是一样的。所以说，明确要领，一句话就能把其中的机理讲透彻；不明确要领，就会漫无目的，难以明白其中的机理，说的就是这个道理。

【解读】

本部分主要讲述了疾病的治疗原则以及六气不同所导致的脉象差异。

首先讲述了一年的主气损害五脏的详细情况。一年之中，当脏腑所不胜之气亢盛而成为主导时，就会损害五脏。所不胜之气就是克制之气，比如金克木，金就是木的所不胜之气。燥金之气胜，就会损伤肝脏。假如今年木气旺盛，木克土，木气旺盛则脾土容易受损，所以这一年容易出现脾脏受损的情况。天之六气损六经，地之五味损五脏，要分别以其所不胜之气来使它恢复平和。

其次讲述了治病就要查证阴阳所处的位置并调理它，这是临床治疗的重要原则。所谓正病正治，就是说阴病阳不病，阳病阴不病，是为正病；治疗当中以寒药治热病、以热药治寒病，是为正治。所谓反病反治，就是说阴位见阳脉，阳位见阴脉，是为反病，治疗过程中要以寒药治寒病、以热药治热病。

帝曰：善。天地之气，内淫而病何如？岐伯曰：岁厥阴在泉，风淫所胜，则地气不明，平野昧，草乃早秀。民病洒洒振寒，善伸数欠，心痛支满，两胁里急，饮食不下，鬲咽不通，食则呕，腹胀善噫，得后与气，则快然如衰，身体皆重。岁少阴在泉，热淫所胜，则焰浮川泽，阴处反明，蛰虫不藏。民病腹中常鸣，气上冲胸，喘不能久立，寒热皮肤痛、目瞑齿痛颐肿，恶寒发热如疟，少腹中痛，腹大。岁太阴在泉，草乃早荣，湿淫所胜，则埃昏岩谷，黄反见黑，至阴之交。民病饮积，心痛，耳聋，浑浑焞焞，嗌肿喉痹，阴病血见，少腹痛肿，不得小便，病冲头痛，目似脱，项似拔，腰似折，髀不可以回，腘如结，腨如别。岁少阳在泉，火淫所胜，则焰明郊野，寒热更至。民病注泄赤白，少腹痛溺赤，甚则血便。少阴同候。岁阳明在泉，燥淫所胜，则霿雾清暝。民病喜呕，呕有苦，善太息，心胁痛不能反侧，甚则嗌干面尘，身无膏泽，足外反热。岁太阳在泉，寒淫所胜，则凝肃惨慄。民病少腹控睾，引腰脊，上冲心痛，血见，嗌痛颔肿。

【语译】

黄帝说：对。司天之气和在泉之气侵入人体而发病的情况是怎样的呢？岐伯说：厥阴风木在泉的年份，风气太过，克制土气导致不能生发，旷野昏暗，草木提前结出果实。人们容易患打寒战、怕冷的病，会频频打哈欠，心胸疼痛而胀满，两胁拘缩挛急，不想吃饭，食道不通畅，吃东西会呕吐，腹胀并且常打嗝，大便或放屁后，身体轻快并且软懒乏力。少阴君火在泉之年，如果热气亢盛，那么热气会升浮在水面上，阴暗的地方反而显得明亮，蛰虫不潜藏。人腹中时常鸣响，气上冲胸，喘息不能久站，易患恶寒发热，皮肤疼痛，眼花，牙痛，腮旁肿，寒热交加如同疟疾，易患少腹中痛、腹部胀大等疾病。太阴湿土在泉之年，草木早发，如果湿气亢盛，那么山岩峡谷中雾气大而昏暗，土色本应为黄，此时反见黑色，这是湿土和水气相合的缘故。人易患水饮积聚、心痛、耳聋、听力下降等病，咽肿喉痛，少腹肿痛，不能小便，上冲头痛，眼睛胀痛得像要蹦出来，颈部像要拔出来，腰像要折断，髀关节不能转动，膝窝像凝固一样不灵活，小腿抽筋、疼痛欲裂。少阳相火在泉之年，如果火气亢盛，那么原野上热气四射，寒冷和炎热交替。人容易患赤白痢疾，少腹疼痛，小便红色，严重则会血便，其余症候和少阴在泉相同。阳明燥金在泉之年，如果燥气亢盛，那么雾气会迷漫昏暗，视野不清。人容易患上呕吐病，呕吐苦水，常叹息，心与胁部疼痛，不能转身；严重的则咽干，面呈土色，肌肤不润泽，足外侧发热。太阳寒水在泉的年份，如果寒气亢盛，就会出现寒气凝结、肃杀凄惨的景象。人容易少腹痛并牵引睾丸，上连腰脊，寒气上冲引起心痛、出血、咽痛、颔部肿痛。

【解读】

本部分主要讲述了在泉之气的气候变化和所引起的不同疾病。

这里岐伯讲的天地之气，就是司天之气和在泉之气。天地之气侵袭人体而发病，病情各不相同，这是由各种气的不同特质所导致的。详细来说，厥阴风木在泉之年即寅申年，这样的年份，如果风气亢盛，就会克制土气，大地尘土飞扬，旷野昏暗，草木提前开花结果。木克土，容易出现肝木克伐脾胃的疾病。少阴君火在泉之年，也就是卯酉年，如果热气亢盛，那么热气会升浮在水面上，阴暗的地方反而显得明亮。少阴君火在泉的年份，火克金，容易出现君火克制肺和大肠的相关疾病。太阴湿土在泉之年，也就是辰戌年，草木过早繁荣，如果湿气亢盛，那么山岩峡谷中雾气大而昏暗，土色本应黄色，湿土和水气相合反见黑色，太阴湿土在泉的年份，湿气过盛，土克水，就会出现脾土克制肾和膀胱的疾病。少阳相火在泉之年，也就是巳亥年，如果火气亢胜，那么原野上热气四射。少阳相火在泉的年份，火气亢盛，寒热交替，人会出现赤白下痢的热邪之病。阳明燥金在泉之年，也就是子午年，如果燥气亢胜，就会雾气迷漫、昏暗看不清。阳明燥金在泉的年份，金克木，容易出现肺金克制肝胆的相关疾病。太阳寒水在泉的年份，也就是丑未年，如果寒气亢胜，就会出现寒气凝结、肃杀凄惨的景象。太阳寒水在泉的年份，水克火，容易出现肾水克制心火的相关疾病。

帝曰：善。治之奈何？岐伯曰：诸气在泉，风淫于内，治以辛凉，佐以苦，以甘缓之，以辛散之。热淫于内，治以咸寒，佐以甘苦，以酸收之，以苦发之。湿淫于内，治以苦热，佐以酸淡，以苦燥之，以淡泄之。火淫于内，治以咸冷，佐以苦辛，以酸收之，以苦发之。燥淫于内，治以苦温，佐以甘辛，以苦下之。寒淫于内，治以甘热，佐以苦辛，以咸泻之，以辛润之，以苦坚之。

【语译】

黄帝说：好。那要如何治疗呢？岐伯说：凡是在泉之气风气太过侵入人体，就会导致相应的疾病。如果是风气太过导致的疾病，就要用辛味凉性的药物作为主治，用苦味的药物作为辅佐，用甘味的药物来缓和风气的急迫，用辛味的药物来驱散风邪；如果是热气太过导致的疾病，就要用咸味寒性的药物作为主治，用甘味、苦味的药物作为辅佐，用酸味的药物来收敛，用苦味的药物来驱散热邪；如果是湿气太过导致的疾病，就要用苦味热性的药物作为主治，用酸淡的药物作为辅佐，用苦味的药物来去湿，用淡味的药物渗泄湿邪；如果是火气太过导致的疾病，就要用咸味寒性的药物作为主治，用苦味、辛味的药物作为辅佐，用酸味的药物收敛，用苦味的药物驱散火邪；如果是燥气太过导致的疾病，就要用苦味温性

张其成全解黄帝内经·素问

的药物作为主治，用甘味辛味药物作为辅佐，用苦味寒性的药物泄下；如果是寒气太过导致的疾病，就要用甘味热性的药物作为主治，用苦味、辛味的药物作为辅佐，用咸味的药物泻泄，用辛味的药物来温润，用苦味的药物来使阴精固守、不流失。

【解读】

本部分主要讲述了在泉之气偏盛致病时，选择药物的性味特征和原则。在泉之气主管下半年气候，治疗在泉之气偏盛的方法，总原则是克制太过之气、扶助被克制之气。比如厥阴风木之气太盛，导致脾土受伤，一方面要用辛味、凉性、属金的药物来克制风木，另一面还要用甘味、属土的药物来扶持脾土。也就是说，要用属性相克的药物来克制太过之气，用属性相同的药物来扶持被克制、受伤之气，这样就能阴阳平衡了。这就是"谨察阴阳所在而调之，以平为期"，同时也是《道德经》所说的"天之道，损有余而补不足"的体现。

帝曰：善。天气之变何如？岐伯曰：厥阴司天，风淫所胜，则太虚埃昏，云物以扰，寒生春气，流水不冰，蛰虫不出。民病胃脘当心而痛，上支两胁，鬲咽不通，饮食不下，舌本强，食则呕，冷泄腹胀，溏泄瘕水闭，病本于脾。冲阳绝，死不治。少阴司天，热淫所胜，怫热大雨且至，火行其政。民病胸中烦热，嗌干，右胠满，皮肤痛，寒热咳喘，唾血血泄，鼽衄嚏呕，溺色变，甚则疮疡胕肿，肩背臂臑及缺盆中痛，心痛肺膜，腹大满，膨膨而喘咳，病本于肺。尺泽绝，死不治。太阴司天，湿淫所胜，则沉阴且布。雨变枯槁。民病胕肿骨痛阴痹，阴痹者，按之不得，腰脊头项痛，时眩，大便难，阴气不用，饥不欲食，咳唾则有血，心如悬，病本于肾。太溪绝，死不治。少阳司天，火淫所胜，则温气流行。金政不平。民病头痛，发热恶寒而疟，热上皮肤痛，色变黄赤，传而为水，身面胕肿，腹满仰息，泄注赤白，疮疡咳唾血，烦心胸中热，甚则鼽衄，病本于肺。天府绝，死不治。阳明司天，燥淫所胜，则木乃晚荣，草乃晚生，筋骨内变。大凉革候名木敛，生菀于下，草焦上首，蛰虫来见。民病左胠胁痛，寒清于中，感而疟，咳，腹中鸣，注泄鹜溏。心胁暴痛，不可反侧，嗌干面尘腰痛，丈夫㿉疝，妇人少腹痛，目昧眦，疡疮痤痈。病本于肝。太冲绝，死不治。太阳司天，寒淫所胜，则寒气反至，水且冰，运火炎烈，暴雨乃雹。血变于中，发为痈疡，民病厥心痛，呕血血泄衄衊，善悲，时眩仆。胸腹满，手热肘挛掖肿，心澹澹大动，胸胁胃脘不安，面赤目黄，善噫嗌干，甚则色炲，渴而欲饮，病本于心。神门绝，死不治。所谓动气，知其脏也。

【语译】

黄帝说：好！那么天气变化时是怎样的呢？岐伯说：厥阴风木司天，风气亢盛，那么天空满布尘埃而昏沉，云被风吹得漂浮不定。虽然是寒冷季节，但还像春天一样暖和，流水也不结冰，蛰虫不出来。人容易患胃脘痛、心口痛，向上支撑两胁，咽喉胸膈堵塞不通，饮食难以下咽，舌根僵硬，食后则会呕吐，冷泄腹胀，大便稀溏泄泻，出现瘕聚类的疾病，小便不通。疾病的根本在于脾脏，会引起脾胃的病症。如果足背部的冲阳脉断绝，人就会死亡而无法治愈。少阴君火司天，如果热气亢盛，那么天气就会闷热如大雨将至，炎热发生作用，人就容易有胸中烦热、咽干、右胁肿满、皮肤疼痛、恶热发寒、咳喘、吐血、便血、鼻出血、打喷嚏、呕吐、小便变色等症状，严重的则会出现疮疡、浮肿，肩、背、臂、上肢及缺盆等处疼痛，心胸痛，肺胀，腹大涨满，咳嗽气喘，疾病的根本在于肺。如果肘部的尺泽脉断绝，人就会不治而亡。太阴湿土司天，如果湿气亢盛，那么阴沉之气布满天空，雨水太多，致使草木枯槁。人容易患浮肿、骨痛、肾病、肩背头项痛、阴痹。阴痹是肾阳不足、肾中寒气上逆所导致的，按压不知道痛处。还会出现腰脊头项疼痛，经常眩晕，大便困难，阳痿不举，虽然饥饿却不想饮食，咳唾带血，心悬空不安，疾病的根本在于肾。如果脚内踝处的太溪脉断绝，人就会不治而亡。少阳相火司天，如果火气亢盛，温热之气流行，金气就不能发挥清肃的作用。人容易患头痛，发热恶寒而为疟疾，热气向上引起皮肤疼痛，颜色黄赤，进一步会发展为水肿病，身体和面部会浮肿，腹部胀满，仰面喘息，泄泻，患上赤白痢疾、疮疡、咳血、心烦、胸中热，严重则会出现鼻中堵塞流血，疾病的根本在于肺。如果腋下的天府脉断绝，人就会不治而亡。阳明燥金司天，如果燥气亢盛，草木繁盛的时间就会推迟。人的筋骨会生病，左侧的胁肋容易疼痛，清寒之气侵入体内，导致疟疾。大凉之气使天气发生变化，大树枝梢枯敛，生气郁伏，草梢焦干，蛰虫反而出现。人容易咳嗽、腹中鸣叫，泄泻，大便稀溏，出现心胁突发疼痛，不能转侧，咽干而面部呈土黄色，腰痛，男子疝气，女人少腹疼痛，患上视物昏花、眼角溃烂、疮疡痈肿、痤疖等症，疾病的根本在于肝。如果脚大趾后的太冲脉断绝，人就会不治而亡。太阳寒水司天，如果寒气亢盛，那么在不应当寒冷的季节，寒气反而会降临，水结成冰，如果遇到年运火气太过，就会出现暴雨冰雹。血液在体内发生变化，发生痈疡、厥逆心痛、呕血、便血、鼻出血，人容易悲伤，容易眩晕仆倒，容易胸腹胀满，手心热，肘部痉挛，腋窝肿痛，心悸不安，胸胁胃脘不舒服，面赤目黄，不断噫气，口干，严重时则会面黑如煤烟、口渴想饮水，疾病的根本在于心。如果手腕部的神门脉断绝，人就会不治而亡。通过脉搏气动的具体情况，可以知道五脏之气的强弱。

【解读】

本部分讲述了六气司天太过之时的气候特征、相应发病情况以及对应五脏的死脉。司天之气主上半年气候，例如厥阴风木司天，也就是巳亥年，疾病的根本在于脾脏。因为厥阴风木太盛，木克土，脾胃为土，所以就会引起脾胃的病症。如果足背部的冲阳脉断绝，人就会死亡而无法治愈。少阴君火司天，也就是子午年，如果热气亢盛，那么天气闷热，火热发生作用。疾病的根本在于肺。因为少阴君火太盛，火克金，肺为金，所以就会引起肺脏的病症。如果肘部的尺泽脉断绝，人就会不治而亡。太阴湿土司天，在丑未年，如果湿气亢盛，那么阴沉之气布满天空，雨水太多，致使草木枯槁。疾病的根本在于肾。因为太阴湿土太盛，土克水，肾为水，所以就会引起肾脏的病症。如果脚内踝处的太溪脉断绝，人就会不治而亡。少阳相火司天，在寅申年，如果火气亢胜，那么温热之气流行，金气不能发挥清肃的作用，因为火克金。疾病的根本在于肺。因为少阳相火太盛，火克金，肺为金，所以就会引起肺脏的病症。如果腋下的天府脉断绝，人就会不治而亡。阳明燥金司天，在卯酉年，如果燥气亢盛，那么金克木，草木繁荣的时间就会推迟。疾病的根本在肝。因为阳明燥金太盛，金克木，肝为木，所以会引起肝脏的病症。如果脚上大趾后的太冲脉断绝，人就会不治而亡。太阳寒水司天，在辰戌年，如果寒气亢盛，那么在不应当寒冷的季节，寒气反而降临，水结冰。疾病的根本在于心。因为太阳寒水太盛，水克火，心为火，所以就会引起心脏的病症。如果手腕部的神门脉断绝，人就会不治而亡。

帝曰：善。治之奈何？岐伯曰：司天之气，风淫所胜，平以辛凉，佐以苦甘，以甘缓之，以酸泻之。热淫所胜，平以咸寒，佐以苦甘，以酸收之。湿淫所胜，平以苦热，佐以酸辛，以苦燥之，以淡泄之。湿上甚而热，治以苦温，佐以甘辛，以汗为故而止。火淫所胜，平以酸冷，佐以苦甘，以酸收之，以苦发之，以酸复之，热淫同。燥淫所胜，平以苦温，佐以酸辛，以苦下之。寒淫所胜，平以辛热，佐以甘苦，以咸泻之。

【语译】

黄帝说：好，那要怎样治疗呢？岐伯说：凡是司天之气，风气太过侵入人体，就会导致相应的疾病，如果是风气太过导致的疾病，就要用辛味凉性的药物作为主治，用甘味、苦味的药物作为辅佐，用甘味的药物来缓和风气的急迫，用酸味的药物来泄掉风邪；如果是热气太过导致的疾病，就要用咸味寒性药物作为主治，用苦味甘味的药物作为辅佐，用酸味的药物来收敛；如果是湿气太过导致的疾病，就要用苦味热性的药物作为主治，用酸味辛味的药物作为辅佐，用苦味的药物来去湿，用淡味的药物渗泄湿邪；如果是火气太过导致的疾病，就要用酸味寒性药物作为主治，用苦味、甘味的药物作为辅佐，用苦味的药物发散火邪，用酸味的药物恢复津液，热气太过和火气太过的用药原则是相同的；如果是燥气太过导致的疾病，就要用苦味温性药物作为主治，用酸味、辛味的药物作为辅佐，用苦味的药物泄下；如果是寒气太过导致的疾病，就要用辛味热性的药物作为主治，用甘味、苦味的药物作为辅佐，用咸味的药物泻掉过盛的寒气。

【解读】

本部分主要讲述了司天之气太过所导致疾病的治疗原则。总之，司天之气偏盛的治疗方法，与在泉之气偏盛的治疗方法是一样的，总体原则都是克制太过之气，扶助被克制之气，也就是说，都要用属性相克的药物来克制太过之气，用属性相同的药物来扶持被克制、受伤之气。都要遵循阴阳中和、"以平为期"的治疗原则。

帝曰：善。邪气反胜，治之奈何？岐伯曰：风司于地，清反胜之，治以酸温，佐以苦甘，以辛平之。热司于地，寒反胜之，治以甘热，佐以苦辛，以咸平之。湿司于地，热反胜之，治以苦冷，佐以咸甘，以苦平之。火司于地，寒反胜之，治以甘热，佐以苦辛，以咸平之。燥司于地，热反胜之，治以平寒，佐以苦甘，以酸平之，以和为制，寒司于地，热反胜之，治以咸冷，佐以甘辛，以苦平之。

【语译】

黄帝说：好，邪气反胜之病要怎样治疗？岐伯说：如果是厥阴风木在泉的时候，风木之气太弱，就会被燥金的清肃之气过度克制而导致发病，那就要用酸味温性的药物作为主治，用苦味、甘味药物作为辅佐，用辛味的药物平复；如果是少阴君火的热气在泉，反而被寒水之气过度克制而发病，那么就要用甘味热性的药物作为主治，然后用苦味、辛味的药物作为辅佐，用咸味的药物调理；如果是太阴湿土在泉，反而被热气所过度克制而发病，就要用苦味寒性的药物作为主治，用咸味、甘味的药物作为辅佐，用苦味的药物平复；如果是少阳相火之气在泉，反而被寒水之气所过度克制而发病，就要用甘味热性的药物作为主治，用苦味、辛味的药物作为辅佐，用咸味的药物平复；如果是阳明燥金之气在泉，反而被火热之气过度克制而发病，那就要用平性寒性的药物作为主治，用苦味、甘味的药物作为辅佐，用酸味的药物平复，用性味平和的药物最为有利。如果是太阳寒水之气在泉，反而被火热之气所克制而发病，就要用咸味寒性的药物作为主治，用甘味、辛味的药物作为辅佐，用苦味的药物平复。

【解读】

本部分主要讲述了邪气胜所致疾病的治疗原则，以及在泉之气不足、被邪气反胜而导致疾病的治疗用药原则。首先要明确邪气反胜的根本原因，就是因为司天之气或者在泉之气不及、不足，就好比自己太弱了，所以招来敌人过度地欺负自己，这就是邪气反胜、邪气太过，就会使人生病。岐伯先解答了在泉之气太弱、被邪气过度克制而导致发病时，应该怎样用药治疗。如果是厥阴风木在泉的时候，风木之气太弱，就会被燥金的清肃之气过度克制而导致发病，那就要用酸味温性的药物作为主治，因为酸味属木，可以增补厥阴风木的不足；温性属火，可以克制过盛的燥金。然后用苦味、甘味的药物作为辅佐，用辛味的药物调理。其他五气致病依此类推，都可以按照六气补泻的思路进行治疗。

帝曰：其司天邪胜何如？岐伯曰：风化于天，清反胜之，治以酸温，佐以甘苦。热化于天，热反胜之，治以甘温，佐以苦酸辛。湿化于天，热反胜之，治以苦寒，佐以苦酸。火化于天，寒反胜之，治以甘热，佐以苦辛。燥化于天，热反胜之，治以辛寒，佐以苦甘。寒化于天，热反胜之，治以咸冷，佐以苦辛。

【语译】

黄帝问：司天之气被邪气所胜而致病，要如何治疗？岐伯说：如果是厥阴风木之气司天，风木之气不足，反而被清凉的金气过度克制而导致发病，就要用酸味温性的药物作为主治，用甘味、苦味的药物作为辅佐；如果少阴君火司天，反而被寒水之气过度克制而发病，就要用甘味温性的药物作为主治，用苦味、酸味、辛味的药物作为辅佐；如果太阴湿土之气司天，反而被热气过度克制而发病，就要用苦味寒性的药物作为主治，用苦味、酸味的药物作为辅佐；如果少阳相火司天，反而被寒水之气过度克制而致病，就要用甘味热性的药物作为主治，用苦味、辛味的药物作为辅佐；如果阳明燥金司天，反而被热气过度克制而致病，就要用辛味寒性的药物作为主治，用苦味、甘味的药物作为辅佐；如果太阳寒水司天，反而被热气克制，就要用咸味寒性的药物作为主治，用苦味、辛味的药物作为辅佐。

【解读】

本部分讲述了司天之气不足，致使邪气亢盛所导致的疾病的治疗用药原则。前面讲过在泉之气不足时的治疗原则，而司天之气不足时，治法和在泉之气的情况相同。如果厥阴风木之气司天，风木不足，反而被清凉的金气所过度克制而导致发病，就要用酸味温性的药物作为主治，因为酸为木，以木补木，温热为火，以火克金，用甘味、苦味的药物作为辅助。其他五气依此类推，其中"湿化于天，热反胜之"这句话，若按生克关系推测，应该为风反胜之，张景岳《类经》认为，热和风同气，此处用热，起强调的作用。

帝曰：六气相胜奈何？岐伯曰：厥阴之胜，耳鸣头眩，愦愦欲吐，胃鬲如寒，大风数举，倮虫不滋，胠胁气并，化而为热，小便黄赤，胃脘当心而痛，上支两胁，肠鸣飧泄，少腹痛，注下赤白，甚则呕吐，鬲咽不通。少阴之胜，心下热善饥，脐下反动，气游三焦，炎暑至，木乃津，草乃萎，呕逆躁烦，腹满痛，溏泄，传为赤沃。太阴之胜，火气内郁，疮疡于中，流散于外，病在胠胁，甚则心痛热格，头痛喉痹项强，独胜则湿气内郁，寒迫下焦，痛留顶，互引眉间，胃满，雨数至，燥化乃见，少腹满，腰脽重强，内不便，善注泄，足下温，头重足胫胕肿，饮发于中，胕肿于上。少阳之胜，热客于胃，烦心心痛，目赤欲呕，呕酸善饥，耳痛溺赤，善惊谵妄，暴热消烁，草萎水涸，介虫乃屈，少腹痛，下沃赤白。阳明之胜，清发于中，左胠胁痛溏泄，内为嗌塞，外发癫疝，大凉肃杀，华英改容，毛虫乃殃，胸中不便，嗌塞而咳。太阳之胜，凝凓且至，非时水冰，羽乃后化，痔疟发，寒厥入胃，则内生心痛，阴中乃疡，隐曲不利，互引阴股，筋肉拘苛，血脉凝泣，络满色变，或为血泄，皮肤否肿，腹满食减，热反上行，头项囟顶脑户中痛，目如脱，寒入下焦，传为濡泻。

【语译】

黄帝说：六气成为偏胜之气而致病的情况是怎样的？岐伯说：如果厥阴偏胜，厥阴风木成为胜气时，那么就会导致耳鸣头晕，心中烦乱想吐，胃脘及横膈之间感到冷，大风时起，倮虫不生。人们胁肋之气积聚不散而化热，小便黄赤，胃脘当心口窝处疼痛，两胁胀满，肠鸣，泄泻，少腹疼痛，赤白痢疾，严重时会出现呕吐，咽喉胸膈之间不通畅。少阴君火成为胜气时，心窝部位易发热，容易饥饿，肚脐下面疼痛，人体的三焦热邪弥漫，随着热气到来，树木开始流出汁液，草木枯萎。人们容易呕吐，容易烦躁，腹部出现胀痛，大便溏泻，严重的会尿血。太阴湿土成为胜气时，火热邪气郁结在身体内，人们会出现疮疡，化脓容易流出来，如果疮疡发生在胁肋部位，就容易在初夏时心窝疼痛，热邪蕴盛不流畅，容易出现头痛、咽喉不利、项背强直。湿土之气旺盛，停留在体内不运行，寒邪压迫人体下焦，容易出现热邪上犯、头顶痛，疼痛牵引到两侧眉毛，胃脘胀满。下雨的次数增加，慢慢地出现干燥的迹象，人的少腹部胀满不适，腰椎沉重强直，湿邪蕴结在体内，常常出现泄泻的情况，两脚温热，头部沉重，双腿水肿，水饮之邪从体内产生，上肢也容易浮肿。少阳相火成为胜气时，热邪聚集在胃脘部，容易出现心烦、心痛、双眼红赤、恶心呕吐、吐酸水，容易饥饿，两耳胀痛，小便黄赤，人易受到惊吓，严重的会神志不清、说胡话。气候暴热，炙烤天地万物，地上草木开始枯萎发黄，水源干枯，介虫类潜伏不出；人们会出现少腹疼痛，患上红白痢疾。阳明燥金成为胜气时，凉性的邪气从体内出现，左侧胁肋部会疼痛，容易泄泻，咽喉部有异物堵塞的感觉，男性的阴囊容易肿大。金之凉气肃降敛杀，草木开始干枯，毛虫容易死亡。人的胸胁处会觉得不舒服，咽部有异物堵塞而发生咳嗽。太阳寒水之气成为胜气时，寒冷凝冽的气候到来，未到时令，水却提前结冰，羽虫生长繁育推迟。人容易得痔疮、疟疾。寒邪侵袭胃脘，容易心窝疼痛，外阴部位发生疮疡，小便不利，疼痛牵引两条大腿内侧，筋骨和肌肉出现痉挛，血脉运行不畅而凝滞，络脉充满而颜色发生改变，有的表现为大便出血、皮肤水肿、腹部胀满、吃饭减少，热邪上冲，头顶、头后连接项背、枕骨的部位疼痛，双眼疼痛得像是要掉出来，寒气侵袭下焦，则容易出现水样泄泻的病症。

【解读】

本部分讲述了六气相胜所导致的病症情况。

六气互有强弱，互相克制。如果厥阴偏胜，也就是厥阴风木成为胜气时，就会出现风木太胜导致的疾病：一是伤害了它所克制的脏腑，木克土，也就是伤及脾胃；二是伤害了它所主管的脏腑，也就是肝胆，肝胆为木。其他五气偏胜的情况也是这样：如果少阴君火偏胜，就会导致火克制的肺脏以及同属火的心脏发生疾病；如果太阴湿土偏胜，就会导致土克制的肾脏以及同属土的脾胃发生疾病；如果少阳相火偏胜，就会导致火克制的肺脏以及同属火的心脏发生疾病；如果阳明燥金偏胜，就会导致金克制的肝脏以及同属金的肺脏发生疾病；如果太阳寒水偏胜，就会导致水克制的心脏以及同属水的肾脏发生疾病。

帝曰：治之奈何？岐伯曰：厥阴之胜，治以甘清，佐以苦辛，以酸泻之。少阴之胜，治以辛寒，佐以苦咸，以甘泻之。太阴之胜，治以咸热，佐以辛甘，以苦泻之。少阳之胜，治以辛寒，佐以甘咸，以甘泻之。阳明之胜，治以酸温，佐以辛甘，以苦泻之。太阳之胜，治以苦热，佐以辛酸，以咸泻之。

【语译】

黄帝说：那要如何治疗？岐伯说：如果厥阴风木偏胜而发病，就要用甘味凉性的药物作为主治，然后用苦味、辛味的药物作为辅佐，用酸味的药物泻去胜气；如果少阴君火偏胜而发病，就要用辛味寒性的药物作为主治，用苦味、咸味的药物作为辅佐，用甘味的药物泻去胜气；如果太阴湿土偏胜而发病，就要用咸味热性的药物作为主治，用辛味、甘味的药物作为辅助，用苦味的药物泻去胜气；如果少阳相火偏胜而发病，就要用辛味寒性的药物作为主治，用甘味、咸味的药物作为辅佐，用甘味的药物泻；如果阳明燥金偏胜而发病，就要用酸味温性的药物作为主治，用辛味、甘味的药物作为辅佐，用苦味的药物泻去胜气；如果太阳寒水偏胜而发病，就要用甘味热性的药物作为主治，用辛味、酸味的药物作为辅佐，用咸味的药物泻去胜气。

【解读】

本部分讲述了六气偏胜所导致的病症的治疗原则。总原则是克伐太过之气，扶助被克伐之气。如果厥阴风木偏胜而发病，就要用甘味凉性的药物作为主治：甘味属土，木太过则克土，所以要用甘味的土来扶持脾胃之土；凉性属金，木太过了，所以要用凉性的金来克制过盛的风木，然后用苦味、辛味的药物作为辅佐，用酸味的药物泻去胜气；其余病症也可按照这个规则依此类推。总而言之，六气偏胜所导致的病症，其用药原则都是要克制太过之气，扶助被克制之气，也就是用性味相克的药物来克制太过之气，用性味相同的药物来扶助不及之气。治疗离不开五行相生相克的原理。

帝曰：六气之复何如？岐伯曰：悉乎哉问也！厥阴之复，少腹坚满，里急暴痛，偃木飞沙，倮虫不荣，厥心痛，汗发呕吐，饮食不入，入而复出，筋骨掉眩，清厥，甚则入脾，食痹而吐。冲阳绝，死不治。少阴之复，燠热内作，烦躁鼽嚏，少腹绞痛，火见燔焫，嗌燥，分注时止，气动于左，上行于右，咳，皮肤痛，暴瘖心痛，郁冒不知人，乃洒淅恶寒，振栗谵妄，寒已而热，渴而欲饮，少气骨痿，隔肠不便，外为浮肿，哕噫，赤气后化，流水不冰，热气大行，介虫不复，病痱胗疮疡，痈疽痤痔，甚则入肺，咳而鼻渊。天府绝，死不治。太阴之复，湿变乃举，体重中满，食饮不化，阴气上厥，胸中不便，饮发于中，咳喘有声，大雨时行，鳞见于陆，头顶痛重，而掉瘛尤甚，呕而密默，唾吐清液，甚则入肾，窍泻无度。太溪绝，死不治。少阳之复，大热将至，枯燥燔爇，介虫乃耗，惊瘛咳衄，心热烦躁，便数憎风，厥气上行，面如浮埃，目乃瞤瘛，火气内发，上为口糜，呕逆，血溢血泄，发而为疟，恶寒鼓栗。寒极反热，嗌络焦槁，渴饮水浆，色变黄赤，少气脉萎，化而为水，传为胕肿，甚则入肺，咳而血泄。尺泽绝，死不治。阳明之复，清气大举，森木苍干，毛虫乃厉，病生胠胁，气归于左，善太息，甚则心痛否满，腹胀而泄。呕苦咳哕烦心，病在鬲中，头痛，甚则入肝，惊骇筋挛。

太冲绝，死不治。太阳之复，厥气上行，水凝雨冰，羽虫乃死，心胃生寒，胸膈不利，心痛否满，头痛善悲，时眩仆，食减，腰脽反痛，屈伸不便，地裂冰坚，阳光不治，少腹控睾，引腰脊，上冲心，唾出清水，及为哕噫，甚则入心，善忘善悲，神门绝，死不治。

【语译】

黄帝说：成为六气报复之气致病的情况是怎样的？岐伯说：你问得真详细啊！如果厥阴风木成为复气时，就会导致少腹部硬满，胸胁腹部拘急、突发疼痛。树木倒伏，沙土飞扬，倮虫不能发育。人还容易出现厥逆心痛、出汗、呕吐、饮食不进、吃了就吐、筋骨震颤、目眩头晕、手足厥冷等症状。严重时风邪会侵入脾脏，出现食痹病、呕吐等。如果足背部的冲阳脉断绝，人就会难以救治，容易死亡。如果少阴君火成为复气，那么人就会心中烦热、烦躁、流鼻血、喷嚏、少腹绞痛，火现于外，身热如碳，咽喉干燥，大小便时下时止，如果气动于左边并向上行影响到右边，人就会咳嗽、皮肤痛、突然失声、心痛、人事不知，继而出现恶寒颤抖、胡言乱语，寒战后又会出现高热、口渴想喝水、少气、骨头萎软无力、肠道堵塞、大便不通，在外出现浮肿，呃逆嗳气。如果热气后化，流水不能结冰，热气大行，介虫不藏。人还容易出现痱、疹、疮疡、痈疽、痤痔等病，严重时热邪则会侵袭肺脏，表现为咳嗽、鼻流浊涕且量多不止。如果腋下的天府脉断绝，人就会不治而亡。如果太阴湿土成为复气，就会湿气流行，人会身体沉重，腹中胀满，饮食不化，寒湿之气上逆，引起胸中憋闷而不畅快，水饮发于内，咳喘有声音，时常下大雨，在陆地看见鱼类。人还容易出现头项痛，在震动抽搐时加重，呕吐，口吐清水，严重时邪气会侵袭肾脏，泄泻不止。如果足内踝下的太溪脉断绝，人就会不治而亡。如果少阳相火成为复气，那么就会有大热降临，气候枯燥灼热，介虫伤耗。人就会出现惊恐、咳嗽、衄血、心热烦躁、小便频繁、怕风等症状。厥逆之气上行，面色晦暗如同被浮尘蒙蔽，眼睛跳动抽搐。火气入内，出现口舌糜烂、呕吐、气逆、血溢、便血，还会出现疟疾、恶寒战栗。寒到极点反而转热，人会咽喉干燥，口渴想喝水，面色变为黄赤，少气，脉萎弱。化为水肿病，转为浮肿，严重时邪气侵入肺脏，咳嗽带血。如果肘部的尺泽脉断绝，人就容易死亡，不能救治。如果阳明燥金成为复气，就会导致清凉肃杀之气流行，树木苍老枯干，毛虫因传染病死亡。人容易胸胁部发病，邪气常侵犯左侧，病人会时常叹息，严重时会出现心痛、痞塞胀满、腹胀、泄泻、呕出苦味、咳嗽、干呃、心烦。病在横膈的位置会头痛，严重时会侵袭肝脏，出现惊骇、筋脉痉挛等病症。如果足大趾后的太冲脉断绝，人就容易死亡，不能救治。如果太阳寒水成为复气，那么寒冷之气就会流行，水结冰，天下雪，禽类死亡。人就容易从心胃生出寒气，胸膈不通畅，心痛，头痛，容易悲伤，经常眩晕仆倒，食欲减退，腰椎疼痛，屈伸不便，男性还容易出现少腹痛而牵引睾丸，连带腰脊疼痛，寒气上逆冲心，唾出清水，干呃，嗳气，严重时邪气侵入心脏，出现健忘、易悲伤等病症。如果手腕处的神门脉断绝，人就容易死亡，不能救治。

【解读】

本部分主要讲述了六气出来报复所引起的疾病，又主要通过六气来复的克伐之性来描述，讲了该气对应的脏腑经络的疾病。来复之气大多克伐之性比较重，所以其危害主要是以克伐其所胜之气导致的病症。如果克伐太过，被克伐之气过于柔弱，相应的脏腑之气损伤过重，人就容易死亡。比如厥阴之气出来报复，厥阴之气属于肝木，肝气实而拘急，木克土，脾土受损，所以就会有脾胃受损的病症，冲阳脉为胃经原穴，若脉绝，则病人容易死亡，不能救治。其他五气依此类推。

帝曰：善。治之奈何？岐伯曰：厥阴之复，治以酸寒，佐以甘辛，以酸泄之，以甘缓之。少阴之复，治以咸寒，佐以苦辛，以甘泻之，以酸收之，辛苦发之，以咸软之。太阴之复，治以苦热，佐以酸辛，以苦泻之，燥之，泄之。少阳之复，治以咸冷，佐以苦辛，以咸软之，以酸收之，辛苦发之。发不远热，无犯温凉。少阴同法。阳明之复，治以辛温，佐以苦甘，以苦泄之，以苦下之，以酸补之。太阳之复，治以咸热，佐以甘辛，以苦坚之。治诸胜复，寒者热之，热者寒之，温者清之，清者温之，散者收之，抑者散之，燥者润之，急者缓之，坚者软之，脆者坚之，衰者补之，强者泻之，各安其气，必清必静，则病气衰去，归其所宗，此治之大体也。

【语译】

黄帝说：好。那要怎样治疗呢？岐伯说：如果厥阴风木为复气而发病，就要用酸味寒性的药物作为主治，用甘味、辛味的药物作为辅助，用酸味的药物泄去邪气，用甘味的药物缓和。如果少阴君火为复气而发病，就要用咸味寒性的药物作为主治，用苦味、辛味的药物作为辅佐，用甘味的药物泄去邪气，用酸味的药物收敛，用辛味、苦味的药物发散，用咸味的药物软化。如果太阴湿土为复气而发病，就要用苦味热性的药物作为主治，用酸味、辛味的药物作为辅佐，用苦味的药物泄去邪气，去其湿气，或去湿邪。如果少阳相火为复气而发病，就要用咸味寒性的药物作为主治，用苦味、辛味的药物作为辅助，用咸味的药物软化，用酸味的药物收敛，用辛味、苦味的药物发散，发散时不用避讳热天。少阴为复气致病时治法与之相同。如果阳阴燥金为复气而发病，就要用辛味温性的药物作为主治，用苦味甘味的药物作为辅佐，用苦味的药物泄去邪气，用苦味的药物通下以去胀满气逆，用酸味的药物补益。如果太阳寒水为复气而发病，就要用咸味热性的药物作为主治，用甘味、辛味的药物作为辅佐，用苦味的药物来使阴精坚固。凡是治疗胜气复气导致的疾病，寒病要用热药，热病要用寒药，温病要用清凉药，凉病要用温性药，气散要用收敛药，气郁要用发散药，气燥要用滋润药，气急则用缓和药，坚实要用软坚药，脆弱要用固本药，气衰要用补药，气盛要用泻药。总之，要使五脏之气安定平和，则清静安宁，如此一来，病气自然就会衰退，阴阳气血就会各自回归正轨，这就是治病用药的大致法则。

【解读】

本部分主要讲述了六气出来报复导致疾病的治疗原则。六气来复的治疗和前面类似，比如厥阴之气出来报复，则首先以酸药泻厥阴之气。木气来复多热，故以酸寒之药主治，以甘药补其被克伐的脾土之气，辛药疏散肝木之气，酸味泻，甘味补。总之是泄肝木之气之有余，补脾土之气的不足。治疗原则还是按照生克的规律，损有余而补不足，以平复为最终目的。

帝曰：善。气之上下，何谓也？岐伯曰：身半以上，其气三矣，天之分也，天气主之。身半以下，其气三矣，地之分也，地气主之。以名命气，以气命处，而言其病。半，所谓天枢也。故上胜而下俱病者，以地名之，下胜而上俱病者，以天名之。所谓胜至，报气屈伏而未发也，复至则不以天地异名，皆如复气为法也。帝曰：胜复之动，时有常乎？气有必乎？岐伯曰：时有常位，而气无必也。

帝曰：愿闻其道也。岐伯曰：初气终三气，天气主之，胜之常也。四气尽终气，地气主之，复之常也。有胜则复，无胜则否。帝曰：善。复已而胜何如？岐伯曰：胜至则复，无常数也，衰乃止耳。复已而胜，不复则害，此伤生也。帝曰：复而反病何也？岐伯曰：居非其位，不相得也。大复其胜则主胜之，故反病也。所谓火躁热也。

【语译】

黄帝说：好。人体的气有上下，是怎么分的？岐伯说：人体上半身有三种气，和天气相应，由司天之气所主管；人体下半身有三种气，和地气相应，由在泉之气所主管。这六种气用三阴三阳的名称来命名，用六气所配属的脏腑经络来确定部位，以此来进一步说明人体疾病的情况。所谓身半，就是指肚脐两旁的天枢穴。也就是说肚脐以上为上半身，以下为下半身。所以如果上半身的三气胜下半身的三气而发病，就要用地气的名称来命名疾病；如果下半身的三气胜上半身的三气而发病，就要用天气的名称来命名疾病。所谓胜气降临，是指报复之气还在潜伏、没有到来的时候；如果复气已经到来，就不能用天地之气来命名疾病，而要依据复气的变化来确定病名。黄帝说：胜气复气的变化，有一定的时间吗？胜复之气的到来有一定的规律吗？岐伯说：六气即风暑火湿燥寒，在一年中有固定不变的时间和位置，但胜气与复气的到来却是不一定的。一般来说，每一年从初之气到三之气，都是由天气也就是司天之气所主宰，这是胜气经常到来的时间；从四之气到终之气，都是由地气也就是在泉之气所主宰，这是复气经常到来的时间。有胜气才有复气，没有胜气也就没有复气。黄帝说：好。有时复气过去了，胜气又来了，这是什么原因？岐伯说：只要有胜气降临，就必定会伴随着复气的到来，这是没有固定规律的，直到气衰才会停止。如果复气停止之后又有胜气到来，又没有复气与之相对应，那么就会成为危害，伤害人的生命。黄帝说：复气到来后，它本身反而导致疾病，又是什么原因呢？岐伯说：这是由于复气到来的时候不在它时令的正位，又与主气不相合。如果复气过分地报复胜气，那么复气本身必然会衰弱，这时主时之气就会乘机克制它，所以复气会导致生病。这种情况主要发生在火、燥、热三气为复气的时候。

本部分主要讲述了人体上下之气的主要划分方法以及胜复之气的特征。

首先，人体的气有天气和地气之分。在天枢穴以上的为天气所主，有三气；在天枢穴以下的为地气所主，有三气，合起来共有六气。身半之别就是以天地来划分，人和天地相参，人和天地相应，意味着人能达到天人合一的境界。疾病的命名也是根据天胜地还是地胜天来区别的。

其次，说明太过之气和报复之气的规律，前半年为天气所主，即初之气到三之气，通常出现的是胜气；后半年为地气所主，即四之气到六之气，通常出现的是复气。胜气复气是相互依存的，有太过之气，才会有报复之气，才能达到阴阳平衡。什么时候这两者都衰减了，才会停止，如果两者都没有衰减，就会反复交替出现，直到消减、消失。

帝曰：治之何如？岐伯曰：夫气之胜也，微者随之，甚者制之。气之复也，和者平之，暴者夺之，皆随胜气，安其屈伏，无问其数，以平为期，此其道也。帝曰：善。客主之胜复奈何？岐伯曰：客主之气，胜而无复也。帝曰：其逆从何如？岐伯曰：主胜逆，客胜从。天之道也。帝曰：其生病何如？岐伯曰：厥阴司天，客胜则耳鸣掉眩，甚则咳；主胜则胸胁痛，舌难以言。少阴司天，客胜则鼽嚏，颈项强，肩背瞀热，头痛少气，发热，耳聋目瞑，甚则胕肿血溢，疮疡咳喘；主胜则心热烦躁，甚则胁痛支满。太阴司天，客胜则面首胕肿，呼吸气喘；主胜则胸腹满，食已而瞀。少阳司天，客胜则丹胗外发，及为丹熛疮疡，呕逆喉痹，头痛嗌肿，耳聋血溢，内为瘛疭；主胜则胸满咳仰息，甚而有血，手热。阳明司天，清复内余，则咳衄嗌塞，心鬲中热，咳不止而白，血出者死。太阳司天，客胜则胸中不利，出清涕，感寒则咳；主胜则喉嗌中鸣。厥阴在泉，客胜则大关节不利，内为痉强拘瘛，外为不便；主胜则筋骨繇并，腰腹时痛。少阴在泉，客胜则腰痛，尻股膝髀腨骱足病，瞀热以酸，胕肿不能久立，溲便变；主胜则厥气上行，心痛发热，鬲中众痹皆作，发于胠胁，魄汗不藏，四逆而起。太阴在泉，客胜则足痿下重，便溲不时，湿客下焦，发中濡泻，及为肿隐曲之疾；主胜则寒气逆满，食饮不下，甚则为疝。少阳在泉，客胜则腰腹痛而反恶寒，甚则下白溺白；

主胜则热反上行而客于心，心痛发热，格中而呕。少阴同候。阳明在泉，客胜则清气动下，少腹坚满而数便泻；主胜则腰重腹痛，少腹生寒，下为鹜溏，则寒厥于肠，上冲胸中，甚则喘不能久立。太阳在泉，寒复内余，则腰尻痛，屈伸不利，股胫足膝中痛。

【语译】

黄帝说：那要怎么治疗呢？岐伯说：凡是胜气导致的疾病，病情轻微的要随着它，也就是要顺应它的特性进行治疗。病情严重的要阻止它，也就是要用克制它的药物进行治疗。病情和缓的要用和缓的药物平复它，病情紧急的要马上削弱它，用克制它的药物来祛除邪气。一切都要随着胜气，随着胜气来治疗被抑伏之气，不管胜气和复气更替多少次，都要以人体之气平衡调和作为最终目的，这就是治疗的根本原则。黄帝说：好。那么客气和主气的胜气与复气是怎样的？岐伯说：客气与主气之间，只有胜气没有复气。主气胜过客气为逆，客气胜过主气为顺，这是天地间的规律。黄帝说：由此导致的疾病是怎样的？岐伯说：厥阴风木司天，客气太过就会出现耳鸣眩晕，严重的会出现咳嗽；主气太过就会出现胸胁疼痛、舌头强直不能说话。少阴君火司天，客气太过容易出现鼻塞、打喷嚏、颈项强直，肩背酸痛、身体发热、头痛、气短、耳聋、视物昏花，严重的会出现四肢浮肿、皮肤出血发斑、疮疡甚至咳嗽气喘；主气太过则会心中发热烦躁，严重的会发展为胁肋疼痛胀满。太阴湿土司天，客气太过时头面部会出现浮肿，呼吸的时候气机不畅，出现喘咳；主气太过时胸腹部会胀满不适，饮食不易消化而胀闷。少阳相火司天，客气太过时皮肤会长斑疹和发红，严重的甚至会出现丹毒和疮疡，呕吐、气逆、咽喉红肿疼痛、头痛、耳聋、出血、手足抽搐；主气太过时会出现胸满、咳嗽、仰头呼吸，严重的会咳血，手心发热。阳明燥金司天，体内清肃之气有余，容易出现咳嗽、流鼻血、咽喉干燥堵塞、心胸发热、咳嗽不止等症状，面色苍白又出血不止的人容易死亡。太阳寒水司天，客气太过则容易出现心胸憋闷、鼻流清涕，感受风寒就会咳嗽；主气太过则咽喉中有痰鸣音。厥阴风木在泉，客气太过就容易大关节屈伸不利，在内肌肉发生痉挛、僵直甚至抽搐，在外则表现为行动不便；主气太过就会发生筋骨强直和颤动，腰腹部经常疼痛。少阴君火在泉，客气太过会腰痛，并且屁股、大腿、膝盖、髋关节、腓肠肌、小腿、双足等部位感到不适，容易酸胀发热和疼痛，严重的会出现下肢浮肿，不能长时间站立，大小便的性状发生改变；主气太过会出现逆气上冲、心痛发热、胸膈痹证、胠肋部位病变、出汗不止、四肢厥冷。太阴湿土在泉，客气太过会出现双足萎弱、双下肢沉重、大小便不正常，湿邪滞留在人体下部，容易出现湿邪过重导致的泄泻，并出现双下肢浮肿以及大小便不利；主气太过则会出现寒气向上逆冲，腹部痞塞满闷，饮食减少，严重时会发生疝气疼痛。少阳相火在泉，客气太过时腰腹部会疼痛，恶寒怕冷，严重时会出现大小便颜色变白；主气太过则会出现邪热向上冲犯，侵犯心脏，心胸部疼痛发热，饮食不能摄入，中脘格拒不通，甚至会发生呕吐，其余症状和少阴君火在泉时一样。阳明燥金在泉，客气太过时，清凉邪气袭扰人体下部，导致少腹部坚硬胀满，多次泄泻；主气太过则容易出现腰部沉重和腹部疼痛，少腹部容易发凉，大便溏泻，寒气容易向上冲逆肠胃，上冲到心胸之中，严重时病人甚至气喘到不能长久站立。太阳寒水在泉，寒气出来报复，在体内容易出现寒邪太盛的情况，腰部和臀部容易疼痛，四肢不能正常屈伸，大腿、小腿、双足和膝盖也容易疼痛。

【解读】

本部分主要讲述了不同的主气和客气在太过和报复时的病症表现。

首先讲了太过之气的治疗总原则。太过之气所导致的疾病，如果轻微就顺随它，如果比较严重就要制止它，要让受到抑制潜伏的气保持安定，以相互生克、平调衡和为最终目的，不必纠结用药的次数和多少。

其次讲述了主气和客气太过和报复的情况。其中客气与主气只存在胜气，没有复气。主气太过则为逆，客气太过则为顺，这是天地自然的规律。

最后详细介绍主气胜和客气胜而导致的疾病和症状，前半年司天之气主气，分属厥阴、少阴、少阳的木气、火气、火气三气为主气，比如厥阴司天，客气胜，就会出现肝木之气盛行的疾病；如果主气胜，出现主随客气火化的现象，就会出现相火旺盛的病症。其余情况依此类推。后半年以太阴湿土、阳明燥金、太阳寒水的土气、金气、水气为主气，厥阴之气在泉，无论主气还是客气胜，皆以木居土金水之乡，肝木受制于下，会出现筋骨关节的病症。其余情况依此类推。

帝曰：善。治之奈何？岐伯曰：高者抑之，下者举之，有余折之，不足补之，佐以所利，和以所宜，必安其主客，适其寒温，同者逆之，异者从之。帝曰：治寒以热，治热以寒，气相得者逆之，不相得者从之，余以知之矣。其于五味何如？岐伯曰：木位之主，其泻以酸，其补以辛。火位之主，其泻以甘，其补以咸。土位之主，其泻以苦，其补以甘。金位之主，其泻以辛，其补以酸。水位之主，其泻以咸，其补以苦。厥阴之客，以辛补之，以酸泻之，以甘缓之。少阴之客，以咸补之，以甘泻之，以咸收之。太阴之客，以甘补之。以苦泻之，以甘缓之。少阳之客，以咸补之，以甘泻之，以咸软之。阳明之客，以酸补之，以辛泻之，以苦泄之。太阳之客，以苦补之，以咸泻之，以苦坚之，以辛润之。开发腠理，致津液通气也。帝曰：善。愿闻阴阳之三也何谓？岐伯曰：气有多少，异用也。帝曰：阳明何谓也？岐伯曰：两阳合明也。帝曰：厥阴何也？岐伯曰：两阴交尽也。

【语译】

黄帝说：好。那么应该如何治疗？岐伯说：邪气上逆的就要抑制它，邪气下陷的就要升举它，邪气有余的就要减少它，正气不足的就要补益它。再用有益的药物作为辅佐，用适当的食物加以调和，安和主客之气，并且治疗时采用寒性药还是温性药，既要适合病情又要适合天时气候。如果客气和主气相同，就要用逆治法；如果客气和主气不同，就要用顺治法。黄帝说：治疗寒性病要用热性药，治疗热性病要用寒性药。主气与客气如果相同，就要用逆治法；如果相反，就要用顺治法，这些道理我已经知道了，那么用五味来对五行进行补泻又是怎样的？岐伯说：厥阴风木为主气太胜而致病，就要用酸性药物来泻它，用辛味药物来补它。少阴君火、少阳相火为主气太过而致病，就要用甘性的药物来泻它，用咸味的药物来补它；太阴湿土为主气太过而致病，就要用苦味的药物来泻它，用甘味的药物来补它；阳明燥金为主气太过而致病，就要用辛味的药物来泻它，用酸味的药物来补它；太阳寒水为主气太过而致病，就要用咸味的药物来泻它，用苦味的药物来补它。厥阴风木为客气太过而致病，就要用辛味的药物来补它，用酸味的药物来泻它，用甘味的药物来缓和它；少阴君火为客气太过而致病，就要用咸味的药物来补它，用甘味药物来泻它，用咸味的药物来收敛它；太阴湿土为客气太过而致病，就要用甘味的药物来补它，用苦味的药物来泻它，用甘味的药物来缓和它；少阳相火为客气太过而致病，就要用咸味的药物来补它，用甘味的药物来泻它，用咸味药物来软坚散结；阳明燥金为客气太过而致病，就要用酸味的药物来补它，用辛味的药物来泻它，也可用苦味的药物来泄下；太阳寒水为客气太过而致病，就要用苦味的药物来补它，用咸味的药物来泻它，用苦味的药物来坚实它，用辛味的药物来滋润它，这样就可以疏通腠理，使气机通畅、津液布散。黄帝说：我想听你说说阴阳各有其三是什么道理？岐伯说：这是由阴阳之气的多少和其作用的不同所决定的。黄帝说：阳明是什么意思？岐伯说：太阳、少阳两阳交会而光明，就称为阳明。黄帝说：厥阴是什么意思？岐伯说：太阴、少阴两阴之气交尽，就称为厥阴。

【解读】

本部分主要讲述了主气和客气太过和报复所致病症的治疗原则。

首先，讲述了总的治疗原则，就是平调阴阳、阖气机，上冲的气机要抑制它，下陷的气机要升举它，有余就削减它，不足就补益它，并且要用好的药物、适当的食物，以安和主气和客气。如果客气和主气为同气，则逆而折之，逆治之法，即用热药治疗寒病；如果主气和客气不同，视强弱之气而调节，从治之法，即用热药治疗热病。总之，按照"损有余""补不足"的原则，让气回归中位，回归中和，从而达到阴阳平衡的状态。

其次，重点讲述了五行补泻的主要方法，风木之气所导致的疾病，用酸味泄它，用辛味补它，其余五气依此类推。总归要达到的目的是宣通气机、使津液布散。最后讲述了三阴三阳的来历，两阳合明谓之阳明，两阴交尽谓之厥阴。万事万物总是从小到大、从弱到强的，所以六气的排列顺序是先三阴、后三阳，也就是厥阴、少阴、太阴、少阳、阳明、太阳，完整地说，就是厥阴风木、少阴君火、太阴湿土、少阳相火、阳明燥金、太阳寒水。这就是客气六气的次序。

帝曰：气有多少，病有盛衰，治有缓急，方有大小，愿闻其约奈何？岐伯曰：气有高下，病有远近，证有中外，治有轻重，适其至所为故也。《大要》曰：君一臣二，奇之制也；君二臣四，偶之制也；君二臣三，奇之制也；君二臣六，偶之制也。故曰：近者奇之，远者偶之；汗者不以奇，下者不以偶，补上治上制以缓，补下治下制以急，急则气味厚，缓则气味薄。适其至所，此之谓也。病所远，而中道气味乏者，食而过之，无越其制度也。是故平气之道，近而奇偶，制小其服也。远而奇偶，制大其服也。大则数少，小则数多。多则九之，少则二之。奇之不去则偶之，是谓重方。偶之不去，则反佐以取之，所谓寒热温凉，反从其病也。

【语译】

黄帝说：阴阳之气有多有少，疾病有盛有衰，治法有缓有急，制方有大有小，想听你说说区分它们的标准是什么。岐伯说：邪气有上有下，病位有远有近，症候有的在里有的在表，所以治法要有轻有重，要以药力恰好到达病变的位置为目的。有一部古书叫《大要》，说：君药一味，臣药二味，这是奇数药方的配方标准；君药二味，臣药四味，这是偶数药方的配方标准；君药二味，臣药三味，这是奇数药方的配方标准；君药二味，臣药六味，这是偶数药方的配方标准。病变部位近或者发病时间短的要用奇方，病变部位远或者发病时间长的要用偶方；发汗时不用奇方，攻下时不用偶方。如果补上部的正气、泻上部的邪气，应当用缓和的方子；补下部的正气、泻下部的邪气则应当用急速的方子。要组成急方就要用气味浓厚的药物，要组成缓方就要用气味淡薄的药物。以药力恰好到达发病部位为准，说的就是这种情况。病位近的，无论是用奇方还是偶方，都要组制成小方来服用；病位远的，无论是用奇方还是偶方，都要组制成大方来服用。大方药味数量少但用量重，小方药味数量多但用量轻。味数多可以达到九味，味数少可以仅有两味。如果用了奇方没有治好病，就再用偶方治，这就叫重方。如果用重方还没治好，就要用反佐法来治疗。什么叫反佐法？就是用和疾病相同属性的药物，也就是说，这种佐药的寒热温凉属性和疾病寒热温凉的属性相同，其实就是反治法。

【解读】

本部分主要讲述制方的原则，而又主要讲了处方中君臣佐使的原则，这是古人借鉴国家管理的经验，对药物进行君臣佐使的分类。治病如治国，用药如用兵，历来是对中医治病最好的比喻。用药的多少、缓急、轻重都蕴含其中。文中出现的"奇""偶""小""大"都是核心词汇，其文化源头是《周易》。《周易·系辞传下》："阳卦多阴，阴卦多阳，其故何也？阳卦奇，阴卦偶。"意思是说，阳卦（坎、震、艮）均由一个阳爻和两个阴爻组成，阴卦（巽、离、兑）均由两个阳爻和一个阴爻组成。在阳卦之中，阳爻是单数，所以称为奇；在阴卦之中，阳爻是双数，所以称为偶。《黄帝内经》奇偶制方的原则，正是由方中君药单数还是双数决定的。君药就好比前面八卦中所蕴含的阳爻，臣药就好比前面八卦中所蕴含的阴爻。如果君药的个数是双数，那么这个方剂是偶方；如果将偶方再往下细分，那么就要看臣药是单数还是双数；如果君药的个数是单数，那么这个方剂就是奇方，那么再往下分，按照臣药单数还是双数来决定奇偶。《周易·系辞传上》说，"是故卦有小大，辞有险易"，这句话朱熹在《周易本义》中解释"小谓阴，大谓阳"。卦象有小大差异指的就是对卦象要分别其阴阳属性。所以，我们可以直接认为，本段中"方有小大"说的不是方剂所含草药的多少，而是指方剂也要分出阴阳。这样一来，包含数多的就显得小，就是阴性方剂；包含数少的显得大，就是阳性方剂。再往下深究，"数"具体指代的是什么呢？《周易·系辞传下》说，"天一，地二，天三，地四，天五，地六，天七，地八，天九，地十""天数二十有五，地数三十"。天是阳性的，它所代表的数小；地是阴性的，它所代表的数大。所以说，属阳性，生成之数就少，就是大方；属阴性，生成之数就多，就是小方。这样分析下来，"大则数少，小则数多"就很容易理解了。这里的"数"并不是指药物数量的多少，而是指药物在阴阳属性上所存在的生成之数多还是少。如果从阴阳属性看，药物的生成之数为多，那么这个方剂就是小方；如果从阴阳属性看，药物的生成之数为少，那么这个方剂就是大方。

帝曰：善。病生于本，余知之矣。生于标者，治之奈何？岐伯曰：病反其本，得标之病。治反其本，得标之方。帝曰：善。六气之胜，何以候之？岐伯曰：乘其至也。清气大来，燥之胜也，风木受邪，肝病生焉。热气大来，火之胜也，金燥受邪，肺病生焉。寒气大来，水之胜也，火热受邪，心病生焉。湿气大来，土之胜也，寒水受邪，肾病生焉。风气大来，木之胜也，土湿受邪，脾病生焉。所谓感邪而生病也。乘年之虚，则邪甚也。失时之和，亦邪甚也。遇月之空，亦邪甚也。重感于邪，则病危矣。有胜之气，其必来复也。

【语译】

黄帝说：好。病生于本，也就是由风寒暑湿燥火六气引起的病，这一点我已经知道了。对于那些病生于标也就是由三阴三阳引起的疾病，又应该怎样治疗呢？岐伯说：和本病相反的就是标病。治疗时用和本病相反的方法，就是治标的方法。黄帝说：好。六气太胜导致本病，要怎样诊候呢？岐伯说：要趁六气到来的时候进行诊候。比如清肃之气大来，说明燥气太胜，金克木，风木之气就会受邪，就会导致肝病。热气大来，说明火气太胜，火克金，金燥之气就会受邪，就会导致肺病。寒气大来，说明水气太胜，水克火，火热之气就会受邪，就会导致心病。湿气大来，说明土气太胜，土克水，寒水之气就会受邪，就会导致肾病。风气大来，说明木气太胜，木克土，土湿之气就会受邪，就会导致脾病。这就是五脏感受胜气之邪而生病的情况。如果遇到岁气不足、岁运不及的年份，那么邪气就会更加严重；如果主气和客气不和谐，邪气就会更加严重；如果赶上月亮全亏，邪气就会更加严重。如果反复地感受邪气，那么病情就会很危险。总之，有了胜气，报复之气就会随之而来。

【解读】

本部分讲述了病生于标者六气之胜的变化特征，对六气所胜的情况进行了分析，仍然按照五行相胜的道理进行论述。而后对感受邪气容易生病的三种情况进行了描述，分别是气不足、主气不和以及遇月之空等，反复感受邪气侵袭则容易病危。最后提到，太过之气和报复之气是相互依存而产生的。比如，阳明燥金之气太过，金克木，则肝木受邪，肝脏就会发病。

帝曰：其脉至何如？岐伯曰：厥阴之至其脉弦，少阴之至其脉钩，太阴之至其脉沉，少阳之至大而浮，阳明之至短而涩，太阳之至大而长。至而和则平，至而甚则病，至而反者病，至而不至者病，未至而至者病，阴阳易者危。

【语译】

黄帝说：六气到来时脉象的表现如何？岐伯说：厥阴风木之气到来，脉象表现为弦脉；少阴君火之气到来，脉象表现为钩脉；太阴湿土之气到来，脉象表现为沉脉；少阳相火之气到来，脉象表现为大而浮；阳明燥金之气到来，脉象表现为短而涩；太阳寒水之气到来，脉象表现为大而长。六气到来时，脉象和缓是正常的，如果六气到来时脉象过盛，就是疾病的脉象。如果六气到来时的脉象和正常脉象是相反的，那么这也是疾病的脉象。如果六气到来，相对应的脉象却没有出现，同样是疾病的脉象，或者六气没有到来，脉象却已出现，也是疾病的脉象。如果脉象的阴阳属性和疾病的阴阳属性相反，患者就会有死亡的风险。

【解读】

本部分讲述了"病生于标"的疾病的脉象特征。六气的脉象也存在不同，弦、沉、钩、浮、涩、长是其基本变化。六气和脉象相合且和缓，表明人体健康，如果六气和脉象不相符，则表明人会出现疾病或原本的病情加重。

帝曰：六气标本，所从不同奈何？岐伯曰：气有从本者，有从标本者，有不从标本者也。帝曰：愿卒闻之。岐伯曰：少阳太阴从本，少阴太阳从本从标，阳明厥阴，不从标本，从乎中气。故从本者化生于本，从标本者有标本之化，从中者以中气为化也。帝曰：脉从而病反者，其诊何如？岐伯曰：脉至而从，按之不鼓，诸阳皆然。帝曰：诸阴之反，其脉何如？岐伯曰：脉至而从，按之鼓甚而盛也。

【语译】

黄帝说：六气的标本变化不同，是为什么？岐伯说：这是因为气有的从属于本，也就是风寒暑湿燥火六气，有的从属于标，也就是人体的三阴三阳六经，有的既不从属于本也不从属于标，而是从属于中气。黄帝说：请详细地讲讲这个情况。岐伯说：具体地说，少阳、太阴是从属于本的；少阴、太阳是既从属于本又从属于标的；阳明、厥阴既不从属于本也不从属于标的，当然就是从属于中气的。黄帝说：脉象和症状相同，但是疾病的本质恰好相反，要怎样诊断呢？岐伯说：脉象和症状从表面上看是一样的，但是将脉按到最深处时，手指不能感受到搏动，就说明只是看上去像阳热性质的疾病，但其实脉象和疾病的本质根本不符合，很多假阳证都是这种表现。黄帝说：阴证之中如果出现脉象和症状不相合的现象，又是怎样的呢？岐伯说：脉象和症状从表面上看是一样的，但是将脉按到最深处，发现搏动非常有力，这就是假寒证的表现。

【解读】

本部分主要讲述了六气与标、本、中气的对应关系。这是《伤寒论》六经气化学说的重要理论依据，持这一主张的代表性医家包括张志聪、陈修园、唐宗海等。少阳为相火，少阳为阳，火也为阳，少阳是从火化生出来的，所以火为本，少阳为标。太阴为湿土，太阴为阴，湿为阴，太阴从湿化生出来的，所以湿为本，太阴为标。因此少阳经和太阴经生病，都是从属于本的。而少阴、太阳为什么既从属于本又从属于标？这是因为少阴君火，少阴是阴，火为热为阳，少阴是从热化生出来的，所以热为本，少阴为标，是阴从属于阳；太阳寒水，太阳是阳，寒水是阴，太阳是从寒水里面化生出来的，所以寒为本，太阳为标，是阳从属于阴。这二气的标本是不同的，两经发病，有的从属于标，有的从属于本。那么，为什么阳明、厥阴既不从属于本也不从属于标，而是属于中气呢？因为阳明为燥金，是从燥里化生出来的，所以燥为本，阳明为标；厥阴为风木之脏，是从风里化生出来的，所以风为本，厥阴为标，为什么从属于中气？唐代大医家王冰解释说："阳明之中太阴，厥阴之中少阳，本末与中不同，故不从标本，从乎中也。"意思是说：阳明之中是太阴，阳明是太阴的中气；厥阴之中是少阳，厥阴是少阳的中气。总之，上之六气为三阴三阳之本，下之三阴三阳为六气之标，而标本兼有者，阴阳表里相通，如少阳和厥阴为表里，阳明和太阴为表里，太阳和少阴为表里。

是故百病之起，有生于本者，有生于标者，有生于中气者。有取本而得者，有取标而得者，有取中气而得者，有取标本而得者，有逆取而得者，有从取而得者。逆，正顺也；若顺，逆也。故曰：知标与本，用之不殆，明知逆顺，正行无问。此之谓也。不知是者，不足以言诊，足以乱经。故《大要》曰：粗工嘻嘻，以为可知，言热未已，寒病复始，同气异形，迷诊乱经。此之谓也。夫标本之道，要而博，小而大，可以言一而知百病之害，言标与本，易而勿损，察本与标，气可令调，明知胜复，为万民式，天之道毕矣。

【语译】

　　所以各种疾病的发生，有的生于六气之本，有的生于六气之标，有的生于中气。所以疾病的治疗，就有治其本气而痊愈的，有治其标气而痊愈的，有治其中气而痊愈的，也有标本兼治而痊愈的。有的疾病是逆着病势治疗而痊愈的，有的则是顺从病势治疗而痊愈的。逆，就是说逆着病情的病机进行治疗，这种治法称为正治或顺治。顺治法，说的就是逆的意思。所以说，明白了标本的道理，在临床治疗时就不容易出现差错；通晓了逆治顺治的临床治疗原则，在治病过程中就不会产生疑虑，说的就是这个道理。如果医生不知道这些道理，就不能谈诊断，却足以让经气逆乱。所以《大要》上说：庸医沾沾自喜，以为所有的病症自己都掌握了，在临床中还没说完热证的表现，患者寒凉的征象马上就出来了，这是因为临床上同一种邪气可能引发各种不同的表现，如果不明白六气标本以及逆治顺治的道理，就不可能对疾病的发生和转归做出正确合理的解释，胡乱诊治就会扰乱经气，说的就是这个道理。所以说标本的道理，虽然简明扼要但应用广泛，虽然微小但作用巨大，通过一个病例就可以明白诊治各种病的关键。如果掌握了标本的道理，治疗就简单易行而不会发生差错；如果搞清楚了标与本的道理，就可以调和六气的变化。如果能明白六气胜复的道理，就可以为万民作榜样，就可以完全掌握天道规律了。

【解读】

本部分主要讲述了标本中气的治疗原则，要按照治疗原则选择顺治还是逆治。了解标本的真谛是治病行医的要旨。

帝曰：胜复之变，早晏何如？岐伯说：夫所胜者，胜至已病，病已愠愠，而复已萌也。夫所复者，胜尽而起，得位而甚。胜有微甚，复有少多，胜和而和，胜虚而虚，天之常也。帝曰：胜复之作，动不当位，或后时而至，其故何也？岐伯曰：夫气之生化，与其衰盛异也。寒暑温凉盛衰之用，其在四维。故阳之动，始于温，盛于暑；阴之动，始于清，盛于寒。春夏秋冬，各差其分。故《大要》曰：彼春之暖，为夏之暑，彼秋之忿，为冬之怒。谨按四维，斥候皆归，其终可见，其始可知。此之谓也。

【语译】

黄帝说：相胜之气与报复之气的变化存在差异，它们的到来有早有晚，具体情况是怎样的？岐伯说：所谓相胜之气，就是在胜气到来的时候人已经发病了，随着致病邪气越积越多，报复之气也开始萌芽。所谓报复之气，就是在相胜之气即将结束的时候开始发生，在报复之气发生的时间节点就会爆发得特别厉害。相胜之气有轻微和严重的区别，报复之气也有多和少的差异，如果相胜之气平和、不燥烈，那么报复之气也会相对平和；如果相胜之气微弱，那么报复之气也会表现得相对微弱，这就是一般的自然规律。黄帝说：相胜之气和报复之气的发生，和六气的时间节点不同，有时在六气的时间节点之后发生，这是什么原因呢？岐伯说：六气的发生以及变化，有旺盛和衰弱的分别。气候所表现出来的寒热温凉的特征，主要是由六气旺盛还是衰弱决定的，并且集中表现在四维也就是辰戌丑未四个月份。所以自然界阳气始生的时候，最开始表现为气候温暖，阳气旺盛时就表现为夏季的暑热气候；自然界阴气始生的时候，最开始表现为清凉的气候，阴气旺盛时就表现为寒冷凛冽的气候，从而产生了四季气候的差别。所以《大要》上说：春天的温暖气候，渐渐转变成为夏天的炎热，之后是秋天的秋高气爽，渐渐转变为冬天的寒冷凛冽。谨慎并且严格按照辰戌丑未四个月份的变化，观察气候循环往复变化的规律，这样就既可以看到六气结束时气候的变化，又可以看到六气始生时气候的变化。说的就是这个道理。

【解读】

本部分主要讲述了胜复之气的虚实特征以及与四维即辰戌丑未四个月份的关系。太过之气和报复之气的来临是一个先萌发后旺盛、循序渐进的过程，不是一蹴而就的。并且报复之气的强弱是由相胜之气的强弱决定的，相胜之气强，则报复之气强；相胜之气弱，则报复之气也弱。寒热温凉之气的盛衰也是通过四维的阳气和阴气的变动来实现的，所以春天温暖、夏天炎热、秋天清肃、冬天寒冷。

帝曰：差有数乎？岐伯曰：又凡三十度也。帝曰：其脉应皆何如？岐伯曰：差同正法，待时而去也。《脉要》曰：春不沉，夏不弦，冬不涩，秋不数。是谓四塞。沉甚曰病，弦甚曰病，涩甚曰病，数甚曰病，参见曰病，复见曰病，未去而去曰病，去而不去曰病，反者死。故曰：气之相守司也，如权衡之不得相失也。夫阴阳之气，清静则生化治，动则苛疾起，此之谓也。

【语译】

黄帝说：四季气候的变迁，在时间上的差别可以测量吗？岐伯说：一般会出现三十天的时间差别。黄帝说：脉象相应会发生什么样的变化？岐伯说：出现时间差异时的脉象，和正常时间节点的脉象是一样的，如果存在时间差的气候过去了，所对应的脉象会也随着气候的变化而改变。《脉要》说：春天没有出现沉脉，夏天没有出现弦脉，冬天没有出现涩脉，秋天没有出现数脉，这是四季的气候闭塞不相通导致的。春天出现过于沉的脉象就是有病的脉象，夏天出现太过弦的脉象就是有病的脉象，冬天出现过涩的脉象就是有病的脉象，秋天出现过数的脉象就是有病的脉象。如果脉气散乱而参差不齐，也是疾病的脉象；如果一种气候没有结束，但是与这种气候相对应的脉象提前结束，也是疾病的脉象；如果一种气候已经结束，但是与这种气候相对应的脉象还没有结束，也是疾病的脉象；如果人的脉象与气候正好相反，那么这种脉象就是通常所说的预示着死亡的脉象。所以说，四季气候的变化和人体的机能变化是相互联系的，就像秤砣与秤杆，只有在一起保持平衡，才能发挥作用。阴阳之气清静平和的时候，万物生长发育的机制也会相互协调，如果阴阳之气发生扰动变化、不能平衡，就容易发生疾病，说的就是这个意思。

【解读】

本部分主要讲述了六气胜复差别之数，以及四时正常与有病脉象的特征，四时之气下的常脉与病脉，常脉表现为春弦、夏洪、秋毛、冬石。四时闭塞之脉象表现为春脉不沉、夏脉不弦、冬脉不涩、秋脉不数。"过犹不及"，太过则为病态，违背了阴平阳秘的宗旨。总之，脉象与气相合，人就健康，如果气与脉象不合，人就会生病，如果脉象和时气相反，则患者容易得死证。

帝曰：幽明何如？岐伯曰：两阴交尽故曰幽。两阳合明故曰明。幽明之配，寒暑之异也。帝曰：分至何如？岐伯曰：气至之谓至，气分之谓分，至则气同，分则气异，所谓天地之正纪也。帝曰：夫子言春秋气始于前，冬夏气始于后，余已知之矣。然六气往复，主岁不常也，其补泻奈何？岐伯曰：上下所主，随其攸利，正其味，则其要也。左右同法。《大要》曰：少阳之主，先甘后咸；阳明之主，先辛后酸；太阳之主，先咸后苦；厥阴之主，先酸后辛；少阴之主，先甘后咸；太阴之主，先苦后甘。佐以所利，资以所生，是谓得气。

【语译】

黄帝说：请你讲讲幽和明是怎么回事？岐伯说：少阴和太阴，两阴之气交尽就是幽；少阳和太阳，两阳之气相互叠加，就是明。幽明的相互交替出现，让自然界有了寒凉和暑热的差别。黄帝说：什么是二分二至呢？岐伯说：阴阳之气到来并且旺盛到顶点，就是至，阴阳之气平均分配，相离的就是分，在冬至和夏至的时候，节气前后的气候是相同的，在春分秋分的时候，节气前后的气候是不同的，这就是自然界的规律。黄帝说：你说的春分和秋分的气候在交节之前开始，冬至和夏至的气候在交节之后开始，我已经知道了。但是六气循环往复变化，一年的主气是变化无常的，如何根据六气变化的特征，对使用药物补益或损泄进行合理调整呢？岐伯说：要根据这一年的司天之气和在泉之气的差异进行分类调整，要根据六气所适合的药物来进行补益或损泄，这就是疾病治疗的要点。气滞于左右间气的，治疗方法和六气是一样的。《大要》说：少阳相火主一年之气的时候，要先用甘味的药物，再用咸味的药物；阳明燥金主一年之气的时候，要先用辛味的药物，再用酸味的药物；太阳寒水主一年之气的时候，要先用咸味的药物，再用苦味的药物；厥阴风木主一年之气的时候，要先用酸味的药物，再用辛味的药物；少阴君火主一年之气的时候，要先用甘味的药物，再用咸味的药物；太阴湿土主一年之气的时候，要先用苦味的药物，再用甘味的药物。除了运用以上药物之外，还要选择相应的有益药物进行佐助，促进化生的本原之气的长养，这样就是完全掌握了按照六气来治病用药的规律。

【解读】

本部分主要讲述了春秋分、冬夏至的区别以及六气所主的治疗原则。

首先讲述了四季的分、至变化时的气候特征，春分、秋分，是一种气将要离开的分水岭，夏至、冬至则是一种气即将到来的分水岭。所以说气至则其气相同无差异，气分则其气有差别。其次讲述了司天在泉之气指导下的用药性味特征，总原则是随所利而用补泻，这也是按照六气补泻的正常用药方法，六气太过而降临，要先泻有余而后补其不足，如少阳相火太过而降临，则要以甘味之药泻，然后用咸味之药补，其余五气依此类推。

帝曰：善。夫百病之生也，皆生于风寒暑湿燥火，以之化之变也。经言盛者泻之，虚者补之，余锡以方士，而方士用之尚未能十全，余欲令要道必行，桴鼓相应，犹拔刺雪污，工巧神圣，可得闻乎？岐伯曰：审察病机，无失气宜，此之谓也。帝曰：愿闻病机何如？岐伯曰：诸风掉眩，皆属于肝。诸寒收引，皆属于肾。诸气膹郁，皆属于肺。诸湿肿满，皆属于脾。诸热瞀瘛，皆属于火。诸痛痒疮，皆属于心。诸厥固泄，皆属于下。诸痿喘呕，皆属于上。诸禁鼓慄，如丧神守，皆属于火。诸痉项强，皆属于湿。诸逆冲上，皆属于火。诸胀腹大，皆属于热。诸躁狂越，皆属于火。诸暴强直，皆属于风。诸病有声，鼓之如鼓，皆属于热。诸病胕肿，疼酸惊骇，皆属于火。诸转反戾，水液浑浊，皆属于热。诸病水液，澄澈清冷，皆属于寒。诸呕吐酸，暴注下迫，皆属于热。故《大要》曰：谨守病机，各司其属，有者求之，无者求之，盛者责之，虚者责之，必先五胜，疏其血气，令其调达，而致和平。此之谓也。

【语译】

黄帝说：好。百病的发生都是由风寒暑湿燥火这六气导致的，而疾病又会因为六气而发生各种变化，经书中说，邪气盛的要泻它，正气虚的要补它。我将这些方法教给医生们，但医生们却不能完全掌握。我想使重要的道理通行，收到桴鼓相应的疗效，如拔掉肉刺、洗掉污垢一样，达到工巧神圣的地步，可以听你详细地说说吗？岐伯说：要审慎观测疾病的机理，不丧失六气的规则一，不违背六气的规律，说的就是这个，这样做就可以了。黄帝说：希望听你说说病机是什么？岐伯说：凡是由风邪而引起的颤动、眩晕症状，都和肝脏有关。凡是由寒邪引起的筋脉拘急、关节屈伸不利的症状，都与肾脏有关。凡是由气机不畅引起的咳嗽喘逆、胸部痞闷，都与肺脏有关。凡是由湿邪而引起的浮肿胀满，都与脾脏有关。凡是热邪引起的视物昏花、肢体抽搐，都与火气有关。疼痛发痒、皮肤疮疡，都与心脏有关。凡是四肢厥冷，大小便失常，都和下焦有关。凡是肢体枯萎、气喘、呕吐，都与上焦有关。凡是口噤不开，寒栗颤抖、牙齿打战、失去神志，都与火气有关。颈项强直痉挛，都与湿气有关。凡是气逆上冲，都与火气有关。凡是浮肿、疼痛、酸楚、惊骇，都与火气有关。凡是腹部胀满，都与热气有关。凡是躁动不安、发狂、精神失常，都与火气有关。凡是肠鸣有声、胀满如鼓，都与热气有关。凡是转筋抽筋、筋脉牵掣拘挛、痛如扭转、小便浑浊，都与火气有关。凡是呕吐泛酸水、突发急泻，都与热气有关。因此《大要》说：要谨慎关注病机，掌握各种疾病的病因，有症状的要推究，没有症状的也要推究；表现过盛的要深究，表现虚弱的也要深究。一定要先分析清楚五气的偏胜偏衰，要疏通气血，使气血调和畅达，最终回归平和的状态。说的就是这个道理。

【解读】

本部分主要讲述疾病的六气归属特征，这就是中医著名的"病机十九条"。先言明六气的作用，人所得之病离不开风寒暑湿燥火六气，所以将常见疾病归属六气来分类，总原则是"谨守病机，无失气宜"。将疾病大致归类为肝、肾、脾、心、肺、火、热、寒、湿、风，唯独缺少燥。十九条病机可以简单地概括为两句话："五脏上下风寒湿，四热五火十九条。"当然，对于十九条病机要科学看待、灵活运用。如果把"皆属……"理解为"大多与……有关"，可能更好一些。

具体地讲，"诸风掉眩，皆属于肝"。因为肝属木，木生风，风气通于肝，肝病可以生风，出现以动为特征的症候。这里所说的掉眩症状属于内风，是由肝脏引起的。肝风又分为虚和实两种：虚是指肝血不足，血虚生风而致手足颤动、肝阴亏虚，头目失养而致头晕目眩；实是指肝郁化火，肝的热火化成风，热极生风，神魂失藏而致头痛目赤，筋脉失养而致手足抽搐。

"诸寒收引，皆属于肾。"肾在地为水，在天为寒，水一旦寒冷就会结冰，肾脏最怕寒冷。肾水在八卦是坎卦，坎卦是外阴内阳，是阴阳同体的，肾是生命元气所归藏的地方，既有元阴又有元阳，一旦阴阳失调，就会导致寒病。寒邪是主收引的，一旦感受寒邪，就会痹阻经脉，导致阳气虚弱，血的流行不畅，进而导致筋骨失养，经脉收缩、痉挛，关节屈伸不利。

"诸气膹郁，皆属于肺。""膹"指呼吸急促上逆，"郁"指胸部郁闷。因肺主一身之气，主管呼吸，在五脏中位置最高，所以它的运动是肃降，如果肺气不降反而往上逆，气结于胸中，就会出现胸部塞闷、呼吸急促的病症。气有虚实之分，如果气虚，那么肺失清肃、宣散无力而会导致咳嗽喘逆；如果气实，那么郁久化热而会导致胸部痞闷。

"诸湿肿满，皆属于脾。"脾为阴中之至阴，本性是喜温燥而恶寒湿的，脾的五行属性是土，居于人体中央，好像是一个枢纽，主管运化，一旦水湿停留于此，运化不出去，就会导致湿病。

"诸痛痒疮，皆属于心。"凡是由热邪引起的皮肤疮疡、红肿发痒，都与心脏有关。因为心主火，心火太亢盛就会血热，血热就会导致疾病。

"诸厥固泄，皆属于下。""厥"指阴阳之气不相顺接，轻则四肢发凉，重则厥逆，昏迷不知人事。"固"指小便不通或大便秘结，"泄"则指小便失禁或大便泄泻。尽管症状多种多样，但都和下有关系。下即下焦，即将躯干划分为三焦，就是三个部位，横膈（胸腔的底和腹腔的顶）以上为上焦，包括心、肺；横膈以下至肚脐为中焦，包括脾、胃、肝、胆等内脏；脐以下为下焦，包括肾、膀胱、大肠、小肠。肝脏究竟属于中焦还是下焦？不同的篇章中所指不同，这里所指的下焦包括了肝和肾。肝和肾气虚会导致厥证。肾主管二阴，前后二阴出现不约或不利的症状，都与肾关系密切。

"诸痿喘呕，皆属于上。"凡是肢体枯痿、气喘、呕吐，都与上焦有关。上焦指心肺。前面的《痿论》中提到过，痿分为皮、肉、脉、筋、骨五种，分属五脏。而五脏都能由于肺热叶焦而导致痿证。肺又主气，主气下降，如果肺被痰壅堵或者肺气大虚，都会导致气喘。

以上七条虽然说到病机属于五脏三焦，但其实病因都在于六气，五脏三焦只是病位，即疾病发生的位置。

"诸热瞀瘛，皆属于火。"双眼看东西昏花不清楚，四肢抽搐，一般要从热气上考虑。眼睛聚集五脏之精华，并且古人认为"水能鉴，火能烛"，水火论是治疗眼睛疾病的重要理论，必须详尽地考量。热气严重时容易引动肝风，所以会发生抽搐，热气会销铄津液，津液不足同样可以导致神志昏聩和四肢抽搐。

"诸禁鼓慄，如丧神守，皆属于火。""诸逆冲上，皆属于火。""诸躁狂越，皆属于火。""诸病胕肿，疼酸惊骇，皆属于火。"症状虽然很多，但都是由火气所导致的，火气又是热到极点才会产生的，故有"火为热之极"之说。上面这些症状，有的是火邪侵入心包络、心脏，扰乱神，导致精神失常、烦躁谵妄；有的是火邪侵入肝脏，造成肝血不足，不能濡养筋脉而导致抽搐；或者是火邪侵入肝脏，造成肝火横逆，使胃气上逆而致呕吐上冲；有的是火邪侵入肺，火克肺金，导致肺失肃降而咳喘上逆；有的是火邪进入血分，导致络脉不通而四肢浮肿酸疼等。

"诸胀腹大，皆属于热。""诸病有声，鼓之如鼓，皆属于热。""诸转反戾，水液浑浊，皆属于热。""诸呕吐酸，暴注下迫，皆属于热。"这些症状都与热邪有关，热邪属于实证，大多是急重病。有的是湿热壅滞造成气机不畅，从而导致腹部胀大，大而拒按，肠鸣辘辘；有的是热邪炽盛导致筋脉失去濡养，转筋反张，热灼阴液而致尿液浑浊；有的是胃火上逆导致呕吐泛酸；有的是湿热下注导致急泄等。

火、热，都属于六淫，即六气太过变成了邪气，六淫还有风、湿、寒三种，所以还有三条病机为：

"诸痉项强，皆属于湿。"因为湿气是阴邪，侵袭人体后，阳气被遏制，四肢失温而导致痉挛。

"诸暴强直，皆属于风。"因风性善动，"风者善行而速变"，凡是发病骤急的都与风有关。由于本证发病骤急、病情进展迅速、症状变化多端，具有动的特征，所以大都是风邪所致，因此说"皆属于风"。风分为外风和内风。外风如小儿脐风（破伤风），项背强直症状则属于内风范畴，是由于肝肾阴虚，筋脉失去濡养，造成肝风内动而导致强直。

"诸病水液，澄澈清冷，皆属于寒。"水液指人体内排出的各种水液，如眼泪、唾液、小便等，如果呈现清稀透明、淡白冷凉的状态，就说明是遭受寒邪了。因为寒邪可以导致凝滞、收缩，会损伤阳气而生清冷。寒也分为内寒和外寒，这里多指内寒。由于脾阳不足、命门火衰而导致唾液较多、恶心呕吐、小便清冷、五更泄泻。当然，也有感受外寒而导致打喷嚏、流泪、流清鼻涕等。

到了金代，刘完素认为，上面的例子缺少燥，应该补充进去，所以在《素问玄机原病式》中补充了燥所属病症，认为"诸涩枯涸，干劲皴揭，皆属于燥"，可谓对病机十九条的完善和发展。

帝曰：善。五味阴阳之用何如？岐伯曰：辛甘发散为阳，酸苦涌泄为阴，咸味涌泄为阴，淡味渗泄为阳。六者或收或散，或缓或急，或燥或润，或软或坚，以所利而行之，调其气使其平也。帝曰：非调气而得者，治之奈何？有毒无毒，何先何后？愿闻其道。岐伯曰：有毒无毒，所治为主，适大小为制也。帝曰：请言其制。岐伯曰：君一臣二，制之小也；君一臣三佐五，制之中也；君一臣三佐九，制之大也。寒者热之，热者寒之，微者逆之，甚者从之，坚者削之，客者除之，劳者温之，结者散之，留者攻之，燥者濡之，急者缓之，散者收之，损者温之，逸者行之，惊者平之，上之下之，摩之浴之，薄之劫之，开之发之，适事为故。帝曰：何谓逆从？岐伯曰：逆者正治，从者反治，从少从多，观其事也。帝曰：反治何谓？岐伯曰：热因寒用，寒因热用，塞因塞用，通因通用。必伏其所主，而先其所因。其始则同，其终则异。可使破积，可使溃坚，可使气和，可使必已。帝曰：善。气调而得者何如？岐伯曰：逆之从之，逆而从之，从而逆之，疏气令调，则其道也。

【语译】

黄帝说：好。药物自身所具有的五味，阴阳属性是怎样的？岐伯说：辛味、甘味有发散的作用，所以属阳；酸味、苦味、咸味有催吐和泄下的作用，所以属阴；淡味药物具有渗湿、通利的作用，所以属阳。这六种性味的药物的功用，有的是收敛，有的是发散，有的是缓和，有的是加剧，有的是干燥，有的是滋润，有的是软化，有的是坚固，要按照病情的需要来选用，目的是调和五脏之气，使它们达到平和。黄帝说：有些病不是调和五脏之气就能治好的，那要怎样治疗？有毒和无毒的药，哪种先用，哪种后用，想听听其中的道理。岐伯说：有毒或无毒的药物，选用时都要以能治好病为准，制定合适的大方或者小方。黄帝说：请讲讲如何制方。岐伯说：君药一味，臣药二味，为小剂；君药味，臣药三味，佐药五味，为中剂；君药一味，臣药三味，佐药九味，为大剂。病机是寒证的，要用热性药物来治疗；病机为热证的，要用寒凉的药物来治疗。病情比较轻浅的，可以用和病机相反的药物治疗；病情严重的，要用顺应病机的药物治疗；病机邪坚实的要削弱它；病邪停留在体内长时间不能消除的，要祛除邪气；病机属于疲劳损伤所导致的，要通过温润滋养的办法治疗；病机属于气血郁结不散的，要通过疏散通调的方法治疗；病邪留滞于经络的，要通过攻伐的方法治疗；病机属于干燥枯竭的，要通过滋养濡润的方法治疗；病势急的，要通过缓解的方法治疗；病机属于气血耗散的，要通过收敛的方法治疗；病机属于虚损的，要通过补益的方法治疗；疾病是因过分安逸导致气血经络运行不畅而停滞的，要通过通经活络的方法治疗；疾病病因是受惊虚怯的，要通过镇静安神的方法治疗；邪气上逆或者下迫的，要通过升散和下泄的方法治疗，或者通过推拿、热水洗浴的方法，使邪气排出体外，或者截断疾病的发作，选择合适的药物和治疗方法就可以了。黄帝说：逆治法和从治法讲的是什么呢？岐伯说：逆治法就是通常所说的正治法，从治法就是通常所说的反治法，要根据病情来选用。黄帝说：反治法具体是怎样的呢？岐伯说：用温热的药物治疗假热证时，要采用适量的凉性药物作为反佐；用寒凉的药物来治疗假寒证时，要加入适量的热性药物作为反佐；用补益的药物来治疗虚损引起的中焦闭阻不通时，应采用攻下的药物治疗阳明腑实证所引起的泄泻。开始治疗时必须对引起疾病的主因采取急性治疗，否则容易南辕北辙。从表面上看，反治法用药的药性和疾病的病机寒热似乎是相同，但从本质上看，药性和病机其实是相反的，只有这样的治疗方法，才能破除癥瘕积聚，消散坚满的积滞之证，调和人体的气血运行，从而使疾病痊愈。黄帝说：讲得好。随六气变化而来的疾病，要如何治疗呢？岐伯说：有用逆治法的，有用从治法的，有先用逆治法而后用从治法的，也有先用从治法后用逆治法的，总之，要使人体气机调和、十二经络运行通畅，才能达到疾病痊愈这一终极目的。

【解读】

本部分主要讲述了药物五味阴阳的作用和有毒无毒药物的制方原则，以及依据疾病的不同性质所采用的治疗原则。

首先，将五味之药的阴阳属性进行了归类：辛甘发散为阳，酸苦咸涌泻下为阴，淡渗下属阳。药物具有诸多功效，应根据需要，选择具有相应功效的药物来治病。如果疾病的病机复杂，就要按药物的阴阳属性、药物的气化属性，来选择相应的药物治疗。

其次，按照药物毒性的大小来遣药组方，并且按需要分为大剂、中剂、小剂。并且对逆治、从治、正治、反治进行说明并举例阐释。逆治是逆着病性的治疗方法，即正治之法；从治是顺从病性的治疗方法，即反治之法。

帝曰：善。病之中外何如？岐伯曰：从内之外者，调其内；从外之内者，治其外；从内之外而盛于外者，先调其内而后治其外；从外之内而盛于内者，先治其外而后调其内；中外不相及，则治主病。

【语译】

黄帝说：好。体内疾病和体外疾病的治疗是怎样的呢？岐伯说：疾病首先在体内产生，逐渐发展到体外，要先治疗体内的原发病；疾病在体外产生并且逐渐发展到体内的，就要先治疗体外的原发病；如果疾病是从体内产生，逐渐发展到体外，但是体外的疾病比体内严重得多，就要先治疗体内的原发病，再治疗体外疾病；如果疾病从体外产生，逐渐发展到体内，但是体内的疾病比体外严重得多，就要先治疗体外的原发病，再治疗体内疾病；如果体内疾病和体外疾病不存在先后和因果关系，那么只要治疗主要病症就可以了。

【解读】

本部分主要讲述了疾病的内外之别和治疗的先后顺序。疾病的发展有内外之别、先后之异、主次之分，总原则是要治疗最源头的病症，抓住主要病机，解决主要难题。这也是中医"治病求本"的典范，治疗疾病的本源，属于治本之法。同时要考量疾病的严重程度，在治病求本的基础上，遵循"急病从权""重病从权"的原则，当病人的生命遭受严重威胁的时候，可以暂时放下疾病源头，处理急需、必须处理的严重病症，这就是治疗过程中"舍本从标"的原则。

帝曰：善。火热复，恶寒发热，有如疟状，或一日发，或间数日发，其故何也？岐伯曰：胜复之气，会遇之时，有多少也。阴气多而阳气少，则其发日远；阳气多而阴气少，则其发日近。此胜复相薄，盛衰之节，疟亦同法。

【语译】

黄帝说：好。火热之气出来报复，恶寒和发热交替出现，就像疟疾发作一样，有时候会一天发作一次，有时则有规律地隔几天发作一次，这是什么原因引起的呢？岐伯说：这是因为，胜气和复气在相遇的时候，各自阴阳之气的多寡不同。如果阴气多而阳气少，那么这种交替发作的间隔时间就会比较长；如果阳气多而阴气少，那么这种交替发作的间隔时间就会比较短。胜气与复气此消彼长，相互争斗，两者的盛衰关系导致了这种现象。疟疾的病机也是这种原理。

【解读】

本部分主要讲述了恶寒发热的阴阳胜复原理。疟疾发病过程中所出现的恶寒发热与阴阳胜复之气的多少有关，也可以体现为正气与邪气的相互交争。

帝曰：《论》言治寒以热，治热以寒，而方士不能废绳墨而更其道也。有病热者寒之而热，有病寒者热之而寒，二者皆在，新病复起，奈何治？岐伯曰：诸寒之而热者取之阴，热之而寒者取之阳，所谓求其属也。帝曰：善。服寒而反热，服热而反寒，其故何也？岐伯曰：治其王气，是以反也。帝曰：不治王而然者何也？岐伯曰：悉乎哉问也！不治五味属也。夫五味入胃，各归所喜，故酸先入肝，苦先入心，甘先入脾，辛先入肺，咸先入肾。久而增气，物化之常也，气增而久，夭之由也。

【语译】

黄帝说：《医论》中说，治疗寒证要用热性的药物，治疗热证要用寒凉的药物，临床上医生不能废除这个规则，更不能变换治疗的策略。但是有些热证用寒凉的药物来治疗反而更热，有些寒证用热性的药物来治疗反而更寒，寒证和热证都没有消减，反而又出现新的病症，这种情况应该怎样治疗呢？岐伯说：凡是用寒凉药物治疗热证反而发热的，要用滋阴的方法；凡是用热性药物治疗寒证发寒的，要用补阳的方法。这就是通常所说的，在治疗过程中要探求各自病症所归属的根本。黄帝说：好。服用寒凉性质的药物反而见到热象，服用热性药物反而见到寒凉之象，是什么原因呢？岐伯说：这是只治疗疾病的亢盛之气，并没有兼顾脏腑本身的虚实情况所导致的。黄帝说：有时不是治疗偏亢之气，也出现这种情况，是什么原因导致的呢？岐伯说：真是明智的问题啊！这种情况大多数是因为对五味药物的应用不恰当。五味进入人体，各自要先进入所对应的脏腑，酸味先入肝，苦味先入心，甘味先入脾，辛味先入肺，咸味先入肾。长期吃某种味道的药物或食物，就会增加相应脏腑的能量，这就是物类气化的一般规律。但如果脏气增长的时间过长，物极必反，就会引起疾病。

【解读】

本部分主要讲述了寒热药物应对不同病机的情况，以及五味入脏的情况。首先讲述了寒热治病过程中出现的变局，用寒凉的药物治疗热证，越治越重，是阴不足，补阴就能痊愈；用温热的药物治疗寒证，越治越重，是阳不足，补阳就能痊愈。后世将这部分内容发展为阳虚和阴虚的治疗原则。张景岳在《景岳全书》里更将其拓展为"善补阳者，必于阴中求阳，则阳得阴助而生化无穷；善补阴者，必于阳中求阴，则阴得阳升而泉源不竭"的治疗原则。其次，讨论了五味入五脏的补益性质，五脏各以其所喜的气味为补益，酸苦甘辛咸分别对应肝心脾肺肾。

帝曰：善。方制君臣何谓也？岐伯曰：主病之谓君，佐君之谓臣，应臣之谓使，非上中下三品之谓也。帝曰：三品何谓？岐伯曰：所以明善恶之殊贯也。帝曰：善。病之中外何如？岐伯曰：调气之方，必别阴阳，定其中外，各守其乡，内者内治，外者外治，微者调之，其次平之，盛者夺之，汗之下之，寒热温凉，衰之以属，随其攸利。谨道如法，万举万全，气血正平，长有天命。帝曰：善。

【语译】

黄帝说：好。制方有君臣的分别，这是什么意思呢？岐伯说：主治疾病的药是君，辅助君药的药是臣，配合臣药并起引导作用的药是佐使。当然，这里说的君、臣、佐使不是药物自身的上中下三品。黄帝说：药物的上中下三品具体指的是什么？岐伯说：药物的上中下三品是用来说明药物毒性的。黄帝说：好。疾病在体内和体外，治法各有什么不同呢？岐伯说：六气的运行以及变化规律，对临床治疗非常重要，临床中必须分清阴阳属性，要先分辨清楚疾病的病症在体内还是体外，再按照疾病所在的位置进行有效治疗，在体内的疾病要治疗内部，在体外的要治疗外部，病情较轻微的要通过调理进行治疗，病情较严重的要用平复抑制的方法治疗，病势危重的，要采用攻伐劫夺的方法使得邪气快速排出体外，病在体表的要用发汗的方法治疗，病在体内的多用泻下的方法治疗，要分清病机的寒、热、温、凉属性，根据这些属性来选择对应的药物治疗，根据病势来选择有利于疾病痊愈的治疗方法，来使病邪消退。谨慎地遵守这些治疗疾病的原则，才能取得十全十美的疗效，促进人体的气血运行和畅平衡，人才能实现长寿。黄帝说：好。

【解读】

本部分主要讲述了制方原则和及药物的君臣职能，同时确立了内外治疗法则。首先讲了中医学重要的组方原则即君臣佐使之法。讲了君臣佐使药物的性质，解释了其在处方中所起的作用以及相互之间协同牵制的关系，这也是古人"身国同治"思想的具体体现。葛洪《抱朴子·内篇·地真》说："一人之身，一国之象也。"《吕氏春秋·审分览》说："夫治身与治国，一理之术也。"其次，中医将药物按照毒性分为上中下三品，《神农本草经》一书就严格按照这种分类方法对药物进行归类。该书把365种药物分为上、中、下三品，其中上品一百二十种药为君，主管养命，对应天，无毒，久服不伤人，如人参、甘草、地黄等。中品百二十种药为臣，主管养性，对应人，无毒有毒，斟酌使用，如百合、当归、黄芩等。下品一百二十五种药为佐使，主管治病，对应地，多有毒，不可久服，如大黄、巴豆、乌头等。《黄帝内经》所说的君臣佐使，与《神农本草经》的上中下三品，是不一样的。《黄帝内经》说的是用药组方的君臣佐使，是把一个方子当作一个国家，把用药组方当成布阵作战，体现了万物一体、身国同治的大智慧。本部分的最后提出，要了解各种治疗方法所起的最核心作用，才能在临床选择时有的放矢，正所谓"谨道如法，万举万全，气血正平，长有天命"，谨守天地运行的大道，才能万举万全，使人体气血平和，长命百岁。

本篇篇名中的"至真要"，即"至为真切重要"之意。全篇说明了五运六气的相应概念以及六气变化所致疾病的机理、症候、诊断、治法等。其中既包括方剂的配伍、佐制、服法、禁忌等，也包含著名的"病机十九条"等，这些都是中医学最重要的理论，所以"至真要大论"名副其实。具体来说，本篇中最重要的是以下几个方面：

第一，六气所化以及间化的情况，包括主司之气，药物气味，六气所病的治疗原则，不同脉象的差异，司天之气、在泉之气胜复的情况以及对应的脉象和治疗原则。

第二，突出六气的标本中气的对应特征，六气和三阴三阳在疾病发生时的对应情况。

第三，凸显"君、臣、佐"内在的制方药味、制方原则、寒热服药原则等。本篇还特别嘱咐医者要谨守病机，使临床治疗过程具有系统性和针对性。

卷二十三

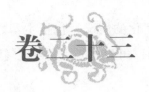

著至教论篇第七十五

本篇旨在强调中医学至关重要的道理，使之留传于后世。雷公向黄帝请教阴阳五行的变化规律，黄帝的回答强调了医生应该上知天文、下知地理、中知人事，只有知识全面、学识渊博，才能将医理融会贯通。还讲了"三阳并至"的发病机理和症候特点，同时以三阳邪气泛滥并病为例，简述阴阳之气对身体的影响。

黄帝坐明堂，召雷公而问之曰：子知医之道乎？

雷公对曰：诵而未能解，解而未能别，别而未能明，明而未能彰，足以治群僚，不足治侯王。愿得受树天之度，四时阴阳合之，别星辰与日月光，以彰经术，后世益明，上通神农，著至教疑于二皇。

帝曰：善。无失之，此皆阴阳表里上下雌雄相输应也，而道上知天文，下知地理，中知人事，可以长久，以教众庶，亦不疑殆，医道论篇，可传后世，可以为宝。

【语译】

黄帝坐在明堂之上，召见雷公，问道：你知道医学的道理吗？

雷公答道：我诵读了一些医书，但还未能理解，即使理解了也还未能辨析，即使能辨析，也还不能明白其中的道理，即使明白了其中的道理，也不能在临证时取得很好的疗效，只能够治疗一些同僚的病，还没有能力治疗王侯的疾病。希望你能教导我关于天地、四时阴阳、日月星辰的运行规律，使经典理论昭明于天下，使后世医家更加明白，可以上通远古神农，与伏羲、神农二皇的言论相媲美。

黄帝说：好。不要忘记阴阳、表里、上下、雌雄相互贯通的道理，医者应当上知天文，下知地理，中知人事，才能够长久，用来教导百姓也不会使之产生疑惑而失败，把这样的医学道理写成书流传后世，成为宝贵的资料。

【解读】

本篇中，黄帝第一次当老师来教导学生。"著"是显著的意思，"至"就是极，"至教"就是圣人之教，这里指黄帝之教，教的是什么呢？当然就是中医理论中那些最高明、最重要、最该留传于后世的道理，也就是为医之道。论病三知——上知天文，下知地理，中知人事。由于本篇主要讲述黄帝教导雷公高深的医学道理，正如张志聪所说，"道出于天，圣人以天道教人"，所以篇名叫"著至教论"。

"黄帝坐明堂"，明堂即"明正教之堂"，是天子"宣明政教"的地方，古代皇帝会在明堂中召集群臣，举行朝会、祭祀、典礼、庆赏、选士、教学等活动。《周易·说卦传》里提到，"圣人南面而听天下，向明而治"，南方代表离卦，离卦象征日与火，有光明的意思，就是说，圣人治理天下要施行明政，这里的"向明而治"就是后来"明堂之教"的由来。

一开篇，黄帝就问了雷公一个问题："子知医之道乎？"这个问题不是在请教，而是在考察雷公。从雷公的回答可见，要理解医道、掌握医道并非易事。开头四个排比句，实际上指明了掌握医道的五个层次"诵—解—别—明—彰"，也就是"诵读、理解、辨析、洞明、彰显"。这也是学习医道的五个步骤，从诵读医家经典开始，到彰显、弘扬医道结束，是一个渐进的过程，次序不能变更，不能省略，更不能跨越。任何学习的过程都是循序渐进的，第一步就是"诵读"，正如古人所说"书读百遍，其义自见"，只有多读多思，才能心领神会。雷公自述能诵读但不一定能理解，能理解但不一定能辨析，能辨析但不一定能明白，能明白但不一定能在临证时应用。学医之道，正如步步登高，一步一个阶梯才能到达最高境界，这样看来，雷公至少还没有达到"彰"的层次。

听了雷公的回答，黄帝表示肯定，并指出医道两方面的内涵：一是要知晓人体生命的阴阳、表里、上下、雌雄相互联系、相互感应的道理；二是作为医生要上知天文、下知地理、中知人事。这两个原理都与《周易》密不可分，《周易·说卦传》中提到："是以立天之道，曰阴与阳；立地之道，曰柔与刚；立人之道，曰仁与义。兼三才而两之，故《易》六画而成卦。"卦就是根据三才而得来的，所以卦代表天地人三个方面，明白了卦的道理与变化，也就明白了天地宇宙之间的大智慧。而医道正是天地大道的一部分，只有通晓三才之道，才能更好地运用医道。还可以看出，天地人的阴阳、刚柔、善恶是对立统一的，正如人体生命的阴阳、表里、上下、雌雄都是对立统一的整体，既相互区别，又有内在联系。同样，对于医者来说，如果只知表面上的阴阳、表里、上下、雌雄，却不明白其内在的区别与联系，不知道人体与天文、地理、人事的关系，那就不能算是懂"医道"。《黄帝内经》有一半以上的篇幅涉及天文历法、气象地理以及阴阳五运六气等内容。再回顾中医两千多年的发展历程，不难发现，凡在理论和实践上有所突破、有贡献的名医，几乎都通晓天文历法、气象地理，具备易道文化的知识背景。如张仲景曾经举孝廉，从小热爱医学，"博通群书，潜乐道术"，精通天文历法及易道，因此才能成为"医圣"；神医华佗早年游学四方，钻研医术，兼通数经，天文地理无所不知；"药王"孙思邈一生勤奋好学，了悟老庄之学、佛家经典，精通诸子百家；"道医"葛洪作《肘后备急方》，与其遍览典籍、精通易道之学密不可分；张景岳博览群书，他的很多思想都受葛洪的影响，他还通晓易理、天文、道学、音律、兵法，也因此对医学领悟颇多。这些著名医家的经历，无不印证了本篇的观点，《黄帝内经》才是真正的"至教"！

雷公曰：请受道，讽诵用解。帝曰：子不闻《阴阳传》乎？曰：不知。曰：夫三阳天为业，上下无常，合而病至，偏害阴阳。

雷公曰：三阳莫当，请闻其解。帝曰：三阳独至者，是三阳并至，并至如风雨，上为巅疾，下为漏病。外无期，内无正，不中经纪，诊无上下，以书别。

雷公曰：臣治疏愈，说意而已。帝曰：三阳者，至阳也，积并则为惊，病起疾风，至如礔砺，九窍皆塞，阳气滂溢，干嗌喉塞。并于阴，则上下无常，薄为肠澼。此谓三阳直心，坐不得起，卧者便身全，三阳之病。且以知天下，何以别阴阳，应四时，合之五行。

雷公曰：阳言不别，阴言不理，请起受解，以为至道。帝曰：子若受传，不知合至道以惑师教，语子至道之要。病伤五脏，筋骨以消，子言不明不别，是世主学尽矣。肾且绝，惋惋日暮，从容不出，人事不殷。

【语译】

雷公说：请把这些医学道理传授给我，以便我诵读理解吧。黄帝说：你没听说过《阴阳传》这本书吗？雷公答道：没听说过。黄帝说：手足三阳经之气在人体中的作用，与自然界天对万物的作用一样，如果上下经脉失去常态，身体内外邪气相互和合而导致疾病，必然会使阴阳之气偏盛而伤害身体。

雷公说：三阳之气并至，其气不可挡的说法，要如何解释呢？黄帝说：所谓三阳独至，其实是少阳、阳明、太阳这三阳之气合并而至，病势就像风雨一样急，上犯头部则巅顶为患，侵犯下部则大小便失禁。在外没有明确的征象可以预测，在内没有确切的准则可以依据，并且疾病的发展变化与一般的规律不相符，无法诊查病位在上还是在下，这种情况可以按照《阴阳传》上的方法进行鉴别。

雷公说：我治疗这类疾病，很少有病人能痊愈，请你讲讲其中的原因，解除我的疑惑。黄帝说：三阳是至盛之阳，三条阳经的阳气积并而至，则会引起神志惊骇，病势速度如风一样快，病变剧烈如打雷打闪，九窍闭塞，阳邪之气滂溢于外，导致咽喉干燥阻塞。如果过盛的阳气并于阴，则会上下失常，下犯大肠而成肠澼。如果三阳之邪气直冲心膈，则病人坐下就不能起来，躺下时觉得舒适，这就是三阳积并之病。从这种病中我们可以进一步了解人与天地相应的道理，如何分别阴阳，与四季对应，符合五行变化规律。

雷公说：你直白的讲解，我尚不能辨别；你隐晦的讲述，我更不能理解，请你再作解释，使我明白其中的道理。黄帝说：你接受了老师的教导，却不知道如何将这些内容与其高深重要的医学理论结合，就会对老师所传授的道理产生疑惑，现在我要告诉你至道的要点。如果疾病损伤五脏，就会使病人筋骨日渐瘦削。如果像你一样弄不明白，那么世上的医学就要失传了。就好比肾气绝尽时，心中惋闷不舒服，在日落后加重，精神懈怠，不想外出，也懒得应酬人事往来。

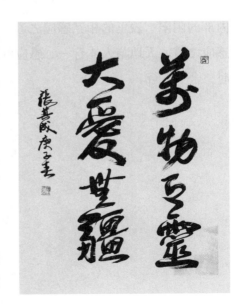

【解读】

这部分主要讲述人体三阳异常所引发的疾病。雷公继续请教医道，黄帝反问："子不闻《阴阳传》乎？"这里提到的《阴阳传》是一部古书，已经失传了。《素问》的第五篇《阴阳应象大论》开头，黄帝说："阴阳者，天地之道也，万物之纲纪，变化之父母，生杀之本始，神明之府也。"该篇是黄帝和岐伯的对话，可见，黄帝将"阴阳"视为天地之大道、医学之大道。

"三阴三阳"的概念是《黄帝内经》首次提出的，本篇中，黄帝重点论述了"三阳"，三阳具体是指手足太阳、少阳、阳明三条经脉。手足三阳经之气的主要功能是护卫人体肌表，以适应自然界天气的变化。如果三阳异常就会引发疾病。什么是三阳异常？本篇中的回答是"三阳莫当"，即三阳之气合并而至，不可阻挡。正常情况下，三阳经的运行各有通道，失去常规才会并行，并行就会生病，侵犯人体上部就会发生头巅部的疾病，侵犯人体下部就会引发大小便失禁。这里还归纳了三阳发病的特性：外无脉象可察，内无征兆可知。通过分析三阳之气引起的疾病，可以知晓人与天地相应的道理，明白如何辨别阴阳、顺应四时、合于五行。在这里，黄帝将医道的"阴阳"深化为"三阴三阳"，揭示了医道的深层内涵，又以三阳病为例，深入分析了病理病机。关于"三阴三阳"，后文还将进一步分析。

再回到这一篇的最后，雷公请黄帝进一步解释其中的道理，黄帝反复提到"至道"。"至道"就是最高明的、顶级的医道，《庄子·在宥》提到，"至道之精，窈窈冥冥；至道之极，昏昏默默"。其实上文已经讲过了"至道"，所以黄帝没有进一步从理论上加以解释，而是从反面说出不懂"至道"的后果：如同病伤五脏，筋骨以消，肾气将绝，怳怳日暮。可见作为"至道"的医道，不仅仅是人体生命内部的阴阳、表里的相互感应之道，更是上知天文、下知地理、中知人事的三才感应之道。天地与人体合一、感应的根本就在于阴阳——三阴三阳，阴阳通于四时，合于五行。

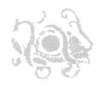

示从容论篇第七十六

本篇主要讲述的是从容之道，即取象比类的方法，这是诊断的至道，并借助两个病例详细分析如何在诊断中取象比类。雷公学习多年也未能真正理解取象比类的要领，仍需黄帝讲解、指出其诊治时的失误，这也从侧面反映出中国传统医学理论的博大精深。

黄帝燕坐，召雷公而问之曰：汝受术诵书者，若能览观杂学，及于比类，通合道理，为余言子所长，五脏六腑，胆胃大小肠脾胞膀胱，脑髓涕唾，哭泣悲哀，水所从行，此皆人之所生，治之过失，子务明之，可以十全，即不能知，为世所怨。

雷公曰：臣请诵《脉经·上下篇》甚众多矣，别异比类，犹未能以十全，又安足以明之。

帝曰：子别试通五脏之过，六腑之所不和，针石之败，毒药所宜，汤液滋味，具言其状，悉言以对，请问不知。

雷公曰：肝虚肾虚脾虚，皆令人体重烦冤，当投毒药刺灸砭石汤液，或已或不已，愿闻其解。

帝曰：公何年之长而问之少，余真问以自谬也。吾问子窈冥，子言上下篇以对，何也？夫脾虚浮似肺，肾小浮似脾，肝急沉散似肾，此皆工之所时乱也，然从容得之。若夫三脏土木水参居，此童子之所知，问之何也？

【语译】

　　黄帝悠闲安详而坐，召见雷公并问他：你学习医术，诵读医书，如果能够博览群书，通晓各种知识，达到取象比类的程度，就可以说是将医学的道理融会贯通了，给我讲一讲你的心得体会吧。五脏六腑，胆、胃、大小肠、脾、子宫、膀胱、脑髓、涕唾、哭泣、悲哀以及水液的运行，这些都是人生存所必需的，也是在治疗上容易出错的，你务必要明白其中的道理，治疗才能做到不犯过失。如果不能明白，就会在治病时出错而被埋怨。

　　雷公答道：我读了《脉经·上下篇》很多遍，但对于取象比类之法，还是没有十足把握，又怎么能说是完全理解呢？

　　黄帝说：在《脉经·上下篇》之外，根据你知晓的，试着说一说五脏的病变、六腑的不和、针刺砭石的副作用、药物的宜忌、汤液的滋味吧，要仔细全面地描述，我也会详细解答，就把你所不理解、不知道的都说出来吧。

　　雷公说：肝虚、肾虚、脾虚都会令人身体沉重、情绪烦闷，我曾经用药物、针灸、砭石、汤液进行治疗，有的有效果，有的却没有效果，想要听你讲解一下。

　　黄帝说：你如此年长，但问的问题为何却又如此肤浅呢？可能是我的提问也不太恰当吧。我想和你探讨深奥玄妙的医理，你却只用《脉经·上下篇》的内容回答我，这是为什么呢？你刚才提到的肝肾脾有病的情况，脾脏有病则脉虚而浮，好像肺脉一般；肾脏有病则脉小而浮，好像脾脉一样；肝脏有病则脉又急又沉又散，好像肾脉一样；这些都是一般医生时常混淆的，但只要按照相应的方法诊断，就能够辨别。肝肾脾分属木土水，部位相近，皆在膈下，这是小孩子都懂的道理，你为什么还要问呢？

【解读】

　　这一篇是《示从容论》，"示"就是展示的意思，那什么是"从容"呢？有两种不同的看法。张志聪认为"从容"就是"得天之道，出于自然，不待勉强"。也就是说，自然而然、没有勉强的状态就是从容；另一种观点认为，"从"就是遵从、按照，"容"就是模式、方法，合起来是指按照一定的模式分析病情的方法，即取象比类的方法。从文章的内容来看，第二种观点更合理。

那么，从容之道又是如何体现在医术中的呢？黄帝询问雷公学习医术的进展，首先，提到了五脏六腑、胆胃大小肠、脾胞膀胱脑髓，按《五脏别论》里所讲的，脑、髓、骨、脉、胆、女子的子宫，是地气所生，藏而不泻，是奇恒之腑；而胃、大肠、小肠、三焦、膀胱，是天气所生，泻而不藏，是传化之腑。这里提到了脏腑的藏泻关系、人体所必需的涕唾水液等物质基础，以及人的悲喜等情志变化，并非简单的罗列，而是对上一句的进一步阐述，即取象比类如何在人体上应用。所谓取象比类，是指运用感性、形象、直观的概念、符号，来表达对象世界的抽象意义，通过类比、象征的方式，把握对象世界联系的思维方法，又称为"意象"思维方法。具体地说，就是在思维过程中以"象"为工具，以认识、领悟、模拟客体为目的的方法。取象是为了归类或比类，即根据被研究对象与已知对象在某些方面的相似或相同之处，推知在其他方面也有可能相似或类同。取象的范围不是局限于具体事物的物象、事象，而是在功能关系、动态属性相同的前提下，可以无限地类推、类比。意象思维作为中国传统思维方式的重要内容，与西方人重抽象思维的倾向形成反差。这种思维方式早在《周易·系辞传下》中就有体现，"易者，象也。象也者，像也""是故夫象，圣人有以见天下之赜，而拟诸其形容，象其物宜，是故谓之象"，都是在强调象就是援物比类。

取象比类思维在中医理论中最典型的代表就是藏象理论，主张注重脏腑之"象"。例如本部分提到的五脏六腑，不是指生理解剖意义上的实体结构，而是指功能相同，时空节律形态具有同步性、全息性的一组动态结构。此处黄帝本来想要和雷公讨论的正是这些精深的医理，而雷公却还执着于"象"，不能灵活应用这种思维方式。中医重"证"而不重"病"，应当运用取象比类法来认识疾病的状态和表现，将各种病症的表现归结为"证"。如本文所提及的脾脉虚浮像肺脉、肾脉小浮如脾脉、肝脉急沉散如肾脉，这些都是疾病的外在表现，也就是"证"。只有按照相应的方法，认真分辨不同病情的症候，才能正确把握病情，给予合适的治疗，这样就不会出现雷公所说的"当投毒药刺灸砭石汤液，或已或不已"的情况了。

这部分主要讲述黄帝作为老师与弟子雷公探讨医理。雷公虽然博览群书，但正应了上一篇《著至教论》中的回答，"诵而未能解，解而未能别，别而未能明，明而未能彰"，中国医理之精微深妙由此可见。

雷公曰：于此有人，头痛筋挛骨重，怯然少气，哕噫腹满，时惊不嗜卧，此何脏之发也？脉浮而弦，切之石坚，不知其解，复问所以三脏者，以知其比类也。

帝曰：夫从容之谓也。夫年长则求之于腑，年少则求之于经，年壮则求之于脏。今子所言皆失，八风菀熟，五脏消烁，传邪相受。夫浮而弦者，是肾不足也。沉而石者，是肾气内著也。怯然少气者，是水道不行，形气消索也。咳嗽烦冤者，是肾气之逆也。一人之气，病在一脏也。若言三脏俱行，不在法也。

【语译】

雷公说：这里有个病人，头痛，筋脉挛急，骨节沉重，胆怯少气，呕哕噫气，腹部胀满，经常处于惊恐状态，不想睡觉，这是哪一脏的疾病？这个病人脉浮而弦，切脉时的手感如石头般坚硬，我不能理解这其中的原理，所以再一次向你请教脾肝肾三脏的问题，想知道怎样才能取象比类来诊断他。

黄帝说：这种情况就要这样采用取象比类的方法。对于年长的病人，要从六腑去寻找病因，而对于年少的病人，则要从经脉去寻找病因，对于壮年的病人，应该从五脏去寻找病因。现在你所说的都是错的，八风郁结发热，五脏销铄受损，内外病邪相互传变。如果脉浮而弦，是肾气不足；如果脉沉坚硬如石，则是肾气停留、不运行了。病人胆怯少气，说明水液通道不畅通，因此形气消亡殆尽。病人咳嗽烦闷，则是肾气上逆造成的。因此，这个病人的病因在于肾脏。如果认为肝脾肾三脏都有病，是不符合医经之理的。

【解读】

这里讲到取象比类方法在治疗中的具体应用。也讲了对于不同年龄段的患者应该怎样辨别症候，体现了中医"因人制宜"的观念。年龄不同，则生理功能与病理表现就会各有差异，治疗时应该区别对待。如年长者生机减退，气血渐衰，脏腑功能减弱，病多在六腑，表现为虚证或虚中夹实，所以治疗多用补法，或攻补兼施，用药量比壮年少，中病即止；年少者生机旺盛，脏腑娇弱，气血未充，发病急骤，易虚易实，病多在经脉，所以治疗时药量宜轻，疗程宜短；青壮年气血旺盛，脏腑充实，发病时邪正相争剧烈，表现为实证，病多在五脏，所以治疗时重在攻邪泻实，药量稍重。

讲完道理，黄帝还详细分析了案例中这位病人的病情，指出雷公诊断的错误之处，点明诊断疾病要符合医理，这说明中医治病是有一定的标准可循的。

雷公曰：于此有人，四肢解墯，喘咳血泄，而愚诊之，以为伤肺，切脉浮大而紧，愚不敢治，粗工下砭石，病愈多出血，血止身轻，此何物也？

帝曰：子所能治，知亦众多，与此病失矣。譬以鸿飞，亦冲于天。夫圣人之治病，循法守度，援物比类，化之冥冥，循上及下，何必守经。今夫脉浮大虚者，是脾气之外绝，去胃外归阳明也。夫二火不能胜三水，是以脉乱而无常也。四肢解墯，此脾精之不行也。喘咳者，是水气并阳明也。血泄者，脉急血无所行也。若夫以为伤肺者，由失以狂也。不引比类，是知不明也。夫伤肺者，脾气不守，胃气不清，经气不为使，真脏坏决，经脉傍绝，五脏漏泄，不衄则呕，此二者不相类也。譬如天之无形，地之无理，白与黑相去远矣。是失吾过矣，以子知之，故不告子，明引比类《从容》，是以名曰诊经，是谓至道也。

示从容论篇第七十六

【语译】

雷公说：这里有一个病人，四肢懒怠无力，喘咳，大便出血，我为他诊治，认为是肺部受伤，但切脉时发现脉象浮大而紧，我不敢治疗了。有庸医用砭石治疗，结果病人出血增多，等到血止之后却顿觉身体轻快，这是为什么呢？

黄帝说：你所能治疗和知晓的病已经很多了，但你对这个病的诊断是错的。至于那个庸医之所以能治愈此病，就好比鸿雁有的时候也能一飞冲天，偶然成功而已。然而圣人治病都是要遵循法度的，通过取象比类随机应变，察上而知下，举一可反三，何必要拘泥于经书呢？现在这个病人脉浮大虚，是脾气外绝的征象。脾的阳气太虚，不能正常输送津液，不能复归于阳明胃经。二火不能制约三水。胃中阳气受损导致脾经得不到胃中饮食精华的营养，因此脉象混乱无常。病人四肢怠惰无力，是脾精不能输布；气喘咳嗽，是水气并入阳明胃经造成的；大便出血，是因为经脉流通不畅、血液溢出脉外而导致的。其实这一切都是脾脏的病变，而你却认为是肺的疾病，那就大错特错了。不能正确地取象比类，主要是因为对病情诊断不清。肺如果受伤，会导致脾气不能自守，胃气不清肃，进而经脉之气不能正常运行，反过来又会使得肺脏病衰，经脉不能输布精气，最后导致五脏精气都漏泄出来，不是鼻出血就是呕血，但不是大便出血。所以脾脏受伤和肺脏受伤，这两者是不相同的。就好比天是无形的，地是无边的，白与黑相去甚远。你这次诊断失误是我的过错，我以为你已经掌握了取象比类之法，就没有告诉你，现在我明白告诉你，取象比类或者说从容之道，这才是诊断的法要，是最高明的道理。

【解读】

这一段还是由雷公说出具体病例，由黄帝解答，来说明取象比类的应用，并讲述了中医治病的标准。"夫圣人之治病，循法守度，援物比类，化之冥冥，循上及下，何必守经。"这段话的意思不难理解，就是说圣人治病要循守医疗的准则，运用援物比类的方法，来把握变化莫测的病情，并且都是有迹可循的，但也不能拘泥于这个准则，要根据病情灵活应用。由此可见，中医治病的过程是有一定规律的，先通过望闻问切四诊法分辨病人的症候，再用取象比类的方法判断病情，最后根据诊断，灵活应用各种治疗之法，施以合适的治疗，归纳下来就是辨证施治，是中医认识疾病和治疗疾病的基本原则。

在全文最后，黄帝又强调了"至道"，这个词在《黄帝内经》中已经出现了很多次，此处所言的至道，具体是指诊断的精髓，即从容之道，也就是取象比类的方法。《黄帝内经》不但将人的身体的各部分看成一个整体，而且将人与自然看成一个整体。在"人身小宇宙，宇宙大人身"的观念指导下，采用类比、类推的方法，将人体各部分与大千世界的事物融为一体，对人体各部分不进行个体的深入的分析，对人与外界事物为什么"合一"、怎样"合一"不进行具体的分析，而只重视在"象"的模型范式上归类"合一"。中医对疾病的认识也具有这一特点。

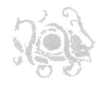

疏五过论篇第七十七

本篇主要是说明医生在诊治疾病时容易出现的五种过错，并指出诊治时必须结合阴阳四时的变化，病人身体的强弱、年龄的大小以及生活环境、思想情绪等各个方面，进行仔细的分析和研究，才能避免诊治上的错误。

黄帝曰：呜呼远哉！闵闵乎若视深渊，若迎浮云，视深渊尚可测，迎浮云莫知其际。圣人之术，为万民式，论裁志意，必有法则，循经守数，按循医事，为万民副，故事有五过四德，汝知之乎？

雷公避席再拜曰：臣年幼小，蒙愚以惑，不闻五过与四德，比类形名，虚引其经，心无所对。

【语译】

黄帝说：哎呀，医道真是太深远了。医道的深远好像观察万丈深渊，又好像面对天空中的浮云。深渊尚且可以测量，面对天空中的浮云，就很难知道它的边际了。圣人的医术，是普天下百姓的典范，圣人讨论疾病、创立医学理论，必有一定的法则，遵循这个原则和法规来行医治病，就能为天下万民谋得福利。所以行医应该有五过与四德，你知道吗？

雷公离开座席，起身拜了两拜说：我年纪尚小，愚笨蒙昧，没有听说过五过四德，只能在表象的外形与名称上进行比较，空泛地引用经文的道理，其实心中茫然，不知该如何回答。

【解读】

《黄帝内经》里黄帝与雷公的对话，有两篇集中谈到了医道的过失，分别是《素问》的第七十七篇《疏五过论》和第七十八篇《徵四失论》，讨论的是医生不明医道所造成的医疗过失，概括起来就是"五过""四失"。五过、四失也是从反面论证了医道之深以及掌握医道之难。

"疏"，陈述，或指疏远。"疏五过"，可理解成陈述五种医生的过错，或者是指让医生疏远这五种过错，意思都可以理解。姚止庵说："医之为教，拯济危难，接续真元，是非上智之士，不能胜其任，岂仅求免于过失而已也。"中医本就是治病救人的，如果不能很好地把握医理、明晓医道，就可能误诊、错诊，带来的恶果是无法预计的。所以姚止庵强调，医生的职位"非上智之士"不能胜任。

帝曰：凡未诊病者，必问尝贵后贱，虽不中邪，病从内生，名曰脱营；尝富后贫，名曰失精；五气留连，病有所并。医工诊之，不在脏腑，不变躯形，诊之而疑，不知病名。身体日减，气虚无精，病深无气，洒洒然时惊，病深者，以其外耗于卫，内夺于荣。良工所失，不知病情，此亦治之一过也。

【语译】

黄帝说：凡是在诊治病人的时候，一定要先询问病人的生活状况。如果曾经高贵而后来卑贱的，那么虽然没有外邪直中，疾病也会自内而生，名为脱营。如果以前富裕而后贫穷，则名为失精。这两种情况都是情志五气流连郁结，积聚为病。医生诊治时，发现病位不在脏腑，病人的躯体外形也没有明显的变化，所以诊断时常会充满疑惑，不知道是什么病。但是病人的身体却一天天消瘦，气虚精损，病势加深，没有气力，恶寒而常常受惊。病情之所以会加重，正是因为情志五气郁结，在外耗伤卫气，在内夺伤荣血。医生的过失，正是因为不了解病情就冒失地诊治，这是诊治中的第一个过错。

【解读】

黄帝考问雷公诊病有哪五过？雷公不能回答，黄帝逐一做了解答：第一个过错就是不了解病人生活贵贱贫富的改变。这里提到两种病，一个是"脱营"，一个是"失精"，都是因为病人贫贱富贵的境遇改变，导致五志郁结而产生的，但在临床上无法判断其确切的病位，容易误诊，所以在诊病之前，应当问清楚病人的生活状况，避免错治。

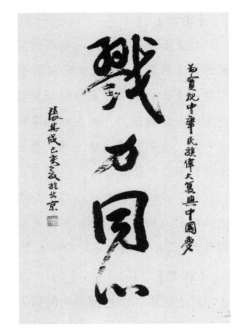

这一条属于中医问诊的内容，即采用询问的方式向病人了解疾病的发生、发展情况，现在的症状，治疗的经过等，是中医的四诊法之一。张景岳认为，问诊是"诊治之要领，临证之首务"。综观四诊法所获取的病人信息，大多数都是通过问诊得来的，就知道此言不虚。问诊范围也非常广泛，不只包括这里提到的富贵贫贱的改变，还包括病人的日常起居、工作环境、饮食嗜好、婚姻状况、个人病史、家族病史，等等。问诊对象的性别、年龄不同，问诊的内容也会有区别，比如女子还要问月经、白带、生育史，小儿还要问预防接种和传染病的情况等。张景岳还在《景岳全书》中总结了"十问歌"：

> 一问寒热二问汗，三问头身四问便，
> 五问饮食六胸腹，七聋八渴俱当辨，
> 九因脉色察阴阳，十从气味章神见，
> 见定虽然事不难，也须明哲毋招怨。

凡欲诊病者，必问饮食居处，暴乐暴苦，始乐后苦，皆伤精气，精气竭绝，形体毁沮。暴怒伤阴；暴喜伤阳，厥气上行，满脉去形。愚医治之，不知补泻，不知病情，精华日脱，邪气乃并，此治之二过也。

善为脉者，必以比类奇恒从容知之，为工而不知道，此诊之不足贵，此治之三过也。

凡是要诊治病人，一定要询问他的饮食居所状况，有没有突然的欢乐或者突然的痛苦刺激，或是先欢乐后痛苦，这些情况都会损耗精气，精气一旦损耗竭尽，形体也会损伤败坏。暴怒耗伤阴精，暴喜耗伤阳气，阴阳之气受损，厥逆之气就会上行，经脉胀满，使人形体羸弱消瘦。愚笨的医生治疗这样的病人，不知道何时补泻，也不知道病情进展，坐视病人的精气日渐耗脱，邪气逐渐盛实，这是诊治时的第二个过错。

善于诊脉的医生，一定要分类归纳各种脉象，分析正常和异常的脉象，从容把握疾病的病因、病机。假如医生不懂得这个道理，那么诊治也就没有什么值得称道之处了，这是诊治时的第三个过错。

【解读】

医生的第二个过错是不问病人的饮食起居、神志情绪变化等情况。神志情绪的变化包括突然欢乐、突然痛苦，或先快乐后痛苦等。按照藏象学说的主张，人的五志是与五脏相对应的，五志过度都会伤害相对应的脏器，正如《阴阳应象大论》中所论述的怒伤肝，喜伤心，思伤脾，忧伤肺，恐伤肾。"金元四大家"之一、寒凉派的创始人刘完素，受运气学说的影响，提出"五志过极皆能生火"的观点。怒伤肝，肝藏血，所以暴怒会耗伤阴气；喜伤心，心藏神，所以暴喜会耗伤阳气，张景岳还提到，"凡喜怒过度而伤其精气者，皆能令人气厥逆而上行"。喜怒过度就会令人阴阳俱损，耗精伤气，造成厥气上逆，进而生病。

医生的第三个过错是不能精准分析脉象的变化。这里的比类是指比别例类，就是说，掌握一类事物的规律，就能据此明白同类事物的规律，《周易·系辞传上》提到，"引而伸之，触类而长之，天下之能事毕矣"。奇恒，指异常。从容，是古经的篇名，主要是说诊脉时要安静详察。脉诊是中医最独特的诊法，虽然在四诊中排在最后，但不是贬低而是视之尤其重，它可以说是中医的必备技能。

这两点讲的也是中医四诊法的内容，第二条属于问诊，第三条属于脉诊。《难经·六十一难》中有言："望而知之谓之神，闻而知之谓之圣，问而知之谓之工，切而知之谓之巧。"中医诊病的过程中，必须望闻问切四诊合参，才能做出最客观的判断，给予最正确的治疗。

诊有三常，必问贵贱，封君败伤，及欲侯王。故贵脱势，虽不中邪，精神内伤，身必败亡。始富后贫，虽不伤邪，皮焦筋屈，痿躄为挛。医不能严，不能动神，外为柔弱，乱至失常，病不能移，则医事不行，此治之四过也。

凡诊者，必知终始，有知余绪，切脉问名，当合男女。离绝菀结，忧恐喜怒，五脏空虚，血气离守，工不能知，何术之语。尝富大伤，斩筋绝脉，身体复行，令泽不息。故伤败结，留薄归阳，脓积寒炅。粗工治之，亟刺阴阳，身体解散，四肢转筋，死日有期，医不能明，不问所发，唯言死日，亦为粗工，此治之五过也。

【语译】

诊治时，病人有三种情况，贵贱、贫富与苦乐。必须先问病人的贵贱，比如之前是王侯，在被贬职、脱离了权贵阶层之后，虽然没有中外邪，也会有精神上的内伤，身体一定会败亡。如果之前很富裕而后贫穷，虽然没有感受到外邪，也会皮肤枯焦、筋脉屈曲，痿躄拘挛。如果医生不能严格认真对待，不能改变病人的精神状态，而是一味屈从于外在的针药，诊治就会混乱失去常法，那么病一定治不好，治疗方法也不会有什么疗效，这就是诊治时的第四个过错。

凡是诊治病人时，一定要了解发病的全过程，做到察本知末。在切脉问诊时，要注意区分男女。但凡病人生离死别、思念过度、忧愁多虑，惊慌恐惧、喜怒无常，这些情绪因素都会使五脏精气空虚，气血难以维持。如果医生不懂得这些，又谈什么治疗呢？比如有的病人曾经受过严重的外伤，筋脉断裂，但身体依旧可以行动，但是这样一来津液就不能滋养身体，就会损伤筋脉之气，血气内结不畅，淤阻阳脉，时间久了就会腐烂化脓，从而出现发热、打寒战等症状。庸医治疗这样的病人，总是会多次针刺阴经和阳经，导致病人正气散尽、四肢痉挛、濒临死亡。医生竟然还不能明辨病情，不问发病的原因，只说离死不远，这是庸医的行为，也是诊治时的第五种过错。

【解读】

第四个过错是不问地位贵贱的改变。诊病"三常"是指贵贱、贫富、苦乐三种情况，即必须询问病人社会地位的贵贱、是否有被罢官削职之事等。疾病可能是情志变化造成的，"封君败伤者，追悔已往；及欲侯王者，妄想将来"，这些都属于致病因素。这类病人，医生应该对其进行开导，贬官的人和由富转贫的人心情必然苦闷抑郁，"郁则发之"，要让病人忧郁、悲伤、郁积的消极情绪，通过医生的疏导宣发出来，疾病才会真正痊愈。

第五个过错是不了解病因和预后的情况。凡是诊治疾病，不仅要了解疾病的本末，还必须了解疾病的全过程，治疗时还要考虑男女生理及脉证上的区别。病人的性别、年龄、社会地位、生活环境、饮食情况等各有差异，所以病因各有不同，临床诊断时必须认真审查，才能对症下药，中医病因主要有四大类，第一大类是外感病因，包括风、寒、暑、湿、燥、火这六淫以及疠气；第二大类是内伤病因，包括喜、怒、忧、思、悲、恐、惊这七情以及饮食失宜、劳逸失度等；第三大类是病理产物，包括痰饮、瘀血、结石；最后一大类是其他病因，包括外伤、诸虫、先天因素，等等。判断病人预后，最主要的方法还是通过四诊合参了解病情的变化，如果懂得未病先防，护卫人体的正气，防止疾病传变，也能达到改善预后的效果，正如《四气调神大论》所言，"是故圣人不治已病治未病"。

凡此五者，皆受术不通，人事不明也。故曰：圣人之治病也，必知天地阴阳，四时经纪，五脏六腑，雌雄表里，刺灸砭石，毒药所主，从容人事，以明经道，贵贱贫富，各异品理，问年少长，勇怯之理，审于分部，知病本始，八正九候，诊必副矣。

治病之道，气内为宝，循求其理，求之不得，过在表里。守数据治，无失俞理，能行此术，终身不殆。不知俞理，五脏菀熟，痈发六腑。诊病不审，是谓失常，谨守此治，与经相明，《上经》《下经》，揆度阴阳，奇恒五中，决以明堂，审于终始，可以横行。

【语译】

凡是以上提到的五种过失，都是由于医生的医术不通，人事也不明白而造成的。因此说，圣人治病，必然知晓天地阴阳的变化，知晓四时经络、五脏六腑，雌雄表里的相互关系，知晓针刺、艾灸、砭石、药物等主治的适应病症。对于人事也要从容理解，明白医道诊治的大法，要了解病人的贵贱贫富、各自的性格品格，要询问年龄长幼，分析性格勇敢与怯弱，审查疾病的所属分部，就可以知道疾病的根本，对照八正时节与九候的脉象，诊治就能很准确。

治疗疾病的方法，应当以保持住病人体内正气作为根本，寻求真正的病因与病理。如果不能求得真正的病因，那么过失就在于对表里关系的把握。在治疗时，一定要坚持医道法则，不要搞错针灸腧穴的方法，医生只有这样进行治疗，一生行医才不会有什么过错。如果不懂腧穴之理而贸然针灸治疗，就会使五脏之气郁积成热，六腑发生痈疡。诊治时如果不能审慎觉察，治疗时就会不合常规。所以要谨守这个治疗方法，按照《上经》《下经》的经文要求，推测疾病发生在阴还是在阳，是在奇恒之腑还是在五脏，要通过观察鼻子以及面部的色泽变化，审查疾病的终始——病因和预后，这样治疗，才会得心应手，无往而不利。

【解读】

最后黄帝总结说："圣人之治病也，必知天地阴阳，四时经纪。"说明治疗必须依据天地阴阳、四时气候以及天体的运行，如果违背了这个法则，就必然不能取得预期的效果，亦即《阴阳应象大论》所说："故治不法天之纪，不用地之理，则灾害至矣。"还提到要"从容人事，以明经道"，归纳下来就是，要想精于医术，必须明晰"上知天文、下知地理、中知人事"的三才之道，也就是《周易》的核心思想，《周易·系辞》说："《易》之为书也，广大悉备。有天道焉，有人道焉，有地道焉。兼三才而两之，故六。六者非它也，三才之道也。"其中蕴含的天地自然与人体的关系，是中医一直以来都在强调和重视的，本篇中提及的第一过与第四过就是典型代表，医生必须重视患者的生活环境与社会环境的变化，才能更好地把握病机。

通过对诊治五过的反面分析，黄帝从正面论证了医道："治病之道，气内为宝，循求其理，求之不得，过在表里。守数据治，无失俞理，能行此术，终身不殆。不知俞理，五脏菀熟，痈发六腑。诊病不审，是谓失常，谨守此治，与经相明。"治病之道在于重视病人元气的强弱，从元气探究其病理，如果求之不得，其病便是在阴阳表里之间。要遵守气血多少及针刺深浅等针刺治疗的常规，不要不按原则去取穴，否则就会使五脏郁热、六腑痈疡，便是失道。

本篇中涉及问诊的内容，可以说是中医诊断中关于问诊的最早记载，明确指出问诊不详、切脉不准、不问贵贱、不知饮食等情况会造成的严重后果，对这样做的医生给予警告。文中还特别强调了精神情志因素与疾病的关系，我们每个人都有喜怒哀乐，都有七情六欲，有各种各样的情绪，这是外界客观刺激所引起的精神上的反应。感情、情绪、心理活动本来就是多方面的。有不良情绪并不可怕，关键是要善于控制它、调节它，及时地排解它，而不能让它任意发展。否则人就会受到不良情绪的刺激和危害，身体就会出现各种疾病。

徵四失论篇第七十八

本篇承接上一篇的内容，从另一个角度提出临证时医生的"四失"，认为医生在诊治时应当全面考察、了解病情，四诊合参，全神贯注，详细诊察，才能有效避免"四失"的发生，进一步强调了全面掌握病因病情的重要性。本文强调医生不仅需要具备精湛的医术，还应该具备良好的医德。

黄帝在明堂，雷公侍坐，黄帝曰：夫子所通书受事众多矣，试言得失之意，所以得之，所以失之。雷公对曰：循经受业，皆言十全，其时有过失者，请闻其事解也。

帝曰：子年少智未及邪？将言以杂合耶？夫经脉十二，络脉三百六十五，此皆人之所明知，工之所循用也。所以不十全者，精神不专，志意不理，外内相失，故时疑殆。诊不知阴阳逆从之理，此治之一失矣。受师不卒，妄作杂术，谬言为道，更名自功，妄用砭石，后遗身咎，此治之二失也。不适贫富贵贱之居，坐之薄厚，形之寒温，不适饮食之宜，不别人之勇怯，不知比类，足以自乱，不足以自明，此治之三失也。诊病不问其始，忧患饮食之失节，起居之过度，或伤于毒，不先言此，卒持寸口，何病能中，妄言作名，为粗所穷，此治之四失也。

【语译】

黄帝坐于明堂中，雷公在一旁侍候。黄帝说：你通读医书、学习医道已经很长时间了，试着谈一谈你在治疗中的得与失吧，为什么有的病能够成功治愈，有的病却无法治愈？雷公回答：在我学医、行医的过程中，大家都说只要按照典籍和老师传授的方法去治病，就能十全十美，但我常常还是会失败，想请教你，这种情况要怎么解释呢？

黄帝说：这到底是因为你还年轻、知识经验还不够，还是因为你受到了其他杂说的影响呢？关于十二经脉、三百六十五络脉，这是人人都能理解的，医生们也经常遵循应用。之所以不能做到疗效完美，是因为医生不专心，精神不集中，思想不能理清，不能将外在的症状与内在的病情综合分析，所以经常会产生疑问，遇到困难。第一个失误是诊治时不懂晓阴阳顺逆的道理。第二个失误是从师学习医术还没有毕业，就狂妄自大弄起旁门杂术，把谬言说成真理，巧立名目，据为己功，乱用砭石，给自己留下祸患。第三个失误是不理解贫富贵贱、居处环境、土地厚薄、气候寒温等因素对人体的影响，不了解饮食的宜忌，不能区分病人性格的勇敢和胆怯，不知道取象比类的方法，这些就足以使自己混乱，而不能够把病诊断清楚。第四是诊治疾病时，不问疾病的起始情况，不问引起疾病的原因是情绪忧患、饮食失调、起居过度还是中毒。不先问清楚这些，就草率地诊查病人的脉象，觉得能诊断疾病、说中病因，其实是信口胡说，这种由自己的粗心造成的恶果，是诊治时的第四个失误。

【解读】

上一篇《疏五过论》讲了医道的"五过"，本篇中黄帝又列举出医道的"四失"，即医道的四种过失。"徵"有责问、询问的意思，如《左传·僖公四年》中提到"王祭不共，无以缩酒，寡人是徵"，就是这个意思。我们比较一下这里说的"四失"与上一篇说的"五过"，可以发现，"四失"比"五过"更严重，危险性更大，"五过"基本上是诊断的不全面、不仔细，偏于客观，而这里的"四失"则是偏于主观的，是学医者、行医者自己不愿意、不努力造成的，这是很危险的。所以这一篇的题目用了"惩"字，这样的医生是必须受惩罚的，如果还不能改正，那就坚决不能再让他们行医了。学医不能单靠外部的客观条件，最重要的是，要有主观的努力，要尽心尽力，主观因素是第一位的。

本节黄帝论述了医者的四种过失，也是古代医者认为医者要引以为戒的。黄帝认为治疗不能"十全"，主要原因是精神不专一，思绪没有条理，不能将外在的脉证与内在的病情综合分析，这些都属于个人的主观因素，《孟子·尽心下》中提到，"梓匠轮舆，能与人规矩，不能使人巧"，再高明的匠人也只能教人规矩道理，不能使人心灵手巧。学医也是一样，不能单靠外部的客观条件，还必须有主观上的不懈努力，才能真正掌握这门技术。

医生的第一个过失是"诊不知阴阳逆从之理"，这是最根本的过失。不明白十二经脉、三百六十五络脉，诊病不知阴阳逆从这些最基础的道理，不理解医道的精微深妙。如果连最基本的医理都没有熟练掌握，又怎么去治病救人呢？但如果医生自己尽心尽力、潜心领悟、也是可能把医理学到手的。

医生的第二个过失是"受师不卒，妄作杂术，谬言为道，更名自功"。还没有完成学业，就盲目地乱用杂术，把错误当成真理，变易其说而自以为功，乱用治疗方法。学医不仅要认真听从老师的指导，也需要有严谨认真的态度，刻苦努力地学习。

医生的第三个过失是"不知比类，足以自乱，不足以自明"。不了解病人的贫富贵贱、居处环境的好坏、身体的寒温情况，不理解饮食宜忌，不能区别性情的勇怯，不知道类比分析。这些都是诊察过程中必须关注的，如果不了解这些情况，就无法四诊合参、判断病因。

医生的第四个过失是"诊病不问其始……妄言作名，为粗所穷"。诊病时不问病人发病的初始情况，情志是否忧患抑郁，饮食是否失于节制，生活起居是否脱离常规，或者是否有外伤、中毒，这些问题都没问清便贸然诊脉、乱说病名，必然造成错诊、误诊，后果是难以预料的。

《周易》六十四卦的第二十四卦，复卦，下震上坤相叠，寓意万物复兴，这一卦就隐含了如何改正错误的道理："初九，不远复，无祗悔，元吉。"还没有远行就返回，就没有灾祸和悔过，一开始就是大吉，只要"不远复"，便"无祗悔"，做错了事，认识到错误之后，要早日修正自己，改过重来。正如孔子所说的，"人非圣贤，孰能无过。过而能改，善莫大焉"《周易·象传》也提到，"不远之复，以修身也"，不要偏离正道太远，应该回归正道，然后应该修身，好好检讨自己，正如《黄帝内经》中提到的"五过四失"，值得每一个从医者认真对照、自查和检讨，发现和纠正过去的错误，回归医道。"频复，厉无咎"，人都会反复犯错，勉强返回虽然会有危险，但只要改正，在道义上就是没有灾祸的。修正自己，最好在过失还不严重时及时反省改善，避免积重难返。发现疾病也要及时治疗，出现误诊要及时止损，这样无论是为人处世还是治疗疾患，都可以避免以后的凶险。

张其成全解黄帝内经·素问

是以世人之语者，驰千里之外，不明尺寸之论，诊无人事。治数之道，从容之葆，坐持寸口，诊不中五脉，百病所起，始以自怨，遗师其咎。是故治不能循理，弃术于市，妄治时愈，愚心自得。呜呼！窈窈冥冥，孰知其道？！道之大者，拟于天地，配于四海，汝不知道之谕，受以明为晦。

【语译】

所以有些不负责的医生喜欢夸夸其谈，夸大到就像驰骋于千里之外，却不能明白寸尺脉搏的诊断原理，诊治疾病也不考虑社会环境、人事关系的影响。诊断时，医生一定要保持从容不迫的态度，只诊查寸口脉是不能准确把握五脏脉象的，也不能找到百病的病因。一旦遇到困难，一开始先埋怨自己学艺不精，然后就会归罪于老师教得不好。所以如果诊治疾病时不能遵循理论，仅凭一知半解就开业行医，胡乱诊治，偶尔能够治愈病人，就觉得自己医术精湛。唉！医学道理的博大精深，谁又能够了解清楚呢？医学道理之伟大，可以和天地相比拟，和四海相匹配，如果你不能通晓这些道理，即使老师讲得清楚，你还是不能彻底地了解其中的奥秘啊。

【解读】

黄帝对这些失误造成的伤害表示极大痛惜："呜呼！窈窈冥冥，孰知其道？！道之大者，拟于天地，配于四海，汝不知道之谕，受以明为晦。"这些人怎么能明白微妙高深的医道呢？医道广大悉备，可以比于天地，配于四海，不明白医道的高妙，即使受业于名师，也依然无法彻底掌握。

通过对诊治五过、四失的反面分析，黄帝从正面论证了医道。所以医道一定是全方位的、天人合一的。要掌握医道，就一定要知道自然界阴阳的变化、四时寒暑的规律、五脏六腑间的关系、经脉之阴阳表里，还有针灸、砭石、药物的主治病症，还要全面审察病人的社会生活、贵贱贫富、体质品行、年龄长幼、性情勇怯、病色部位以及疾病本源、发病特点，并结合四时八风正气及三部九候脉象等进行分析，只有这样，医者的诊治才是完备的，才算掌握了医道。

这样的医道思想对于我们今天的医疗实践仍然具有指导作用，无论是提高医术水平、临床疗效，还是改善医患关系、促进医患和谐，都具有极其重要的意义。

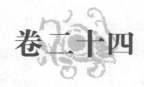

卷二十四

阴阳类论篇第七十九

本篇结合五脏与六经，论述了三阴经与三阳经所处的部位、生理功能、病理表现，以及如何根据脉气状况预测死期。《黄帝内经》中首次提到"三阴三阳"，这一概念是综合《周易》的"一阴一阳""二阴二阳"和《道德经》的"三生万物"、《黄帝四经》"经法六分"等思想而形成的。

孟春始至，黄帝燕坐，临观八极，正八风之气，而问雷公曰：阴阳之类，经脉之道，五中所主，何脏最贵？雷公对曰：春甲乙青，中主肝，治七十二日，是脉之主时，臣以其脏最贵。帝曰：却念上下经，阴阳从容，子所言贵，最其下也。雷公致斋七日，旦复侍坐。帝曰：三阳为经，二阳为维，一阳为游部，此知五脏终始。三阴为表，二阴为里，一阴至绝作朔晦，却具合以正其理。

雷公曰：受业未能明。帝曰：所谓三阳者，太阳为经，三阳脉至手太阴，弦浮而不沉，决以度，察以心，合之阴阳之论。所谓二阳者，阳明也，至手太阴，弦而沉急不鼓，炅至以病皆死。一阳者，少阳也，至手太阴，上连人迎，弦急悬不绝，此少阳之病也，专阴则死。三阴者，六经之所主也，交于太阴，伏鼓不浮，上空志心。二阴至肺，其气归膀胱，外连脾胃。一阴独至，经绝，气浮不鼓，钩而滑。此六脉者，乍阴乍阳，交属相并，缪通五脏，合于阴阳，先至为主，后至为客。

雷公曰：臣悉尽意，受传经脉，颂得从容之道，以合《从容》，不知阴阳，不知雌雄。帝曰：三阳为父，二阳为卫，一阳为纪。三阴为母，二阴为雌，一阴为独使。二阳一阴，阳明主病，不胜一阴，脉软而动，九窍皆沉。三阳一阴，太阳脉胜，一阴不能止，内乱五脏，外为惊骇。二阴二阳，病在肺，少阴脉沉，胜肺伤脾，外伤四肢。二阴二阳皆交至，病在肾，骂詈妄行，巅疾为狂。二阴一阳，病出于肾，阴气客游于心，脘下空窍，堤闭塞不通，四肢别离。一阴一阳代绝，此阴气至心，上下无常，出入不知，喉咽干燥，病在土脾。二阳三阴，至阴皆在，阴不过阳，阳气不能止阴，阴阳并绝，浮为血瘕，沉为脓胕。阴阳皆壮，下至阴阳。上合昭昭，下合冥冥，诊决死生之期，遂合岁首。

【语译】

立春之日，黄帝悠闲而坐，观察八方极远之地，候察八方所至之风，而后问雷公：根据阴阳分类的方法和经脉的理论、五脏与季节的关系，你认为哪一个脏腑最重要？雷公答道：春季，属甲乙木，其色青，主时之脏为肝，主管春季七十二天，这段时间是肝脉主时，所以我认为肝最为重要。黄帝说：依据《上经》《下经》阴阳比类的方法，你认为最重要的，实际上是次要的。雷公斋戒七天，清晨又在黄帝身旁侍坐。黄帝说：三阳就是太阳，这里指足太阳膀胱经，上通头顶，经后背往下，一直到脚底，好比一根直线，所以叫经；二阳是阳明，这里指足阳明胃经，分布在身体的正面，有两条主线和四条分线，是人体经络中分支最多的一条经络，好像维系着身体一样，所以叫维；一阳为游部，一阳就是少阳，少阳经在太阳和阳明之间，所以叫游部；三阴为表，三阴就是太阴，手太阴和足太阴都在手和足的最外侧、最前面，所以叫表；二阴为里，二阴就是少阴，手少阴和足少阴都在手和足的最里侧、最后面，所以叫里；一阴为终，一阴就是厥阴，厥就是绝，厥阴就是阴气要绝了，快要尽了，物极必反，阴气要尽的地方正是阳气要开始的地方，就好像朔晦之间，朔是阴历每月的第一天，晦是阴历每月的最后一天，正是从月亮全亏到月亮始生的交界，是由暗到明的地方。从阴阳的变化可以了解五脏之气的运行终始。

雷公说：我还是没能听明白。黄帝说：所谓三阳就是太阳经，太阳经的脉气反映在手太阴肺经的寸口部位，脉如果弦浮而不沉，就要结合四时阴阳气候的规律来分析，要用心体会，才能把握病人身体的变化。二阳就是阳明经，阳明经的脉气反映在手太阴肺经的寸口部位，如果病人的脉象弦而沉急不鼓动，又有发热症状，那这类病人大多有死亡的危险。一阳是少阳经，少阳经的脉气反映在手太阴肺经的寸口部位，脉如果弦急并悬而不绝，表明少阳经有病。若表现为无胃气的真脏脉，则有死亡的危险。三阴是太阴经，手太阴肺经朝百脉，为六经之主。太阴经的脉气反映在手太阴肺经的寸口部位，脉如果沉伏鼓动而不浮，是太阴经虚而导致心志空虚。二阴是少阴经，少阴经的脉气反映在手太阴肺经的寸口部位，足少阴经与膀胱经互为表里，其在气内归于膀胱，在外又与脾胃相连。一阴是厥阴经，厥阴经的脉气反映在手太阴肺经的寸口部位，如果经气已绝，则脉象为浮而不能鼓动，并钩而滑。总之这六种脉象，时而出现阴脉，时而出现阳脉，交错并合，错综复杂，与五脏是相通的，所以要与阴阳理论结合，先达到寸口的脉象为主，后达到寸口的脉象为客。

雷公说：我已经完全明白了，你讲授的经脉之道和我学过的《从容》一书的道理是相吻合的，但我还不理解阴阳、雌雄的深刻含义。黄帝说：三阳（太阳经）好比父亲，二阳（阳明经）好比是护卫，一阳（少阳经）在中间，好比是枢纽（纲纪）。三阴（太阴经）好比是母亲，二阴（少阴经）好比是内守在家的女人，一阴（厥阴经）沟通人体的阴阳之气，所以像一个使者。二阳一阴是阳明主病，二阳不胜一阴，脉软不动，九窍沉滞而不通利。三阳一阴，太阳脉胜，一阴不能制止，向内扰乱五脏，在外表现为惊骇之状。二阴二阳，病位在肺，少阴脉沉，肺气胜伤脾，在外损伤四肢。二阴二阳都交互而至，病位在肾，动辄叫骂，行动异常，病为癫狂。二阴一阳，病气出于肾，阴气游逸于心，脘下膀胱皆如堤堰闭塞不通，四肢如别离而不用。一阴一阳动而中止，这是阴气入心，表现为发病上下没有常处，受纳不知其味，大小便不受控制，咽喉干燥，病在脾土。二阳三阴，至阴脾脏在内，阴气不能越过阳气，阳气不能制止阴气，阴阳两绝，脉浮为血瘕，脉沉为脓胕。阴阳都很壮大，病气渐渐下至阴阳之内，在上为阳明之上，在下达至阴之内，诊断患者生死之期，看一年之中什么气是主气。

【解读】

本篇题目中的"阴阳"指"三阴三阳"，"类"是归类的意思。本篇对三阴经和三阳经相关的内容进行归类解释，所以取名为"阴阳类论"。

《黄帝内经》根据人体生命变化的规律，将阴阳进一步细化为"三阴三阳"，并以之建构经脉、脏腑理论体系，深化和丰富了医道的内涵。"三阴三阳"是《黄帝内经》的重大发现，是对《周易》《道德经》《黄帝四经》的发展。"三阴三阳"在黄帝与雷公的对话中多次提到。

本篇开头描述了一幅暖意融融的画面："孟春始至，黄帝燕坐，临观八极，正八风之气，而问雷公曰：阴阳之类，经脉之道，五中所主，何脏最贵？"立春这一天，黄帝安闲地坐着，观看八方边际，候察八方之风。"燕坐"即安闲而坐，是一种调气安神、内观宜守的静坐功夫，可激发人体潜能、开启智慧。黄帝的"燕坐"功夫，值得好好研究和体会。黄帝燕坐之后，开始了对雷公的发问，这一次问的是阴阳、经脉、五脏等问题，五脏之中哪一脏最重要？雷公从一年四季变化从春天开始这一点判断，肝脏最重要。黄帝却说："你认为最重要的，其实是最不重要的。"雷公斋戒七日之后，黄帝才告诉他："三阳为经，二阳为维，一阳为游部，此知五脏终始。三阴为表，二阴为里，一阴至绝作朔晦，却具合以正其理。"黄帝没有直接指出哪一脏最重要，而是从"三阴三阳"论述五脏的终始。三阳为经，二阳为纬，一阳为游部；三阴为表，二阴为里，一阴为终。从三阳的变化可了解五脏之气的运行终始，而"一阴"又是阳气的开始，有如月初月终的交界。

本部分认为，人体五脏之气的运行应符合天地阴阳终始的道理。并进一步解释，所谓三阳即太阳，二阳即阳明，一阳即少阳；所谓三阴即太阴，二阴即少阴，三阴即厥阴。黄帝详细论述了三阳三阴之脉（六脉）变化的情况以及与五脏的关联、病理变化的情况。"三阳为父，二阳为卫，一阳为纪。三阴为母，二阴为雌，一阴为独使。"黄帝为"三阳三阴"做比喻，三阳如父亲，二阳如外卫，一阳为纲纪；三阴如母亲，二阴如内雌，一阴如使者，这其实与《周易》对八

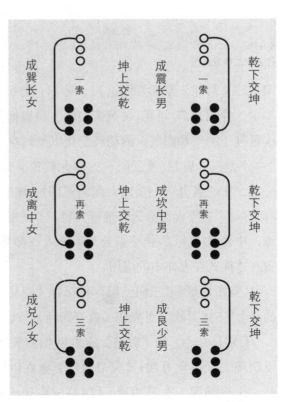

成巽长女　一索　坤上交乾　成震长男　一索　乾下交坤

成离中女　再索　坤上交乾　成坎中男　再索　乾下交坤

成兑少女　三索　坤上交乾　成艮少男　三索　乾下交坤

乾坤六子图

卦的阐述不谋而合。《说卦传》说："乾，天也，故称乎父。坤，地也，故称乎母。震，一索而得男，故谓之长男。巽，一索而得女，故谓之长女。坎，再索而得男，故谓之中男。离，再索而得女，故谓之中女。艮，三索而得男，故谓之少男。兑，三索而得女，故谓之少女。"这就是乾坤六子的由来，同样可以对应人体的三阴经和三阳经。

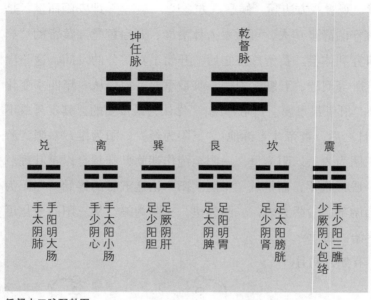

任督十二脉配卦图

古代文献中，第一次明确提出"三阴三阳"的就是《黄帝内经》。那么"三阴三阳"究竟是按照什么来划分的？《黄帝内经》其他篇章多有论述，总的来说是按照"气"的多少来划分的。《素问·天元纪大论》曰："阴阳之气各有多少，故曰三阴三阳也。"《素问·至真要大论》："帝曰：善。愿闻阴阳之三也何谓？岐伯曰：气有多少，异用也。"可见，《黄帝内经》是根据气的多少把阴阳各分为三。而气的多少是气（阴气和阳气）的消长变化以及时空变化的体现。《黄帝内经》中到处可见"一分为三"思想。《素问·三部九候论》曰："一者天，二者地，三者人，因而三之，三三者九……帝曰：何谓三部？岐伯曰：有下部，有中部，有上部，部各有三候。三候者，有天有地有人也。"《灵枢·玉版》曰："上合之于天，下合之于地，中合之于人。"把宇宙分为天地人三部分，把人体分为上中下三部分，这是宇宙三才模式在人体中的应用。

《黄帝内经》"三阴三阳"是综合《周易》"一阴一阳""二阴二阳"思想、《道德经》"三生万物"思想和《黄帝四经》"六分"思想的产物。

《黄帝内经》和《周易》有着密切的关系。《周易》重在以阴阳论天地之道，以阴阳二气造化万物；《黄帝内经》重在以阴阳论人生之理，以阴阳二气长养百骸，医易同源、医易相通。《周易·系辞传》说："一阴一阳之谓道。"有人认为

《周易》只讲一阴一阳（两仪）、二阴二阳（四象）、四阴四阳（八卦），不讲三阴三阳，我认为不然。虽然《周易》没有明确提出"三阴三阳"，但《周易》的六爻卦和《易传》的六子卦以及三才说，已经蕴含三阴三阳的思想了。不过第一次明确提出"三阴三阳"的是《黄帝内经》。"三阴三阳"是在二阴二阳（太阳、少阳、太阴、少阴）的基础上又加上了"阳明""厥阴"。

继《周易》经文之后，《黄帝四经》丰富发展了阴阳思想，在此基础上提出"六分"学说。《黄帝四经》中"阴阳"出现了 47 次，还有"刚柔""牝牡""雌雄"等同义词。并隐含有"二阴二阳"，如《十大经·观》所说："今始判为两，分为阴阳，离为四（时）。"《黄帝四经·经法》则提出"六顺六逆""主上执六分以生杀""三者参用之"。《黄帝四经》"阴阳""六分"思想影响了《黄帝内经》"三阴三阳"学说的形成。

雷公曰：请问短期。黄帝不应。雷公复问。黄帝曰：在经论中。雷公曰：请闻短期。黄帝曰：冬三月之病，病合于阳者，至春正月脉者死征，皆归出春。冬三月之病，在理已尽，草与柳叶皆杀，春阴阳皆绝，期在孟春。春三月之病，曰阳杀，阴阳皆绝，期在草干。夏三月之病，至阴不过十日，阴阳交，期在溓水。秋三月之病，三阳俱起，不治自已。阴阳交合者，立不能坐，坐不能起。三阴独至，期在石水。二阴独至，期在盛水。

【语译】
雷公说：请你讲一讲在短期内会死亡的疾病。黄帝没有回答。雷公又问了一次，黄帝说：在医经中论述过。雷公说：请你讲一讲短期内会死亡的疾病。黄帝说：冬天三个月发病，如果阳气偏盛，到春天正月，又出现死亡的脉象，那么病人就会在春天快结束时死亡。冬天三个月的疾病，按理说病势已尽，草与柳叶都枯萎了，春天阴阳之气绝尽，病人的死期就在春天。春天三个月的疾病，叫阳杀，因为春天本来就是阳气刚刚生发的季节，此时阳气反而受损，就会导致阴阳两气绝尽，死期在深秋草木干枯的时候。夏天三个月的疾病，如果阴气极度旺盛，那么不过十天就会死亡。因为夏天是阳气最盛的季节，此时阴气反而极度旺盛，是很危险的。如果阴阳两气相互交错，那么死期就在中秋水清之时。秋天三个月的疾病，如果三条阳脉之气一起出现，说明阳气还没有衰退，那么病就会不治而愈。

如果病人阴阳之气交错，则病情严重，要么只能站立不能坐下，要么坐下了就不能站起来。如果三条阴脉之气一起出现，没有阳气了，那么死期在深冬水结冰如石的时候。如果两条阴脉之气一起出现，那么死期就在雨雪消融的时节。

【解读】

本节讲的是三阴三阳为病的死期，这个死期主要还是由阴阳的盛衰决定的。这里提到了孟春，孟春是春季的第一个月，即农历正月。农历一年分为十二个月，每三个月为一季，即孟、仲、季，依次为春季（孟春、仲春、季春），夏季（孟夏、仲夏、季夏），秋季（孟秋、仲秋、季秋）冬季（孟冬、仲冬、季冬）。下文还涉及濂水、石水、盛水之期，都分别指什么呢？其实那都是对自然现象非常有趣的描述。"濂"（liǎn）是指水快凝结成冰的样子，"濂水"就是初冬之时。夏天出现阴脉现于阳、阳脉现于阴的阴阳交，等到初冬天地不交的时候，人就会死亡。"石水"指冬月水冰如石的时候，有阳无阴，而"独阳不长"，所以到了冬天阳气最为衰微的时候，也就是石水时，人就会死亡。"盛水"，雨雪消融之时，阴气独至，"无阳则阴无以生，无阴则阳无以化"，雨雪消融、阳气初升时，人就会死亡。

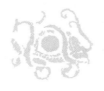

方盛衰论篇第八十

本篇主要从年老年少、四季等方面讨论人体阴阳之气的盛衰、逆从。除此以外，还依据五行理论，阐述了五脏气虚导致的梦境。另外还从临床诊断疾病出发，从诊有十度谈到诊断必须全面掌握病情，进行综合分析。对后世的医家提出了明确要求，值得所有医者好好学习。

雷公请问：气之多少，何者为逆？何者为从？黄帝答曰：阳从左，阴从右，老从上，少从下，是以春夏归阳为生，归秋冬为死，反之，则归秋冬为生，是以气多少逆皆为厥。

【语译】

雷公向黄帝请教：气的多少和盛衰，哪一种算是逆，哪一种算是顺呢？黄帝回答说：阳气从左边上升为顺，阴气从右边下降为顺，而与此相反的就是逆。老年人的气从上往下运行为顺，年轻人的气从下往上运行为顺，与此相反的则为逆。因此可知，春天、夏天时，如果疾病表现出阳证阳脉，则为顺，病人是可以生存的；若疾病表现出阴证阴脉，则为逆，病人不可以生存。反之，秋天、冬天时，如果疾病表现为阴证阴脉，病人是可以生存的。因此，无论阴阳之气是多还是少，是盛还是衰，只要气的运行不顺畅而逆行，就会形成厥病。

本篇题为"方盛衰论"这是什么意思呢？"方"在这里是比较、衡量的意思，"盛"即阴阳的形气之盛，"衰"即阴阳的形气之衰。所以本篇意在衡量阴阳形气的盛衰。

这一节主要论述了阴阳之气不相顺接而发为厥的情形。阴阳之气无论多还是少，盛还是衰，但凡运行不顺，就会形成厥病——厥逆证。所以这里讲了"顺"的重要性。为什么"是以春夏归阳为生，归秋冬为死"？因为春夏时节为阳，阳气旺盛，疾病也是阳性病，如果脉证同为阳性，就可以治愈，但如果此时疾病脉证与时令不相符，则会死。这也就是为什么《黄帝内经》从一开始就要讲顺应自然的养生法则，即"法于阴阳，和于术数"。养生要做的第一件事就是顺应阴阳，也就是大自然的阴阳。

问曰：有余者厥耶？答曰：一上不下，寒厥到膝，少者秋冬死，老者秋冬生。气上不下，头痛巅疾，求阳不得，求阴不审，五部隔无征，若居旷野，若伏空室，绵绵乎属不满日。

【语译】

雷公又问：气盛有余也能导致厥病吗？黄帝回答说：阳气在上而不下降，则身体下部的阳气就会空虚，从脚到膝盖就会感到寒冷。如果是年少的人在秋冬出现这样的病症，就可能会死亡；而老年人在秋冬有这种病症却不一定会死亡。阳气上逆不下，会发为头痛、巅顶痛等头部的病变，这种厥证很难诊断，说它是阳证，又本非阳盛；说它属阴又诊察不出阴证的依据；说它是因为五脏之气阻隔不通，却又没有明显的体表改变可供验证，病人自身就好像置身在旷野之中，又好像住在没有人的房子里，病势缠绵难愈，似乎不能终日。

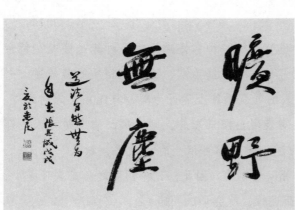

【解读】

这一段主要介绍了阳气向上逆行而不下降，使身体下部阳气虚衰，而出现寒厥到膝的症状。文中说，若是少年在秋冬之时遇此症状则死，老者却不至于死亡，这怎么理解呢？其实答案在上文中已经提及，上文讲"老从上，少从下"，老年人身体下部气血衰弱，是身体衰退的正常反应，而少年本应身体下部阳气旺盛，又遇时令之助，如果出现了寒厥到膝的症状，则说明其真阳已经虚衰，有生命危险。

> 是以少气之厥，令人妄梦，其极至迷。三阳绝，三阴微，是为少气。
>
> 是以肺气虚则使人梦见白物，见人斩血藉藉，得其时则梦见兵战。肾气虚则使人梦见舟船溺人，得其时则梦伏水中，若有畏恐。肝气虚则梦见菌香生草，得其时则梦伏树下不敢起。心气虚则梦救火阳物，得其时则梦燔灼。脾气虚则梦饮食不足，得其时则梦筑垣盖屋。此皆五脏气虚，阳气有余，阴气不足，合之五诊，调之阴阳，以在《经脉》。

【语译】

所以如果是元气虚损而引起的厥病，会使人做噩梦，严重至极的甚至会令人神志迷乱。三阳经和三阴经的脉象微细欲绝，就是元气虚损导致厥病的脉象特征。

如果肺气虚就会让人梦到白色的东西，或者梦到杀人流血，一片血肉狼藉的场面，肺气旺盛的秋天，会梦到打仗的场景。如果肾气虚就会让人梦到舟船翻入水中，有人被淹死，在肾气旺盛的冬天，则会梦见自己潜入水中，好像遇到害怕的事情。如果肝气虚就会让人梦到菌类、香草和小草，在肝气旺盛的春天，则会梦到自己藏在树下不敢起来。如果心气虚就会让人梦到救火的场景和属性为火的事物，在心气旺盛的夏天，则会梦见大火在燃烧。如果脾气虚就会使人梦见饥饿、吃喝不足够，在脾气旺盛的长夏，则会梦见砌墙盖房。以上这些梦象都是五脏气虚、阳气亢盛、阴气不足引起的。此时应该结合五脏病变出现的其他症状来调节阴阳，这在《经脉》篇中有详细的介绍。

【解读】

为什么五脏气虚之后会做这些梦？这是《黄帝内经》阴阳五行学说的应用，是中医取象比类思想的具体体现。这一段巧妙地将做梦之象与五脏之象结合起来，前者是玄妙莫测的精神心理现象，后者则是深奥的中医理论。初看相距甚远，无法相提并论，但实际上，则藏象和梦象都是生命变化的反应，藏象是人体脏腑生理的反应，梦象是精神心理活动的反应。《黄帝内经》用五行将两者结合起来，用五行类比五脏。木火土金水是自然界的五种基本物质，看得见，摸得着，说得清，借此描述五脏，可以对其生理功能和病理现象有直观、生动、清晰的把握。古人又为何将五脏和五行相联系呢？这在《周易》中有解释。《周易》强调天地人三才之道，人在中心，起着联结天地的作用，天地和人虽各行其道，但又相互对应，互为整体，天人合一。天人合一观的最低层面是天人同构论，认为人体结构和天地结构一致，人体是天地的缩影，所以人体的一切脏器，均可以与自然界中的物质相对应。

古人发现，原来各种梦是和五脏有关系的。文章中的梦象便与五脏一一对应，有时模糊，有时清楚。梦其实是人体生理、心理、病理或者是白天的遭遇、已经发生或者将要发生事情的一种形象的反映，同样也是符合五行规律的，可以用五行来分类。现在我们就用阴阳五行的理论，结合前面学过的《脉要精微论》来总结分析一下五脏气虚为什么会做这样的梦。

肺气虚时会梦见白物，到了秋天梦见战争，"肺气盛则梦哭"，肺气旺盛还会梦见哭，因为肺属金，金曰从革，五色为白色，兵器是金属的，秋天也为金，所以会梦见战争。肺主悲伤，悲伤会伤害肺，所以梦到哭泣。肾气虚时会梦见翻船，到了冬天则梦伏于水中、在大水中跋涉，感觉恐惧；"肾气盛，则梦腰脊两解不属"，因为肾属水，在志为恐，故肾气虚时可梦见翻船，得其时则梦伏于水中，自觉恐惧。肝气虚时会梦见各种菌类、小草，到了春天则梦伏于树下；"肝气盛则梦怒"，肝气旺盛还会梦见发怒。因为肝属木，肝有问题的人，往往会梦到树木，根据病情的寒热虚实，梦中的树木情况是不一样。如果梦到树木着了火，或者梦到特别郁郁葱葱的森林，表明肝火太旺。肝火太旺当然就容易发怒。如果梦见自己在树林里面走，而且一直在转悠，走不出来，或者趴在树下起不来了，这就是肝气太虚的表现，是虚证，会梦到各种菌类、小草，注意是草不是树，如果梦见树，也只是几棵稀稀拉拉的树，不是茂盛的树林，这说明肝气虚了。为什么到春天往往会梦见树呢？因为春天木气旺盛，阳气足。心气虚时会梦见救火，到了夏天则梦见烈火燃烧。"心气盛，则梦善笑"，还会梦见大笑。因为心属火，火曰炎上，心气不足，就会梦到大火，或者在救火，或者就是属阳的、属火的东西，比如太阳、雷电之类。夏天为太阳，为火，所以会梦到大火燃烧。心对应的情绪是喜，所以会梦到笑。但大喜则伤心，所以心阳太过、心火太旺也会梦到大笑，梦到大笑不一定是好事。脾气虚时梦见饮食不足，到了长夏则梦到砌墙盖房。脾属土，土爱稼穑，脾是运化食物的器官，所以脾气虚时会梦见饮食不够、饥饿。"脾气盛，则梦歌乐、身体重不举"，因为脾主管四肢，脾气太盛，四肢就会动，就会梦到跳舞；脾主管运化，把食物化为精微物质即营养成分，并将营养传输至全身，脾又主管肌肉，脾气太盛，运化功能太过了，就会造成身体沉重、发胖，肌肉无力，东西举不起来。当然在临床上不是每个梦都这么典型和直观，应该脉证结合加以诊断。

诊有十度，度人脉度、脏度、肉度、筋度、俞度。阴阳气尽，人病自具。脉动无常，散阴颇阳，脉脱不具，诊无常行。诊必上下，度民君卿，受师不卒，使术不明，不察逆从，是为妄行，持雌失雄，弃阴附阳，不知并合，诊故不明，传之后世，反论自章。

【语译】

在诊断疾病时，有十种法度可以用来衡量病人的情况，即：脉度、脏度、肉度、筋度、俞度的阴阳虚实。凡此十度，人身阴阳之理尽数概括在内，以此法度衡量，对病情就会获得全面正确的了解。脉象的变化没有固定状态，如脉阴阳散乱、偏盛偏衰，或脉象显现得不完全。所以诊察时不能拘泥于一法，诊病时要兼取人迎和跌阳，还必须弄清楚病人的身份，是平民百姓还是君王贵族。如果医生从师学医未能毕业，其医术就不会高明，而医术不精，则临证之时不能分辨疾病的逆从关系，这往往就会造成只抓住一点而不顾其他，或者抓住了阳的方面而忽略了阴的方面，或者看到阴的方面而丢弃阳的方面，不知道全面掌握病情，就不能把各方面的情况加以综合分析，诊断也就不可能正确。这样的方法如果流传到后世，其错误之处一定会暴露无遗。

【解读】

本段一开始就用了很多个"度"字，度在此处念"duó"音，这个字有多种含义，此处取计算、衡量的意思。

大家可能对第一句有疑惑，为何说诊有十度，后面却只写了五个呢？这句末尾有"阴阳气尽，人病自具"，此处的阴阳气尽，按王冰理解为"诊备尽阴阳虚盛之理"，十度其实是度量这五个部位的阴阳（也就是虚实）的两种情况，每个部位各有两种情况，一共有十种情况，所以叫十度。十度把人身阴阳之理全部涵盖了，这样就可以对病情有全面正确的了解。

脉度，指衡量脉的长度、强弱、浮沉等，实际上每一个人经脉长度的绝对值都是不同的。因此，这里所说的脉度，重点并不在于长度，而在于运行的规律。而重中之重则是，从人面部的七窍来观察人体五脏的变化。脏度就是衡量脏腑的大小、长短、高下、坚脆等，其内容在《灵枢》的《本脏》《肠胃》《平人绝谷》等篇章有详细的阐述。肉度指度量人体形态大小、肌肉肥瘦、体质强弱等，作为辨证施治的重要参考。《灵枢·卫气失常》将肥壮人分为脂人、膏人、肉人三种类型。筋度即测量筋的大小、坚脆，详细内容见于《灵枢·经筋》。俞度指度量病人脏腑经络的腧穴，用以诊断和治疗脏腑经络、四肢百骸之病，是针灸治疗的重要步骤，《灵枢·本输》《素问·气穴论》有详细的介绍。

以这十度来全面地诊断疾病的阴阳，就一定可以对其有较为准确的把握。对疾病的诊断要遵循辨证施治的方法，因临床上脉象是变化不固定的，所以诊病时也要灵活多变。"诊必上下"，张琦说："上下，谓人迎趺阳也，必兼取之，以知病能。"三部，指人迎（颈侧动脉）、寸口（桡动脉）、趺阳脉（足背动脉）三个诊脉部位。其中以人迎、趺阳脉候胃气的变化，主要用于寸口无脉及病人危重之时；而寸口脉则主要候十二经及脏腑之气的变化，尤多用于全身性疾病的诊断。三部诊法是诊察颈人迎、手寸口、足趺阳脉三个部位的脉象变化以推测病情的一种方法。这种诊法由汉代张仲景倡导，又主要见于其著作《伤寒杂病论》，故后世常称之为"仲景三部诊脉法"。而今天我们诊脉时大多独取寸口，实为遗憾。

至阴虚，天气绝；至阳盛，地气不足。阴阳并交，至人之所行。阴阳并交者，阳气先至，阴气后至，是以圣人持诊之道，先后阴阳而持之，《奇恒之势》乃六十首，诊合微之事，追阴阳之变，章五中之情，其中之论，取虚实之要，定五度之事，知此乃足以诊。是以切阴不得阳，诊消亡，得阳不得阴，守学不湛，知左不知右，知右不知左，知上不知下，知先不知后，故治不久。知丑知善，知病知不病，知高知下，知坐知起，知行知止，用之有纪，诊道乃具，万世不殆。

【语译】

如果地气虚，则天气就要断绝；如果天气过于亢盛，则地气会虚微不上升。人体贵在阴阳之气的沟通，这是极高明的医生才能做到的。所谓阴阳之气的沟通是指阳气先行，阴气作为后盾随行，所以高明的医生掌握诊病之道，都是先分清阴阳的先后，并参考《奇恒之势》六十首，综合从各种细微诊察的情况探索阴阳盛衰的变化，明确五脏的情况，领会其中的道理，抓住虚实的要领，并根据五诊十度来进行衡量判断。只有明白了上述的这些道理，才能正确诊断疾病。所以诊病时切其阴而不了解阳，那么诊法就消亡了；如果只了解阳而不了解阴，则表明其所学的医术是不高明的；如果只知道左而不知道右，只知道右而不知道左，只知道上而不知道下，只知道先而不知道后，这种医道不可能维持长久。必须既知道坏的，又知道

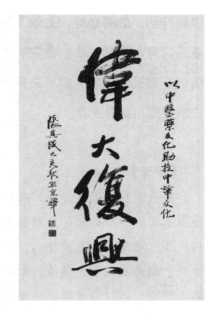

好的，既知道病理状态又知道正常状态，知高又知下，知坐又知起，知行又知止，使用起来才能非常有条理，诊法才能完备，可流传万世而不至于有差错。

【解读】

这段明确指出，高明的医生持诊之道为：阴阳并交，阳气先至，阴气后至。揭示出人身健康的关键在于阴阳之气的沟通。那么，作为一名好的中医，我认为治疗说到底就是调气，中医通过药物、针灸、推拿、气功、刮痧等等手段，就是在调气，把阴阳失衡的气、阴阳错乱的气给调正了，调平衡了，调中和了，把阴阳亏损的气给补足了。我想练功的人肯定有体会，修炼内丹后就有体会了。生命的调节方式，如果简单一点说，就是调阴阳；生命调节的最终目的或者说最终的状态，我认为就是阴阳中和，调节到阴阳中和的状态，这里面就包括至少四个层面：一个是天人的中和，叫天人合一；一个是物心的中和，叫物心合一、物我合一，生命既不是纯物质，也不是纯心灵、精神；一个是形神的中和，叫形神合一；一个是体象的中和，叫体象合一。天人合一是以天为主，物心的合一是以心为主导，形神的合一是以神为主导，体象合一是以象为主。这是生命的调节方式，也是生命的健康的终极状态。

起所有余，知所不足，度事上下，脉事因格，是以形弱气虚，死；形气有余，脉气不足，死；脉气有余，形气不足，生。是以诊有大方，坐起有常，出入有行，

以转神明，必清必净，上观下观，司八正邪，别五中部，按脉动静，循尺滑涩，寒温之意，视其大小，合之病能，逆从以得，复知病名，诊可十全，不失人情，故诊之或视息视意，故不失条理，道甚明察，故能长久。不知此道，失经绝理，亡言妄期，此谓失道。

【语译】

病人表现出亢盛有余的症状时，就应考虑其虚损不足的另一方面，检查病人全身上下的各个部位，参照脉象的情况探查疾病的根源。如果病人表现出形体衰弱、正气虚微，就可能死亡；如果病人形体和气力都有余，而脉象表现为虚弱不足的，仍然有死亡的危险；如果病人脉象充实，形体和气力衰弱，则还有生机而不会死亡。所以诊断疾病时应遵循一定之规，医生应落落大方，起坐有规矩，行为有品德，这样才能保持头脑清醒、沉着冷静，诊断时对病人上下观察，掌握四时八节气候因素可能对疾病产生的影响，观察分辨邪气侵入了身体五脏的哪一个部位，要切按脉搏的跳动，触摸尺肤的滑涩寒温，并观察病人大小便的改变，参合各种病态表现，了解病情的顺逆，也就可以知道病名了。这样诊断就会比较完备，也不会违背人情。所以在诊察病人时，或观察其呼吸或观察神志，就能按部就班，不失条理。医道高明，就可以保持长久。如果不知道这些，必然会违反常规和原则，胡乱诊断，这样就违背了治病救人的方法和作为医生的道德。

【解读】

这段话对医者提出了明确的要求，对医之体、医之法都作出了要求。唐代孙思邈所著之《备急千金要方》第一卷《大医精诚》篇，也对"大医"作出了详尽地要求，是每一个学医者必读的文章。《大医精诚》论述了两个有关医德的问题：第一是精，即要求医者要有精湛的医术；第二是诚，即要求医者要有高尚的品德修养。

说到完备的诊治，中医离不开望闻问切四诊，"望而知之者，望见其五色，以知其病；闻而知之者，闻其五音，以别其病；问而知之者，问其所欲五味，以知其病所起所在也；切脉而知之者，诊其寸口，视其虚实，以知其病，病在何脏腑也。"这段话出自战国时期神医扁鹊的《难经》，"望闻问切"是中医独特的诊断方法。在东方"天人合一"的思想影响下，中医学认为，人体也是一个有机的整体，各个组织器官在生理上相互联系，在病理上相互影响。通过望、闻、问、切，可

张其成全解黄帝内经·素问

以全面系统地了解病情，准确"辨证"，然后治病。辨证施治的原则，使中医不是头疼医头，脚疼医脚，而是根据病人的体质、体征，结合天气、地理、病史等诸多因素，确定症结和治疗方案。所谓因地而异、因时而异、因人而异，贵在知常达变。中医看似平凡的望闻问切里，包含着深厚的人文科学与自然科学道理。

方盛衰论篇第八十

解精微论篇第八十一

本篇主要介绍了哭泣涕泪的病机，此处的精微指的是涕泪。纯粹之至曰精，幽渺之极曰微。由于涕泪是机体的精微物质，涕泪所出的机制非常细微而奥妙，所以本篇名为"解精微论"。文中讲了涕泪外渗的病机，涉及心肾等脏器，其本在肾，其动在心。了解涕泪外渗的病机，有助于我们认识心肾的关系，从而认识到调养心神的重要性。

黄帝在明堂，雷公请曰：臣授业，传之行教以经论，从容形法，阴阳刺灸，汤药所滋。行治有贤不肖，未必能十全。若先言悲哀喜怒，燥湿寒暑，阴阳妇女，请问其所以然者，卑贱富贵，人之形体所从，群下通使，临事以适道术，谨闻命矣。请问有毚愚仆漏之问，不在经者，欲闻其状。帝曰：大矣。

【语译】

黄帝坐在明堂中，雷公向黄帝请教说：我把你传授给我的医道，也传授给了我的学生。我教授的都是根据经典所论述的内容，如《从容》《形法》《阴阳》《刺灸》《汤液》《药滋》。但这些学生中有聪明的也有愚笨的，他们在治病时，不一定都能十全十美。你之前给我讲过悲哀喜怒、燥湿寒暑、阴阳妇女等方面的问题，当我问到其中的道理时，你说贫贱富贵和人的形体等方面的情况都要结合临床实践，以便对理论和实践有全面了解，这些我都曾聆听你的教诲。现在我还有一些粗浅愚陋的问题，在医书经典中找不到，所以想请你来解释一下。黄帝说：你说的问题太重要了！

【解读】

本篇主要是讨论哭泣涕泪之病，关系到阴阳、水火、神志的变化，其中的道理精妙而又细微。本文主要来解释这些精微的道理，所以名为"解精微论"。这一段有一个生僻字"龥"，音 chán。张景岳说：龥，妄也。"漏"，当作"陋"。在此为自谦之词。

文中雷公提到，黄帝曾向自己介绍悲哀喜怒、燥湿寒暑、阴阳妇女等因素对疾病的影响因素，看似简单的几句，在临床实践中却起着很大的作用。

《黄帝内经》用了大量篇幅讲解如何治疗情志病，不用吃什么药，而是用情志来治疗情志，用一种情志来治疗另一种不正常的情志，这种方法叫"五志相胜法"。相胜就是相克，情志、情绪彼此是互相克制的。比如说思虑过度，人就会精神疲倦、失眠、健忘、心悸、脾胃不和、不思饮食。可以采用刺激病人发怒的办法，发怒就可以把思虑过度的情绪给克制掉。这种方法就叫"怒胜思"。五种情绪互相克制，就好比是五行，相生相克，一物降一物。

谈过了情志对人的影响，再来看看燥湿寒暑这些气候对人体的影响。举一个临床上的例子：肺开窍于鼻，且喜润恶燥。秋季到来之时，气候以燥邪为主，此时鼻炎患者的感受最为明显。尤其是季节性的过敏性鼻炎，大多在秋季发生，节令就是如此的神奇。这样的患者大多从立秋的当天开始，鼻子就会有不适的感觉，然后随着燥邪逐步加重，鼻炎也逐步加重。遇阴雨天湿气较重时会缓解，若遇艳阳天，则着实苦不堪言。这就是因为，鼻炎一般是肺气虚弱引起的，肺为娇脏，喜润而恶燥，功能健康的肺可以扛得住燥邪的伤害，但对于已经虚弱的肺而言，此等邪气已难以承受，所以表现在它的外窍鼻子上。

文中除了介绍悲哀喜怒、燥湿寒暑，还讲阴阳妇女。谈到妇女的疾病，那就一定要提到月经。清代陈修园的《医学实在易·问证诗》说："一问寒热二问汗，三问头身四问便，五问饮食六问胸，七聋八渴俱当辨，九问旧病十问因，再兼服药参机变，妇人尤必问经期，迟速闭崩皆可见，再添片语告儿科，天花麻疹全占验。"为什么妇女尤必问经期呢？因为女性的经期不正常是很多疾病的先兆。举一个临床的例子：李某，女，19 岁，停经 3 个月，家人十分担心，便带其做检查，结果显示李某子宫并无异常，却意外查出甲状腺功能低下，且已肿大。中医采用化痰消瘿、温补肾阳之法予以治疗，5剂药后病人月经恢复。这是怎么回事呢？究其原因，是肾阳不足，甲状腺肿大在中医归为气瘿，主要是阳气虚衰，温化痰饮之力不足，使痰瘀互结导致的。肾阳不足，则温煦脾阳无力，肾精由先天后天两部分组成，后天的肾精便是由脾运化的水谷精微化生而来。由于温煦不足，导致后天之精生成减少，长此下去便会导致精血亏虚，临床上才会出现上述停经的症状。

公请问：哭泣而泪不出者，若出而少涕，其故何也？帝曰：在经有也。复问：不知水所从生，涕所从出也。帝曰：若问此者，无益于治也，工之所知，道之所生也。夫心者，五脏之专精也，目者其窍也，华色者其荣也，是以人有德也，则气和于目，有亡，忧知于色。是以悲哀则泣下，泣下水所由生。水宗者积水也，积水者至阴也，至阴者肾之精也，宗精之水所以不出者，是精持之也，辅之裹之，故水不行也。夫水之精为志，火之精为神，水火相感，神志俱悲，是以目之水生也。故谚言曰：心悲名曰志悲。志与心精，共凑于目也。是以俱悲则神气传于心，精上不传于志而志独悲，故泣出也。泣涕者脑也，脑者阴也，髓者骨之充也。故脑渗为涕。志者骨之主也，是以水流而涕从之者，其行类也。夫涕之与泣者，譬如人之兄弟，急则俱死，生则俱生，其志以早悲，是以涕泣俱出而横行也。夫人涕泣俱出而相从者，所属之类也。

【语译】

雷公问道：有的人在哭泣时，眼泪和鼻涕一起流出，有的人流眼泪而很少流鼻涕，这是什么缘故呢？黄帝说：这个问题在医学经典中有记载。雷公又问道：眼泪是从哪里产生的？鼻涕又是从哪里出来的呢？黄帝说：你问的这些问题，虽然对治病没什么帮助，但是作为医生应该知道，因为其中也蕴含着医理。心脏是人体五脏六腑的主宰，眼睛则是心脏之神气外现的孔窍，面部的色泽光华是心脏功能的外在表现。所以，如果一个人有高兴愉快的事，就会两目和悦有神；如果一个人有忧愁和病痛，也能从他的面色上反映出来。所以人悲哀时就会哭泣，流下的眼泪是由水产生的。这些水的来源是体内积存的水液，蓄水之处在至阴，至阴就是肾脏之精。来源于阴精的水液平时之所以不至于流出，是因为有肾在控制它，肾中阴精固摄、裹挟着它，所以泪水不会自行流出。水之精对应肾之志，火之精对应心之神，水火互相感应，神志都悲哀时，眼泪就会流出来。所以俗话说：心悲名叫志悲。由于心神和肾志的功能都会反映在眼睛上，所以心神都悲伤时，神气就传到心经，而不下传于肾志，肾志悲伤，肾脏制约水液的功能就会减退，管不住泪水，所以泪水就流出来了。鼻涕属于脑，脑为髓的聚集之处，属于阴，髓充满在骨头的空隙中，脑髓中的水渗出来就形成了鼻涕。肾志是骨的主宰，所以眼泪流出时，鼻涕也会随之流出。眼泪和鼻涕是同类的物质，好比兄弟一般，危急的时候他们一起去死，生存的时候他们一同存活，如果肾志悲哀，失去制约作用，那么鼻涕眼泪就会一起涌出来，这是由于眼泪和鼻涕都属于水。

【解读】

黄帝这一段话，把眼泪和鼻涕的生成机制讲得很清楚了，说到底，是肾出了问题，其中包括两个要点，一是肾的生理功能，二是心肾的关系。眼泪和鼻涕的来源都是水，这个水来自肾脏所藏的阴精。这就体现出肾的一个生理功能，即肾主五液。《宣明五气》说的五液，就是五脏所化生的五种体液、五种津液："五脏化液：心为汗、肺为涕、肝为泪、脾为涎、肾为唾。是谓五液。"这五种津液是由五脏所生的，同时又都是由肾所主管的，因为肾主水。

文中又提到，眼泪和鼻涕平时不会流出来，是因为肾脏对它们有制约作用。肾为封藏之本，主管收藏。《六节藏象论》曰："肾者，主蛰，封藏之本，精之处也。"一旦肾的这个功能失常，收藏不住了，眼泪鼻涕就会不受控制地流出来。

肾为什么会收藏不住呢？文中提到，心神悲哀时，肾中阴精就会化为泪水从眼中流出。又或是心出了问题，如果心神悲伤、哀痛，就会影响到肾。心藏神，肾藏精。心和肾是什么关系呢？心和肾就是离卦和坎卦，也就是太极图的两只眼睛，心神就是黑眼睛，肾精就是白眼睛，一个是阴中有阳，一个是阳中有阴，两者是相互滋生、相互助长的。神伤则精伤，心神受伤，必定会影响肾精，阴精就会化为泪水连同鼻涕一起流出来。

雷公曰：大矣，请问人哭泣而泪不出者，若出而少，涕不从之何也？帝曰：夫泣不出者，哭不悲也。不泣者，神不慈也。神不慈则志不悲，阴阳相持，泣安能独来。夫志悲者惋，惋则冲阴，冲阴则志去目，志去则神不守精，精神去目，涕泣出也。且子独不诵不念夫经言乎？厥则目无所见。夫人厥则阳气并于上，阴气并于下。阳并于上，则火独光也；阴并于下则足寒，足寒则胀也。夫一水不能胜五火，故目眦盲。是以冲风，泣下而不止。夫风之中目也，阳气内守于精，是火气燔目，故见风则泣下也。有以比之，夫火疾风生乃能雨，此之类也。

【语译】

雷公说：你讲的道理真是博大精深啊！那么请问，如果有人哭泣时没有流眼泪，或者眼泪很少，而且也不会流出鼻涕，这是为什么呢？黄帝回答说：哭泣时没有眼泪，是因为并不感到悲伤。不悲伤，心神就没有被触动，神不被触动，就不会影响到肾的功能，肾仍然有固摄阴精的功能，这样一来，眼泪又怎么能流出来呢？志悲的人必定会产生凄惨之意，志意凄惨就会使阴气上冲于脑，阴气上冲后神志就会离开眼睛，神志离开后就会神不守精，如果肾精和神志都离开眼睛，眼泪和鼻涕就会一起流出来了。再说，你难道没有读过医经上的话吗？医经上说：气逆就会使眼睛看不见。一个人因气逆而患厥病时，阳气聚集在身体上部，阴气聚集在身体下部。阳聚于上时则上部阳气过分亢盛，如火气上炎；阴聚于下则会感到足部寒冷，导致胀满。人的眼睛由水的精气凝结而成，如果五脏的阳气一起上逆，导致一水不胜五火，眼睛就会不能视物。迎风流泪不只是因为风邪侵袭了眼睛，还因为本来阳气就内守于上，遇风吹过后如同火势被风吹得更加猛烈一样，人就会迎风泪流不止。这就好比自然界中火热过极就要出现热风，而热风过后往往就会下雨。

【解读】

这一段其实包含了很多重要的养生知识，对我们现代人有所启发。首先是神与志的关系。文中探讨了哭泣时眼泪和鼻涕同时流出的原因，又讲了哭泣时眼泪很少、鼻涕也不多的情况。黄帝解释说，这是因为这个人其实并不悲伤，神伤就会志悲，神不伤则志不悲。此时肾的固摄封藏作用就不会受到影响，所以不会流眼泪。就像现在有些小孩，为了达到目的动辄号啕大哭，许久才有几滴眼泪流出，一达到目的，哭泣即止，这就是不伤神志的哭。为什么伤神就会志悲，神与志之间有何联系呢？《黄帝内经》将人的精神分为五类：魂、神、意、魄、志，分别对应肝、心、脾、肺、肾，这叫五神，也叫五脏藏神。《黄帝内经》认为，在五神中心神最为重要，是第一位的："心者，君主之官，神明出焉。"强调心神为一身之主，总管五脏六腑、气血津液、四肢百骸，使之相互配合协调，正常发挥各自的功能。心神足则身强，心神存则生，心神去则死。当心神受到伤害、无法正常协调各脏腑的功能时，就会导致其他各个脏腑所藏的神都受到伤害，当然也会伤害肾所藏的志，肾的收藏功能受到损伤，收不住水液，人就会流泪流涕。由此可见，无论遇到什么事情，我们都应尽量避免伤心伤神。

文中还给我们介绍了一种病，叫"厥则目无所见"。这种病的原因是，气逆时，阳气聚集在人体上部，阴气聚集在人体下部。眼睛由水的精气凝结而成，五脏的阳气一起上逆时，"一水不能胜五火"，就会出现目盲不能视物的现象，在临床上被称为"气蒙症"。临床上气蒙症多见于受到刺激、情绪一时过于激烈，五志化火，火性炎上，使五脏之火一时间都向清灵之府上冲，这时就会造成津液等属阴的物质停滞于人体下部。目受血而视，需要阴血的滋润才能视物，此时阴血下滞，所以会造成失明。

从上面的案例可以看出，情绪对于一个人身心健康的影响是巨大的。因为心神为一身之主，调节好心神，会对健康大有裨益。

参考文献

1. 方药中，许家松 . 黄帝内经素问：运气七篇讲解 [M]. 北京：人民卫生出版社，2007

2. 张其成 . 中医五行新探 [M]. 北京：中国中医药出版社，2017

3. 任应秋，任廷革 . 任应秋运气学说六讲 [M]. 2010（2011.1 重印），北京：中国中医药出版社

4. 陈久金，杨怡 . 中国古代的天文与历法：增订版 [M]. 北京：商务印书馆，1998

5. 中国数字科技馆 http://amuseum.cdstm.cn/AMuseum/ancitech/science/02/s1b_ac03.html

6. 田合禄 . 五运六气天文历法基础知识 [M]. 太原：山西科学技术出版社，2016

7. [清] 黄元御 . 四圣心源 [M]. 北京：中国医药科技出版社，2016

8. 李伟，姚海强，王琦 . "君火以明，相火以位" 本义考释 [J]. 中医杂志，2017

9. 陈明 . 从《伤寒论》解读 "君火以明，相火以位" 及其临床意义 [J]. 中华中医药杂志，2013

10. 陈久金 . 星象解码 [M]. 北京：群言出版社，2004

11. 张其成 . 易图探秘 [M]. 南宁：广西科学技术出版社，2007

12. [清] 张志聪 . 伤寒论集注 · 伤寒论本义 // 张志聪医学全书 [M]. 北京：中国中医药出版社，1999

13. 邹勇 .《素问遗篇》考 [J]. 浙江中医药大学学报，2017，41（5）：373–374

14. 王玉川，梁峻 .《素问遗篇》成书年代考辨 [J]. 北京中医药大学学报，1993，（2）：10–13

15. 刘永明 .《素问遗篇》与道教医学 [J]. 甘肃社会科学，2008（2）：111–114

16. 毛少杰 .《刺法论篇第七十二》和《本病论篇第七十三》虚词统计分析 [D]. 北京中医药大学，2013

17. 顾植山 . 重评《黄帝内经素问遗篇》[J]. 中医杂志，2004，45（11）：72–73

18. 李宝等 .《素问·刺法论》刺法思路探析 [J]. 中华中医药杂志，2018（4）

19. 范宏宇，张书文 . 升降理论琐议 [J]. 中医杂志，2003（05）：397

20. [明] 沈德符著 . 万历野获编 [M]. 北京：文化艺术出版社，1998.931

参考文献